常见病的推拿及物理治疗

张守光 著

江西科学技术出版社

图书在版编目(CIP) 数据

常见病的推拿及物理治疗 / 张守光著. -- 南昌:
江西科学技术出版社，2020.9（2023.10重印）
ISBN 978-7-5390-7523-5

Ⅰ. ①常… Ⅱ. ①张… Ⅲ. ①常见病－推拿②常见病
－物理疗法 Ⅳ. ①R244.1②R454

中国版本图书馆 CIP 数据核字（2020）第 173575 号

国际互联网（Internet）地址：
http://www.jxkjcbs.com
选题序号：ZK2020210
图书代码：B20296-102

常见病的推拿及物理治疗   张守光 著
CHANGJIANBING DE TUINA JI WULI ZHILIAO

出版
发行   **江西科学技术出版社**

社址   南昌市蓼洲街 2 号附 1 号

        邮编：330009 电话：（0791）86623491 86639342（传真）

印刷   江西新华印刷发展集团有限公司

经销   各地新华书店

开本   787mm×1092mm   1/16

字数   210 千字

印张   13

版次   2020 年 9 月第 1 版   2023 年10月第 2 次印刷

书号   ISBN 978-7-5390-7523-5

定价   46.00 元

赣版权登字-03-2020-426

前　言

随着国内外对推拿医疗技术的深入了解与广泛应用，以及物理治疗在社会上的陆续普及，推拿与物理治疗在医学体系中的应用被不断扩大，也越来越被广大患者所接受。本书通过对推拿与物理治疗进行深入分析，探讨二者在技术与应用上的范围和要点，以期推动推拿与物理治疗技术的联合应用，并取得临床上保健与康复的更好疗效。

《常见病的推拿及物理治疗》一书在内容编排上共分为两个部分。第一部分是推拿治疗，其中：第一章是推拿治疗概述，内容包括推拿治疗基本原理、推拿治疗的作用、推拿治法、推拿治疗的基本要求以及推拿异常情况的处理；第二到五章围绕骨伤科疾病、内科病、妇科病以及五官科病的推拿操作要点及其治疗展开研究。第二部分是物理治疗，其中：第六章是物理治疗概述，内容包括物理治疗学概念解析、物理治疗的分类与特点以及物理治疗方法的发展与展望；第七章对物理治疗之运动疗法进行分析，内容覆盖关节活动术与关节松动术、肌肉训练技术、体位转移技术、肌肉牵伸技术、平衡与协调技术、步行功能训练以及心肺功能训练；第八章对物理治疗之神经发育疗法进行探索，内容包含 Bobath 技术、Brunnstrom 技术以及 Rood 技术；第九章是物理治疗之物理因子疗法，内容包括电疗法与光疗法、超声波疗法与传导热疗法、压力疗法与磁疗法、牵引疗法、水疗法、冷疗法与冷冻疗法以及生物反馈疗法。第十章研究物理治疗新技术，内容涵盖基于镜像神经元系统理论的康复疗法、康复机器人辅助治疗技术以及虚拟现实互动康复技术。

全书要领明确、思路清晰，坚持科学、统一、紧密联系临床与创新发展的原则，传播中医推拿特色诊疗技术与现代物理治疗技术，本书可使读者易于掌握、便于运用推拿和物理治疗相关技术。

本书在撰写过程中，得到了许多专家和同仁的指导和帮助，在此一并表示感谢。由于笔者水平有限、时间仓促，疏漏之处在所难免，敬请各位专家和读者批评指正，以便在日后修改完善。

目 录

第一部分 推拿治疗

第二部分 物理治疗

第一部分 推拿治疗

第一章　推拿治疗概述

推拿可以疏通经络、行气活血，达到治疗疾病的目的。本章对推拿治疗基本原理、推拿治疗的作用、推拿治法、推拿治疗的基本要求、推拿异常情况的处理进行论述。

第一节　推拿治疗基本原理

一、理筋整复、滑利关节

筋骨与关节是人体最主要的运动器官只有气血调和、阴阳平衡，才能够确保机体筋强骨健、关节滑利，进而维持人体的正常生活起居和功能活动。筋骨关节受损，必累及气血，致脉络损伤，气滞血瘀，为肿为痛，从而影响肢体关节的活动。而推拿理筋整复、滑利关节的作用主要是体现在通过手法纠正"筋出槽、骨错缝"来恢复骨关节的功能。具体表现包括：在损伤局部施以手法，促进气血运行，散瘀消肿，理气止痛；通过整复手法的直接作用，纠正"筋出槽、骨错缝"的筋骨解剖位置的异常，以达到理筋整复的目的；做关节适当的被动运动手法，以期达到松斛粘连、滑利关节之功。

二、调整脏腑、平衡阴阳

脏腑是构成人体并相互密切联系的一个整体，它的主要功能有受纳排浊、化生气血。脏腑的生理功能是阴阳气血等相互协调配合作用的结果，而脏腑病理改变的基础主要是脏腑阴阳气血的失调。推拿治疗对脏腑阴阳气血的失调，能发挥平衡调整的作用，它主要是通过特定的推拿手法刺激相应的体表腧穴或特定部位（含阿是穴、内脏在体表的反射区等），并通过经络的内联与传导作用，对内脏功能进行调理，或强化脏腑阴阳气血的协调配合作用，最终达到治病防病的目的[①]。

临床实践证明，对某一脏腑或系统实施推拿操作，在相应部位和经穴上的弱刺激，能活跃、兴奋其生理功能。脏腑系统，无论是虚证或实证，寒证或热证，阴虚或阳虚，阴胜或阳亢，只要选取适合的经穴与部位，采用合理的推拿手法进行治疗，对该脏腑功能均可达到不同程度的调整作用。

《素问·生气通天论》曰"阴平阳秘，精神乃治"，说明人体只有在阴阳保持相对平衡的状态下，才能发挥正常的生理功能。一旦"阴阳失调"，人体则易患疾病，导致"阳盛则阴病，阴胜则阳病"等病理变化，而产生"阳盛则热，阴胜则寒"等临床症状。通过推拿治疗，可调和阴阳，使机体从阴阳失衡状态转化为平衡状态，也就是能根据证候的属性来调节阴阳的偏胜偏衰，平衡脏腑，使其恢复正常的生理功能，这也是推拿治疗最终要达到的根本目的。它主要是通过经络与腧穴对脏腑功能的双向良性调节作用使存在病症的机体功能状态得到改善而趋向平衡；激发机体内的潜能，强化抵抗病邪的能力；在推拿陁术时配合言语的心理疏导等三方面来调理脏腑阴阳，达到缓解或治愈病症的效果。

三、疏经通络、行气活血

经络"内属脏腑，外络肢节"，人体的五脏六腑、四肢百骸、五官九窍、皮肉筋骨等组织器官，之所以能保持相对的统一与协调，完成正常生理活动，就是通过经络系统的沟通与联络而实现的。气血是人体生命活动的物质基础，全身各组织器官只有得到气血的温养和濡润，才能完成正常的生理功能。

推拿手法施治的直接作用与间接作用包括：①通过手法对人体经络腧穴的刺激，直接促进了经络气血的运行；②通过手法对机体体表按摩，产生热效应，可加速经脉气血的流动；扩张机体组织器官的脉络，阻止并祛除寒邪、湿气所致的凝阻、收引、黏滞之性的危害，保障经络气血的通畅。

---

① 成为品.推拿治疗学［M］.北京：民族出版社，2018.

第二节　推拿治疗的作用

随着现代科学技术的快速发展，推拿手法作用也得到了证实。无论是在生理状态，还是在病理状态，推拿均有良好的调节作用。其作用与机制主要是通过局部或整体两种形式而产生效验。推拿作为局部的物理刺激，可以放松局部肌肉；能分解粘连，纠正局部解剖位置异常；加强局部血液循环，减轻肿胀，消除炎症，改善营养。

推拿刺激可以通过整体的神经体液、内分泌网络对疾病进行调节，其机制与现代研究中的体表—内脏联系学说、疼痛闸门学说、脊柱相关疾病学说等均有关系。近年来，推拿的基础及临床研究又有了较快速度的发展，具体体现在研究方法的多样性与研究层次的深度性。

一、推拿对呼吸系统的作用与机制

推拿手法可以加强肺的呼吸运动，提高肺活量，增加氧气的吸收和促进废气的排出。长期推拿，也可以加强呼吸肌功能，使肺的弹性增加，有效地提高肺功能。

随着对肺康复的认识逐步加深，越来越多的慢性阻塞性肺疾病患者意识到了肺康复的重要性。中医推拿治疗对慢性阻塞性肺疾病缓解期患者的呼吸困难、肺功能、运动耐力的改善有积极作用推拿通过对局部及相关腧穴的刺激，增加了内、外呼吸肌的肌力，改善了肺部通气状况相关研究表明，推拿治疗后第1秒用力呼出量与用力肺活量比治疗前都有明显的升高，有文献报道，刺激肺俞可以改善肺功能推拿还可改善患者的肌肉紧张度，纠正脊柱小关节紊乱，通过对脊神经的窦椎神经纤维的良性刺激，对肺脏和膈肌产生影响，改善肺功能推拿还可以增加患者的免疫力，减少继发感染机会，促进患者康复。

现代医学研究认为，推拿疗法通过调节神经和体液系统，使机体产生免疫应答，反射性地提高机体的防御机能，并可以扩张毛细血管，使血流增快，改善血液循环；同时推拿也可增加血液中的白细胞的数量，增强吞噬能力，提升机体的免疫机能，进而抑制病原体的繁殖、清除毒素交感神经中与身体各脏腑相关的区域位于脊髓的胸腰段，而交感神经对细支气管平滑肌具有抑制作用，可使细支气管扩张，缓解平滑肌痉挛，有利于通气推拿手法中的捏脊及脏腑腧穴点穴时对相应部位的刺激可影响到相应的脏腑器官的功能研究表明，推拿按揉肺俞穴可调整胸腔和肺脏的气血，起到消炎、解痉、止咳、化痰的作用。

推拿在治疗支气管哮喘方而也有一定的优势支气管哮喘是一种气道慢性变应性炎症，有多种炎症细胞、炎性介质和细胞因子参与炎性过程，随着免疫学及分子生物学的研究不断进展，越来越多的证据表明，免疫功能紊乱在哮喘发病机制中起着重要作用有学者采用头皮针、体针、艾灸结合推拿治疗支气管哮喘，发现患者肺活量、免疫球蛋白、CO_2结合力、血氧都有明显改善[①]。

二、推拿对消化系统的作用与机制

腹部有独立于大脑之外的神经系统，即肠神经系统（ENS），由胃肠道壁内神经成分组成，是具有调节控制胃肠道功能的独立整合系统。属于 A 主神经系统的一个组成部分。

肠神经根据所释放的递质和功能分为胆碱能兴奋神经、非肾上腺素能抑制神经、中间神经元胆碱能兴奋神经的神经末梢支配胃肠纵肌和环肌，所释放的神经递质乙酰胆碱可以激动平滑肌上的 M 胆碱受体或节细胞上的 N 胆碱受体，引起胃肠肌兴奋效应，参与胃肠蠕动。肠壁内的非肾上腺素能抑制神经可以调控胃肠平滑肌的松弛程度，可帮助食糜通过消化道肠神经系统中大量神经元属于中间神经元，其机制的研究主要有 5- 羟色胺能神经和肽能神经，前者既可以使胃肠平滑肌收缩，又能引起肠肌的松弛，肽能神经中又含有神经肽，如生长抑素和血管活性肠肽（VIP）等，有学者研究表明生长抑素可能会参与胃肠蠕动的下行抑制反射，VIP 不仅可能是直接作用于肠肌的抑制性递质，也可能是一种中间神经元，与肌间神经丛的其他神经元形成突触联系。

推拿对消化系统具有明显的调节作用，在临床治疗上已得到广泛应用。腹部的推拿操作可直接作用于与消化系统相关的腹腔脏器，促使胃肠管腔在形态上发生改变，并使胃肠蠕动的速度及力量发生变化，进而加快或延缓胃肠内容物的排泄过程。

另外，点拨刺激背俞穴及脊神经背支，即对脊柱旁相应区域的刺激也能够对消化系统产生调节作用；推拿肢体远端腧穴亦可通过神经、内分泌途径，反射性地增强胃肠蠕动和消化液的分泌，进而促进对食物的消化吸收，增强消化系统的功能。

（一）推拿促进胃肠蠕动的作用与机制

推拿促进胃肠蠕动的效应可以通过直接的腹部推拿及间接的脊柱推拿来实现腹部推拿可直接刺激胃肠，会使胃肠平滑肌张力和收缩能力增强，从而促进胃肠蠕动。有研究显示，

---

① 吕明，黄锦军，魏玉龙，等.推拿治疗学（第 2 版）［M］.北京：中国医药科技出版社，2018.

推拿可增强胃壁的收缩能力，钡餐造影可见推拿后轻、中度胃下垂出现明显改善。

曾有针对推拿健康人的足三里穴来观察胃电的变化。研究表明，推拿通过刺激局部压力感受器而使胫前神经兴奋，产生冲动并向上传导至延髓网状结构，兴奋迷走神经而产生一系列的胃电变化，使胃的活动功能得到调整由于迷走神经中既含有兴奋性纤维，又含有抑制性纤维，推拿后胃电波幅呈双向反应性，除与胃的机能状态有关外，还可能与推拿强度的大小对激惹兴奋性或抑制性纤维有关。因此，说明推拿健康人足三里穴对胃电有双向调节作用。

（二）推拿促进消化腺分泌的作用与机制

研究发现，推拿能促进消化腺的分泌，提高营养物质的消化、吸收与利用捏脊是推拿治疗消化系统疾病的常用手法，尤其在治疗小儿厌食、腹泻等疾病方面应用广泛。有研究观察，捏脊疗法对脾虚家兔血浆胃泌素的影响，观察各组家兔体重和血浆胃泌素含量的变化，结果显示捏脊疗法能显著改善脾气虚家兔的脾虚症状，使其体重增加，提高脾气虚家兔低下的血浆胃泌素含量，其疗效与四君子汤治疗组相近，明显优于自然恢复组，提示捏脊疗法能改善脾虚家兔胃肠功能，其机制可能与增加脾虚家兔低下的血浆胃泌素有关。

三、推拿对泌尿系统的作用与机制

推拿对泌尿系统有一定的调节作用，从局部解剖的角度来讲，背俞穴和夹脊穴是位于各脊髓节段的脊神经节或神经根的出口，因此推拿可通过刺激背俞穴和夹脊穴，调控脊髓节段的脊神经和交感、副交感神经支等间接地刺激内脏，从而达到治疗相关疾病的目的。骶髓的 2～4 节段是排尿和储尿的中枢，推拿可通过点按或擦法透热八髎穴，改善局部血液循环、营养神经，促进损伤的神经元修复和再生，从而恢复神经功能以控制排尿。

腹部推拿通过机械力直接作用于膀胱等组织器官，可改善局部的血液循环，调节膀胱功能；也可加强膀胱的本体感觉，影响膀胱内压，改善膀胱动力。腹部推拿亦可通过刺激膀胱及周围的组织，反向调节支配该部位的交感、副交感、躯体神经等周围神经系统，从而可以更好地控制排尿近年来诸多研究表明，脑桥是重要的调控排尿和储尿的神经结构当推拿作用于膀胱等组织时，机械刺激的信号可以向上、向内传输至排尿中枢，排尿中枢产生反馈性的电刺激，使其功能活动增强，从而改善排尿功能。

通过各种推拿手法，作用于督脉及足太阳膀胱经，刺激五脏六腑的元气，调整脏腑基本能，使气血正常运行，有效提高大脑皮层对排尿反射的敏感性，加强与自主神经和周围神经的联系，使功能协调，同时引起逼尿肌收缩，使膀胱内压升高，从而起到调节膀胱的功能。有研究表明，对硬膜外麻醉术后留置镇痛管及尿管的患者在相应的腧穴上进行推拿治疗，能加快膀胱功能的恢复，减少尿潴留的发生。

四、推拿对免疫系统的作用与机制

"神经—内分泌—免疫"（NEI）网络学说，揭示了神经、内分泌、免疫系统之间的相互作用神经系统对免疫系统的作用影响，主要是通过分布于免疫器官的自主神经即交感、副交感神经来实现副交感神经可增强免疫，而交感神经可抑制免疫。研究表明，交感神经末梢分泌的神经递质对免疫细胞具有抑制作用。皮肤作为 NEI 网络的重要器官之一，在接受推拿手法刺激后产生相应的应激反应，导致交感神经兴奋性改变，减少交感神经末梢对于 NE 的释放，改善对免疫细胞的抑制作用，增强机体的免疫功能。

â false-内啡肽（â false-EP）属神经肽，被公认为是具有较强免疫调节作用的活性肽之一，参与机体的细胞免疫，在免疫学研究中具有重要意义背部推拿手法既可以促进机体 â false-EP 的合成、分泌、义可以有效调节其分布情况，加速血液中的 â false-EP 进入淋巴组织中以发挥免疫作用，从而达到预防疾病、保健身体的目的。

推拿治疗是利用手法通过作用于人体体表特定部位而对机体的生理、病理产生影响，而发生变化的基础则是作用于机体的神经末梢感受器，通过"神经—内分泌—免疫调节"的过程，对人体的免疫系统起到积极干预的作用，促使人体自我调节与恢复，提高机体抵抗病痛的能力。推拿是通过对神经系统、免疫系统的作用来调节机体的免疫功能。推拿手法作用于机体体表，对体表游离神经束感受器产生一定的刺激，并将手法信号通过神经系统的反射功能反作用于人体而对免疫功能起到双向调节的作用据报道，大脑皮质的中央后回、下丘脑和网状系为调节人体免疫系统的中枢所在，可根据所接受到的良性手法信息对免疫系统进行调节根据前辈学者的研究表明，推拿可以通过补泻手法作用于中枢神经，影响自主神经的兴奋性来调节免疫功能。

交感神经具有抑制免疫的效应，副交感神经具有增强免疫的效应，这就充分说明了补法手法可以通过兴奋自主神经而增强或抑制免疫反应推拿手法通过一定量的刺激，调节神经内分泌系统活动的平衡，使其发挥正常功能，释放所需递质，从而调节机体免疫功能。通过释放递质作用于淋巴细胞表面的受体；通过改变血液中神经肽含量而影响淋巴细胞的活动。

五、推拿对内分泌系统的作用与机制

"神经—内分泌—免疫调节"（NEI）网络学说，揭示了神经、内分泌、免疫系统三者间相互作用、相互影响的关系，共同维持机体内环境的平衡神经内分泌系统对免疫系统有直接调节作用，而免疫系统在接受神经内分泌系统调节的同时，亦有反向调节作用。推拿手法作用于体表，对体表神经束感受器产生刺激，通过神经系统的反射作用于人体的免疫功能，而免疫系统又可通过免疫细胞产生的多种细胞因子和激素样物质反馈作用于神经内分泌系统。

推拿手法的适度刺激，经内侧感觉传导系统，将上行冲动传至下丘脑和边缘系统，使人体处于一种良性应激状态中，促进机体—内啡肽及促激素，如促肾上腺皮质激素（ACTH）的合成与释放，通过下丘脑—垂体—肾上腺皮质轴，或者通过下丘脑—垂体—性腺轴和下丘脑—交感—肾上腺髓质及其他内分泌调节轴，对全身各种靶细胞的功能进行广泛的调整。推拿通过内分泌功能影响生长发育、消化吸收、损伤康复和免疫应激，其中可能是推拿的良性刺激通过感觉传入系统，作用于中枢神经有关部位，进而影响下丘脑的内分泌中枢，最终影响下丘脑—垂体—肾上腺皮质调节轴或下丘脑—垂体—性腺调节轴和交感—肾上腺髓质系统。

推拿可影响围绝经期综合征妇女雌激素分泌，调节自主神经功能，从而改善临床症状有研究观察针刺结合腹诊推拿疗法对去卵巢更年期大鼠模型血清雌二醇（E_2）、黄体生成激素（LH）及促卵泡刺激素（FSH）的影响及机制。结果表明经针推结合疗法干预后，E_2 可明显回升，FSH 可显著下降，与模型组比较均有统计学意义。因此，针推结合疗法可能通过直接或间接促进 E_2 的合成从而减缓去卵巢大鼠的生殖内分泌紊乱。

总之，推拿手法的治疗作用与机制的研究涉及范围非常广泛。目前，对推拿的临床与实验研究仍主要集中于肌肉骨骼系统及相关的神经、血管方面而对肌肉骨骼系统的研究，特别是在脊柱生物力学方面的涉及面较广泛、研究较深入，为推拿临床提供了有益的指导。同时，尽管推拿手法治疗可广泛运用于各个系统的病症，但其作用还有待于临床研究的进一步证实，其机制研究还有待于进一步深入与系统规范化。相信随着科学技术的进一步发展及与推拿研究的进一步结合，推拿手法治疗的作用与机制会逐渐得到揭示，并推动推拿学科的临床实践及理论研究不断地有序发展。

六、推拿对循环系统的作用与机制

（一）调节心脏的推拿作用与机制

推拿手法对心率、心律、心功能都有调节作用心血管疾病在临床医学中是常见的疾病，引发心血管疾病的原因之一是自主神经功能紊乱，在一项颈部脊柱推拿对健康人的自主神经功能影响的研究中发现，颈部脊柱推拿产生作用的手法是颈部侧向牵拉刺激，交感干和迷走神经行走在颈部两侧，该部位给予刺激，可能影响交感系统的兴奋性，也可影响迷走神经系统的兴奋性，在心脏效应器上表现为心率和心肌收缩力的改变。颈总动脉行走于颈部两侧，在颈总动脉分叉处，有颈动脉窦压力感受器该感受器对心率和血压具有重要的调节作用，刺激该感受器，可反射性地增加迷走神经张力，降低心率和血压。因此从作用部位考虑，颈部脊柱推拿可以影响自主神经系统的兴奋性，同时也可能刺激交感神经和迷走神经，使得心率变异性出现双向的调节变化。

脊椎病因素补充了冠心病、心律失常的发病原因，交感神经节前纤维因脊椎错位或骨质增生导致椎间孔变窄而受损害，引起自主神经功能失调，从而继发性损害了正常的心脏功能而在临床上出现多种病症对已确诊的冠心病，药物疗效不佳者，亦应重视颈、胸椎错位的治疗。因颈、胸椎的交感神经的分布和其节后神经纤维对心脏的支配，颈、胸椎错位可引发窦性心动过速、心动过缓、房性早搏及传导阻滞等颈、胸椎的病变常累及脊神经后根、脊神经节、椎动脉和交感神经，从而对心脏的冠状血管舒缩产生反射性的影响。通过对颈椎或上胸椎进行整复手法的操作，可以明显改善此类脊柱疾病的相关病症。

（二）调节血压的推拿作用与机制

推拿可以通过改善大脑皮层的功能以及血管内皮细胞的功能，以达到降低交感神经的紧张性、缓解周围小血管痉挛、降低血液黏稠度、改善血液循环的目的。而经过长期的推拿操作也可以增强血管的弹性，防止动脉痉挛、硬化等。推拿对高血压的作用与机制如下：

1. 神经机制方面的推拿

推拿属于机械刺激力，通过作用于机体的感受器以产生神经冲动，反射性地兴奋大脑皮层及延髓的血管运动中枢，引发各种心血管反射，从而起到调节血压的作用。临床上推桥弓的即刻降压效果也已经被证实，其主要是因推桥弓时产生的机械刺激力间接地作用于颈动脉窦，其中的压力感受器受到影响，冲动通过窦神经上传到了延髓的心血管中枢，加强了心迷走中枢神经的紧张性，同时减弱了心交感中枢和交感缩血管中枢的紧张性，最终导致心率变慢和血管扩张，达到即刻降压的目的。

2. 血管机制方面的推拿

血管内皮细胞是一个能合成包括内皮素（ET）、NO 在内的多种血管活性物质在内的高度活跃的代谢库，在血管调节中起着极为重要的作用。特别是血管内皮舒张因子（EDRFs）和收缩因子（EDCFs），前者发挥生物学作用的活性方式即是 NO，具有强大的舒张血管、抑制血管平滑肌增生和抗血栓形成等重要生理作用，是调节血管基础张力、维持血管压力稳定的生理性缓冲剂正常生理条件下 EDRFs 和 EDCFs 相互拮抗，维持着血管的正常张力和血压稳定。

在药物的基础上辅以传统推拿手法，可以明显改善症状，增强降压效果，且安全性能良好。推拿降压机制应是多方向、多途径的。

（三）推拿对动脉的影响与机制

推拿手法可以松解周围软组织的粘连，缓解肌肉痉挛，改善椎动脉受压情况；旋转复位手法可纠正颈椎的小关节紊乱，减轻突出物对椎动脉的压力刺激；推拿手法可加强对周围血管神经方面的刺激，从而缓解血管痉挛，使血管舒张，增加椎动脉血供；而颈椎的微调手法也可达到即刻改善颈部本体觉功能紊乱的作用；推拿点穴可降低血液中 D- 二聚体的含量，从而加快椎动脉的血流速度。

椎动脉型颈椎病患者血流峰速度明显低于正常人，但其血管的搏动指数、阻力指数均明显高于正常人。增生压迫、椎基底动脉供血不足是椎动脉型颈椎病的发病主因，临床上采用在腧穴上进行推拿手法治疗，往往可缓解其症状并明显改善椎基底动脉血流速度。研究结果表明，在腧穴上应用推拿手法治疗椎动脉型颈椎病，可明显改善眩晕、颈肩痛、头痛等症状并可明显提高基底动脉、左侧椎动脉、右侧椎动脉的血流速度和血流量，从而能有效地达到治疗的目的。

七、推拿对肌肉骨骼系统的作用与机制

（一）修复作用

局部肌肉骨骼系统中的软组织损伤是推拿临床的常见病，其病理变化主要体现在局部创伤的无菌性炎症。局部软组织损伤在急性期可出现组织水肿、充血、渗出，在缓解期可出现局部的肌肉筋膜增生、粘连，可在反复的损伤中继发肌腱及止点的钙化与骨化临床及动物实验证明，推拿治疗对肌肉及肌腱的损伤有良好的消除局部炎症作用，并有利于修复局部软组织的损伤作为损伤局部的柔和性机械刺激，推拿治疗可明显改善局部的血液循环，增加局部供氧与供血，增强其新陈代谢，促进损伤部位的肉芽组织成熟修复，减轻肌纤维之间的纤维组织增生，松解损伤组织间的粘连、促进损伤组织的形态结构恢复。

研究表明，推拿手法能够使损伤的人骨骼肌细胞中自由基超氧化物歧化酶（SOD）的性明显增高，丙二醛（MDA）量明显较少，同时减少损伤细胞肌酸激酶（CK）的漏出，从而促进入骨骼肌细胞损伤的修复。推拿手法作用力的大小、方向、压强以及感应，都直接关系到它的效验。不同外力的损伤，可造成软组织损伤的不同形变，而不同组织及分布，其运动力学结构特征也不尽相同，因此，对不同的损伤形变，应选择与损伤形变相适应的手法治疗，才能取得良好的疗效如对运动性肌肉损伤施以向心性揉、弹拨、推、搓等手法后，

可消除损伤后延迟性肌肉疼痛，减轻血管扩张、瘀血、血栓形成及水肿等病理性损害在对轻度损伤出现的肌紧张、痉挛等症状、手法应以平面用力为主，且宜以轻柔为妥；对一般的软组织扭挫伤、韧带损伤等，手法则应以平面用力和垂直用力兼用为主，且宜轻重适中为妥；对中度程度的软组织损伤，在出现肌肉、筋膜等软组织增粗、变硬、挛缩、粘连时，手法则应以垂直用力为主，可做与组织纤维走向呈垂直方向的按压、拨推，作用力应适当偏重，能起到松解粘连、解除痉挛、软坚散结以及恢复弹性功能的作用。对周围神经所致肌肉病变，施以揉捏、弹拨等重手法，可明显促进萎缩肌肉的恢复，改善神经肌肉的异常结构和代谢状态，恢复正常状态，使肌纤维间质中的脂肪和结缔组织增生减轻，血管血栓减少，微循环改善由于软骨损伤后的再生修复能力较差。因此，手法一方面可以促进损伤后炎性渗出物的吸收，另一方面还能刺激成纤维细胞向软骨细胞转化，有利于软骨组织的再生和修复而目前用非留体类消炎镇痛药对症治疗，长期使用后抑制了软骨细胞增殖，进一步加剧软骨组织的损坏对神经组织损伤的修复，手法可在损伤早期有效促进神经修复和再生，恢复运动终板结构和功能。

（二）整复作用

脊柱推拿主要是以生物力学作为理论依据，目前比较普及的学说有三个：脊柱节段固定学说、椎骨偏歪学说和脊柱内外平衡失调学说等当这些脊柱解剖位置异常，在对相关脊神经与血管产生刺激后，就可能导致人体生理病理功能的改变，从而出现一系列相关临床表现。

脊柱整复类手法是在要松动的脊柱节段两端施以方向相反的旋转力、提拉力，从而使某一脊柱运动节段的椎间关节、椎间盘发生一定程度的运动与形态变化。研究认为，手法过程中出现的"咔嗒"声来自椎间关节的瞬间松动。脊柱整复类手法虽然用力不大，但可以使腰椎之间产生较明显的位置变化，并使椎间盘、椎间关节囊、深层韧带受到牵拉。

八、推拿对神经系统的作用与机制

（一）中枢神经系统的推拿作用与机制

推拿手法的机械力刺激作用于局部时，可以刺激神经末梢，产生双重作用，既可以抑制处于异常兴奋状态的神经，又可以兴奋处于抑制状态的神经，从而调节高级中枢神经系统，使中枢神经系统处于一个动态平衡状态。手法点穴时，刺激了穴位周围的神经，这种信号刺激可通过体表神经传至脊髓后角，再通过脊髓丘脑束向上反馈到中枢神经系统。

目前，不同的推拿手法对神经系统所产生的作用也会有所不同如叩击类手法可引起兴奋作用，而表面抚摸类手法则会起到抑制作用。从神经生理学观点来看，轻而缓的刺激可以兴奋周围神经而抑制中枢神经；相反，重而快的刺激可以兴奋中枢神经而抑制周围神经。推拿可以影响神经递质水平，在一项观察经皮循经推拿手法对慢性应激模型大鼠行为学及下丘脑单氨类神经递质的影响的研究中，经皮循经推拿手法能显著增加慢性应激模型大鼠的糖水消耗量，维持 gu 广场试验的水平及垂直得分成绩。提示推拿调治亚健康状态可能是通过增加下丘脑内的神经递质（5-HT）含量从而改善情绪低落等心理症状来实现。

（二）周围神经系统的推拿作用与机制

周围神经损伤后再生，主要依赖于由周围神经系统所特有的神经胶质细胞——雪旺细胞提供的微环境。周围神经损伤后，可应激性出现促进神经修复的营养物质分泌。

推拿治疗周围神经损伤主要包括：提高神经髓鞘的再生能力，减轻雪旺细胞的水肿，促进超微结构的修复；促进肌肉、神经、脊髓中的神经营养因子表达，保护神经元，加速损伤部位微循环，提高神经营养物质的利用率，加速神经损伤的修复；通过刺激体表加速气血运行，改善局部血液循环，消除组织的肿胀，提高局部温度和痛阈，帮助损伤神经修复和再生；松解组织粘连，促进损伤神经修复。

周围神经损伤是临床中最为常见的病症，肢体任何部位的损伤均可造成周围神经的损伤。神经根型颈椎病、腰椎间盘突出症、梨状肌损伤综合征、腕管综合征是推拿治疗周围神经损伤中较为常见、并具有典型意义的四种病症。通过推拿手法可以缓解肌肉痉挛、减轻水肿和渗出、调整局部的解剖位置，改善神经受压症状，激活神经修复因子，并最终实现功能恢复和行为改善。

治疗神经根型颈椎病时，通过不同的手法作用于颈部，可以有效缓解颈部肌肉痉挛和韧带钙化的症状，增大椎体间隙，调整颈椎关节紊乱，松解粘连，进而有效改善颈部神经根受压的症状。推拿治疗腰椎间盘突出症时，通过放松类手法可加快局部血液循环，促进肿胀消除，缓解局部血管和肌肉痉挛，促进髓核中水分吸收；通过整复类手法则能够改善脊柱的力学平衡，恢复正常力学平衡在对梨状肌损伤综合征的治疗中，手法治疗可以减轻梨状肌的水肿和充血，促进炎性反应物的消散与吸收，从而缓解坐骨神经粘连和受压迫的症状。推拿治疗腕管综合征的方法也在于通过改善局部血液循环，缓解周围组织的水肿，消除局部炎症等作用来降低腕管内压力，解除神经卡压症状有学者采用手术方法复制周围神经损伤的动物模型，术后对模型动物进行电针、推拿和红外线理疗三种方法治疗，结果显示周围神经损伤后电针和推拿治疗均有促进损伤神经再生修复的作用，能有效地改善失神经肌肉的结构、代谢和功能失调状态，对失神经电位、肌肉收缩的神经干刺激阈和运动神经传导速度恢复有良好的影响，推拿对损伤中、后期酶活性的恢复有明显的促进作用。

第三节 推拿治法

推拿是用手法来治疗疾病的一种疗法，属于中医学外治法的范畴。它的基本治法既以中医基础理论为依据，同时又具有其自身的特殊性。推拿常用治法如下：

一、温法

温法就是温经散寒的方法。温法具有温经散寒、补益阳气的作用，适用于虚寒证的治疗。温法类手法多为摆动类、摩擦类、挤压类以及振动类手法，其手法多缓慢而柔和，手法操作时间相对较长，治疗完毕后患者可感到治疗局部或全身有较深沉的温热刺激感。温法有温经散寒、补益阳气的作用，适用于阴寒虚冷的病证。

二、汗法

汗法就是发汗、发散的方法。汗法具有开泄肌肤腠理、驱邪外出的作用，适用于外感风热或风寒的表证。汗法类手法一般以摆动类、挤压类手法为主推拿临床汗法一般用于外感风寒和风热两类病症，对外感风寒表证，推拿临床治疗时手法宜先轻后重，使汗出邪透，以祛风散寒解表；而对外感风热表证，推拿临床治疗时应用柔和轻快的手法，使微微汗出，以疏风清热解表。

三、清法

清法就是清除热邪的方法，清法具有清热、凉血的作用，适用于热性病证。对于热性病证应当采用清泻热邪的方法治疗。清法类手法一般以摆动类、摩擦类手法为主，操作时多快速、重施、具有爆发力。推拿介质多用寒凉之水、滑石粉等，施术部位多见皮肤红、紫等郁热外散之象推拿用清法，无中药苦寒伤脾胃之虞。

临床中热性病的症状极其复杂，对于热性病的推拿治疗，必须辨明是表热还是里热，是气分热还是营分热，是实热还是虚热，然后根据不同情况采取相应的治疗方法热在表者，当治以清热解表；实热则清热泻火解毒，虚热则滋阴清热降火 ①。

四、消法

消法就是消导法，使用消散和破削体内有形积滞，以祛除病邪的治疗方法，适用于由气、血、痰、湿、食等壅滞而形成的积滞痞块等证。推拿中"消法"常用于治疗食物停滞、血瘀、气块、痛肿、痰核、顽痹等病证，用以消积导滞、活血祛瘀、行气除痞、散结消肿、软坚化痰、祛瘀通络等。消法类手法以摆动类、摩擦类和挤压类手法为主。由于致病的原因和病情的不同，消法可分为消食导滞、消痞化积、软坚散结、消肿溃坚等。消法与下法均可消除有形之邪，但两者作用不同，下法是在燥屎、瘀血、停痰、留饮等有形实邪必须急于排除，且有可能排除的情况下使用；消法则是在慢性的积聚，尤其是气血积聚而成的症瘕痞块，不可能且无条件排除的时候采用下法猛攻急下，消法渐消缓散。消法虽较泻下法缓和，但由于该法行气作用较强，因此对孕妇以及体虚者慎用。

推拿消法根据具体运用，还分为：①理气法。由于气机紊乱而出现的各种病证推拿当用理气的方法治疗比如肝气郁结而出现的胁痛、脘腹胀痛、妇女乳房胀痛等症，可搓摩胁肋，按揉肝俞、胆俞、三阴交、太冲等穴。②升陷法。由于阳气虚衰，升举无力所致的下陷之证推拿当用升阳举陷的方法来治疗比如中气下陷的胃下垂，采用摩腹，按揉脾俞、胃俞、中脘、气海、关元、足三里等升提阳气。③降逆法。由于气机升降失常导致气机上逆而出现的肝气上逆、胃气上逆、肺气上逆等证，推拿当用降气、降逆之法治疗、比如揉风门、肺俞，推膀胱经、膻中，按揉气海、足三里等以肃降肺气；按揉内关、中脘、足三里等穴以和胃降逆。④消食法。由于食滞胃腑而出现胃肠气机阻滞等证推拿应用消食化积的方法治疗。⑤利湿法。由于水湿痰饮停滞阻塞气机而出现的病证推拿，用利湿的方法治疗。

五、通法

通法就是疏通经络的方法。通法具有活血通脉、调畅气机的作用，适用于经络不通、气机不畅之证。经络遍布全身，内连脏腑，外络肢节，行气血而营阴阳。人体依靠经络系统维持气血的运行，保证脏腑生理功能的正常运转，调节机体内外环境的平衡。当人体正气不足受到病邪侵袭时，经络则成为病邪传注的途径之一，邪客于经络，或传注脏腑，经络闭塞不通，气血运行不畅，使脏腑生理功能发生异常而发病。这种手法治疗可以疏通经

① 房敏，宋柏林.推拿学［M］.北京：中国中医药出版社，2016.

络、促进气血的运行。通法类手法一般以摆动类、摩擦类、振动类以及挤压类手法为主，其手法多刚柔相济，深入透达，治疗完毕后患者可感到治疗局部或全身轻松舒适、肢体通畅。通法应用较为广泛，根据其具体作用临床上还可以分为开通、宣通、温通、通调、通散、通利、通降、通关、通闭、通经、通络、通血脉、通脏腑等法。

六、和法

　　和法就是和解、调和的方法。和法具有调经脉、和气血、扶正气、驱客邪的作用，适用于邪在半表半里，且不宜汗、不宜吐、不宜下的病证。调和之法，以和阴阳为重同时，和脏腑、和经络、和气血、和营卫、和脾胃、和肝胃、和脉气、和经血、和筋脉均为常用之法和法类手法多以摆动类、振动类以及摩擦类手法为主，操作时手法要求平稳柔和、频率较缓，以达气血和顺、透表达里、阴阳平衡的目的。

　　推拿临床中，和法常用于气血不和、经络不畅所引起的肝胃气滞、脾胃不和，月经不调、周身胀痛等证。

七、补法

　　补法就是滋补的方法，补气血津液之不足、脏腑功能之虚衰。补法具有补益气血、培元固本、扶助正气的作用，适用于一切虚证。补法类手法一般以摆动类、摩擦类手法为主，手法操作时宜轻柔深透，缓慢深长。推拿手法补泻具体要求包括：①按经络循行，有"顺经为补，逆经为泻"；②按手法旋转方向，有"顺转为补、逆转为泻"；③按手法操作时间来看，有"长时为补，短时为泻"；④按手法运动方向，有"推上为补、推下为泻"；⑤按手法性质有"旋推为补、直推为泻"；⑥按手法缓急，有"缓摩为补、急摩为泻"；⑦按血液循环方向，有"向心为补，离心为泻"之说。虚证皆可用补法。

　　推拿临床中对脾胃虚弱、气血两亏、精气失固、肾气不足等引起的虚证应当用补法治疗。比如脾胃虚弱常以摩腹，揉中脘、气海、关元，按揉足三里，推擦膀胱经，揉脾俞、胃俞，以健脾和胃、补中益气；而肝肾亏虚常以捏脊，擦命门、肾俞，揉关元、气海，按揉太冲、三阴交等穴，以培补元气、调肝益肾。

八、散法

　　散法就是消散、疏散的方法。散法具有活血散瘀、消肿散结、行气导滞的作用，适用于气滞、血瘀、积聚等证。推拿散法疗效突出，通过手法操作能较好地起到"摩而散之，消而化之"的效果散法类手法一般以摆动类、摩擦类、振动类及挤压类手法为主，操作时手法要求轻快柔和、深透病灶，不论风痰积聚、气血瘀滞、食滞肠腑等皆可疏通消散。

九、吐法

吐法就是催吐法吐法是运用手法刺激，使病邪或有毒有害物质从口中吐出的治疗方法，适用误食有毒有害食物必须迅速催吐，或喉中痰涎壅盛堵塞气道导致呼吸困难，或宿食停滞胃脘而致腹部胀痛等病证。在推拿中"吐法"一般用于汗之不可、下之不能的痰涎壅塞、宿食停留等。吐法以挤压类、摩擦类手法为主推拿吐法操作以手指探喉刺激舌根催吐为主，或两手拇指置下脘处，由下向上推至天突穴，也可以催吐吐法是临床应急情况下采用的治疗方法，一般中病即止，不可久用。由于吐法易伤胃气，所以对虚证、妇女妊娠或产后应慎用。

十、泻法

泻法就是泻下通腑的方法。泻法具有通腑、泻实、消积的作用，适用于下焦实证。泻法类手法一般以摆动类、摩擦类以及挤压类手法为主，手法操作时力量宜稍重，频率由慢至快。使用药物泻下法，易损伤正气，而推拿临床运用泻法，对体质虚弱、津液不足、气血亏虚者，均有祛邪而不伤正的效果。推拿临床中对于实热结滞所致下腹胀满或胀痛、大小便不通等症，皆可用本法治疗。比如胃肠燥热而致便秘者，多采用揉中脘、天枢、长强穴以通腑泻实，顺时针摩腹、按揉三阴交、照海穴润肠通便。

第四节　推拿治疗的基本要求

一、推拿治疗对医师的要求

第一，仪表端正，热情大方，接待患者有礼有节，不卑不亢；推拿操作掌握分寸，落落大方。

第二，注意个人卫生，推拿操作结束要洗手，尤其是做擦法操作后或在足部操作后；不宜浓妆异香；要勤剪指甲，以免指甲过长或有分叉，刺痛患者或伤皮出血等。

第三，推拿操作时不宜戴手表、戒指、手链及其他饰物，以免擦伤患者皮肤或钩破衣服。

第四，站立操作时应含胸拔背，蓄腹收臀，两腿呈丁字步或呈弓步姿势，通过胯部的扭转来调节适合推拿操作的姿势，不宜脚步过多的移动，以免显得杂乱无序。

第五，推拿操作时要保持精神饱满、集中，身心放松，使患者在轻松的环境下接受推拿治疗。

第六，要掌握患者的心理，通过看、听及手下的触觉来体察患者的反映，推拿时如患者皱眉，发出"啧、啧"的声音，扭动体位回避手法刺激或手下感觉肌肉收紧等，表示可能手法刺激过重，应及时调整刺激强度。

第七，推拿时可通过交流沟通，及时了解患者的思想状况，做好心理疏导，帮助患者消除顾虑，树立战胜疾病的信心。

第八，当推拿手法更换时，要协调连贯，避免断续停顿，或忽轻忽重，忽快忽慢，使患者难以适应。

第九，给异性患者治疗时应有护士或第三方在场，治疗隐私部位或有较大风险时，应提前告知并获得患者同意，必要时需要签署书面同意书。

二、推拿治疗对患者的要求

第一，注意个人清洁卫生，衣服潮湿，或身上有汗时不宜操作，以免损伤皮肤。

第二，推拿治疗时应穿棉质衣裤，松紧要适宜，穿脱要方便；不宜穿奇装异服或过度暴露的衣服，不宜穿裙子、连衣裙推拿，以免影响推拿操作；不宜穿昂贵的衣料，以免损坏或污染。

第三，妥善保管好贵重物品，如钱包、戒指、手表、手链及其他首饰，以防失窃或损坏，造成经济损失。

第四，推拿前排空大、小便，以防中途硬忍或出现意想不到的事情。

第五，选择好合适的体位，以利于推拿操作，配合完成推拿治疗。

第六，需要做特殊手法操作时，应配合操作需要，如进行擦法操作时裸露部分要充分，以免污染衣服，或影响操作。

第七，过饥、过饱、过度疲劳时不宜推拿治疗；精神紧张、大汗淋漓、情绪不稳定时，不宜马上进行推拿，应待缓解后才能操作。

第八，在推拿过程中出现胸闷、心慌、心跳突然加快或减慢、出汗过多等异常情况，应立即告诉医生，以便立即停止推拿，采取相应措施。

三、推拿治疗对诊室环境的要求

第一，诊室内应有合理的空间和回旋余地，治疗床与治疗床之间不宜过度拥挤，以免妨碍推拿操作；卧姿治疗与坐姿治疗最好有独立的空间，以免相互影响。

第二，保持诊室内整齐清洁，尤其是诊疗台、治疗床、治疗椅上要收拾整洁，保持舒适的诊环境。

第三，推拿时要用治疗巾，避免不文明操作。床单、枕套、治疗巾要勤换勤洗，努力创造条实行一人一单、一人一巾、一单一巾一操作，避免交叉感染。

第四，保持一定的室温，诊室内应配备必需的风扇和取暖设备，有条件的应安装冷暖空调。温度过低或过高的环境下推拿，以防患者感冒或中暑，同时也影响推拿疗效和推拿操作。

第五，诊室内应设有保护隐私的装置，如移动式挂帘、屏风等，以满足女性患者或特殊人群检查或治疗的需要。

第六，保持室内良好的通风和照明，按照院内感染防治的要求对诊室实行紫外线消毒。

四、推拿治疗对推拿治疗体位的要求

在推拿临床治疗过程中，无论是医者还是患者，都应选择一个最佳的体位，以利于手法的操作，防止异常情况的发生。在选择体位时，应考虑以下两个方面：有利于患者心身放松、舒适、安全的体位；有利于疾病治疗需要和医者推拿操作。

（一）推拿治疗的患者体位

患者的推拿体位主要根据病变部位、治疗需要和患者的身体条件等来确定。临床上，患者的体位一般以卧位与坐位为多，立位较少采用。

1. 卧位

（1）仰卧位适用于颜面部、胸腹部及四肢前侧方等部位的操作。根据治疗需要，可随意调整上肢或下肢的外展、内收、上举、屈曲体位的操作，做肢体屈曲位操作时，宜在屈侧肢体下垫枕，方便手法操作。

（2）俯卧位适用于肩背、腰臀及上、下肢后外侧等部位的操作。根据治疗需要，可随意调整上肢或下肢的上举、外展或屈曲体位的操作。

（3）侧卧位适用于肩部及上肢外侧或臀部及下肢外侧等部位的操作。根据治疗需要，可随意调整双下肢屈曲位，一侧下肢屈曲、另一侧下肢伸直等体位的操作。腰部斜扳法常采用侧卧位操作。

（4）半卧位适用于老年人、哮喘、肺气肿及久病体虚患者的操作。主要用于腿、膝、踝等部位操作。

2．坐位

（1）端坐位适用于颈、肩、背及上肢等部位的操作。根据治疗需要，可随意调整上肢或下肢体位方便操作。主要用于颈部、肩部、背部或膝部操作。做颈部扳法、拿肩井、肩关节摇法、腰部摇法、直腰旋转扳法常采用此体位。

（2）俯坐位适用于颈项部及腰背部等部位的操作。根据治疗需要，可随意调整体位方便操作。主要用于颈项部及腰背部手法操作。颈项部及肩背部擦法、肘压法、湿热敷时常采用此体位。

（二）医者体位

（1）医者一般根据手法和患者被操作的部位与体位选择合适的体位。在头面部和胸腹部进行操作时，医者多采用坐位；在肩部操作时，有时也采用坐位；如在颈项部、腰背部及下肢部操作时，医者大多采用站立位。医者为便于操作，在不同体位操作时，或者面对患者，或者侧对患者，或者背对患者。为了方便操作和借助体重以达到省力的目的，医者与患者的距离多以近为宜。

（2）医者在操作过程中，应注意肩手、腰髋、膝踝和足的协调性，根据手法操作的需要，身形、脚步要随时做相应的变换，保持施术过程中全身动作的协调一致。体位、身形、手法的变化还需要与呼吸、意识相配合，做到手随心转、法从手出。

第五节　推拿异常情况的处理

一、昏厥

（一）昏厥的病因与诊断

昏厥的病因包括：①手法刺激过强推拿治疗的过程中，如果使用特重的手法持续刺激，尤其是踩跷法是造成痛性休克的重要原因。②患者处于虚弱疲劳状态下接受推拿在患者空腹、过度疲劳、剧烈运动后行手法治疗，会出现昏厥。

昏厥的诊断包括：①临床表现休克早期，患者表现为烦躁不安；休克加重时，表现为表情淡漠，反应迟钝、嗜睡、意识模糊甚至昏迷。②体征皮肤苍白、口唇和甲床轻度发绀、四肢皮肤湿冷、脉搏细弱而快、血压下降、呼吸深而快、尿量明显减少等。

（二）昏厥的预防与处理

昏厥的预防包括：①严格掌握推拿适应证及禁忌证。为了防止推拿治疗诱发休克意外，临床上必须做到：对空腹患者不予推拿治疗，对剧烈运动后或过度劳累后的患者不予重手法治疗。②少用重刺激手法。尽量避免使用重刺激手法若必须应用时，应当在患者能够耐受的范围内。

昏厥的处理包括：①停止推拿治疗，卧床休息。出现昏厥时应立即终止手法操作。若仅表现为头晕、恶心、心慌气短、皮肤苍白、出冷汗，应立即取平卧位，或头低足高位，予口服糖水或静脉注射 50% 葡萄糖。②抗休克治疗。如病情较重，应立即给予抗休克治疗，补充血容量，维持水、电解质和酸碱平衡，应用血管扩张剂，以维护心、肺、肾脏的正常功能，必要时立即请内科会诊治疗。

二、关节脱位

（一）寰枢关节脱位

1. 寰枢关节脱位的病因

当上段颈椎患有炎症或肿瘤病变，或存在齿状突发育不良等先天异常，在未明确诊断情况下施用手法；或手法操作不当，或暴力推拿，或做超关节正常生理活动范围的颈部被动运动，均可能引起寰椎横韧带的损伤，导致寰枢关节脱位。

2. 寰枢关节脱位的诊断

（1）临床表现。颈部疼痛，僵硬不适，颈部活动受限，活动后可引起剧烈疼痛，有"咿扎"声；枕部有麻木感，自觉头颅向前下坠，无力支撑；上肢麻木无力，手指精细动作障碍，下肢无力，行路不稳，有踩棉花感。

（2）体征。颈肌痉挛，第 2 颈椎棘突向后隆突并偏歪，头部前倾或伴有颏部旋转。第 2 颈椎棘突压痛，枕大神经区压痛，项肌压痛。若脊髓受压，肱二、肱三头肌腱反射亢进，上肢肌力减弱，深感觉减退。下肢膝腱、跟腱反射亢进，并有深感觉障碍。

（3）辅助检查。X 线检查是诊断寰枢关节脱位最可靠的依据。正位片显示两侧齿状突与寰椎侧块间隙不对称，患侧间隙变窄、消失和重叠。侧位片显示寰椎前弓后面与齿状突前缘间隙增宽（正常为 3 ~ 6mm）。

3. 寰枢关节脱位的预防

（1）明确诊断。由于寰枢关节有自发性脱位的倾向，不需要强大的颈部旋转外力，即可致寰枢关节的脱位；颈部、咽后部感染，可引起寰枢韧带损伤，而逐渐发生脱位。因此，推拿治疗之前（特别是做颈部旋转复位类手法之前），应常规拍摄颈椎正、侧位 X 线片，血常规和红细胞沉降率等检查，以排除寰枢关节异常、颈咽后部及其他感染病灶。

（2）手法操作准确。颈部旋转的幅度不超过颈椎正常生理活动范围；不要片面强求弹响声。

（3）儿童慎用旋转类手法。10 岁以下的儿童，因韧带松弛，颈部活动范围较大，或齿状突发育不良等先天异常，轻微外伤即可引起脱位因此，对 10 岁以下的儿童尤须慎用颈部旋转手法。

4. 寰枢关节脱位的处理

正确搬运骨折、脱位的患者，尤其是高位病损者，在急救时搬运不当，往往会造成脊髓不可挽救的严重损伤的恶果。或明确诊断后，急转外科手术治疗。

（二）肩关节脱位

1. 肩关节脱位的病因

推拿治疗肩部疾病时，患者患有局部器质性病变（如恶性肿瘤、结核病、严重骨质疏松等），诊断不明确；或手法操作不当，或暴力推拿，或操作骨关节类手法时超过肩关节正常活动范围，特别是在麻醉下进行无规范的手法操作，就可能造成医源性的肩关节脱位，甚至合并肱骨大结节骨折、肱骨外科颈骨折等。

2. 肩关节脱位的诊断

（1）临床表现。肩部疼痛，功能活动障碍。

（2）体征。肩部失去正常圆形膨隆的外观，而变为平坦的方肩，肩峰下部有空虚感。

（3）辅助检查。X 线摄片可明确肩关节脱位类型，或有无骨折并发症。

3. 肩关节脱位的预防

（1）遵循手法操作的解剖学原则。施术者应熟悉肩关节的解剖结构和关节正常的活动范围，手法操作是运动幅度要由小到大，顺势而行，切不可急速、猛烈、超生理活动范围强行操作。

（2）明确诊断。排除肩关节其他病变。

（3）手法操作准确。禁止使用强刺激手法及做大幅度的肩关节外展、外旋的被动运动；对肩周炎做外展、外旋位被动运动以仰卧位为伴。

4．肩关节脱位的处理

（1）单纯肩关节脱位。应使用手牵足蹬法进行复位。患者取仰卧位，医者立于患侧，用双手握住患肢腕部，把足底放在患肢腋下（左肩用左足、右肩用右足），缓慢地作纵向拔伸牵引患肢，同时逐渐地向外旋转患肢，此时可将肱骨头自前方（锁骨下喙突下、盂下）离开，从关节囊的破裂口滑入关节盂内，完成整复。

（2）肩关节脱位合并骨折。若合并肱骨大结节骨折，骨折块无移位者，只要脱位一经整复后，骨折块也随之复位；若推拿肩部时造成肱骨外科颈骨折，应分析其骨折类型，明确整复手法，必要时须转科行手术治疗，以免贻误治疗时机。

三、软组织损伤

（一）软组织损伤的病因

（1）手法操作有失要领。初学推拿者，手法生硬粗暴，不能做到持久、柔和、均匀，从而损伤皮肤；或骨关节类手法操作超生理活动范围亦导致肌肉、韧带、关节的损伤。

（2）手法操作时间过长或刺激强度过大。粗蛮施加压力或小幅度急速而又不均匀地使用擦法，极易致皮肤损伤。长时间在局部进行手法操作，导致痛阈提高，皮肤感觉迟钝，则易损伤皮肤。

（3）诊断不明确。若患者患有血液病，或局部存在韧带、肌腱断裂等，误用手法操作，则可致皮下血肿或肌腱韧带进一步损伤。

（二）软组织损伤的诊断

（1）临床表现。皮肤损伤轻者局部表现明显的灼热感或剧痛。肌肉、肌腱、韧带损伤则表现出局部红肿热痛，伴有局部关节功能活动受限关节囊损伤表现出关节肿胀疼痛，功能活动受限。

（2）体征。皮肤破损，皮下可见有大小不等的出血瘀斑，皮下出血的局部皮肤张力增高，有压痛。

（3）辅助检查。MRI 检查可明确诊断韧带、肌腱是否断裂。

（三）软组织损伤的预防

（1）规范操作手法。医者应加强手法基本功训练，正确掌握各种手法的动作要领，以提高手法的熟练程度对初诊患者要注意手法的强度，力量由轻到重，以患者能忍受为度。

（2）注意保护皮肤。在使用擦法、指揉法时，一定要用油膏、滑石粉等介质以保护皮肤在面部使用推法或指揉法时，可加用治疗巾保护。勤修指甲，以免损伤皮肤。

（3）明确诊断，排除推拿禁忌证。若伴有肌腱韧带断裂或关节严重损伤者，禁止手法操作，以免加重损伤；若伴有血小板减少的患者，或有血友病病史的患者，禁止推拿治疗，以免造成软组织损伤或关节出血。

（四）软组织损伤的处理

（1）表皮损伤。一般不需要特殊处理，但是一定要保持伤口的清洁，以防继发感染，局部可外涂红药水，若组织液渗出较多时，可外涂紫药水，不要包扎，数日后即可获得痊愈。

（2）皮下轻微出血。首先是制动，局部可用轻快的摩、揉手法，以疏通气血，消散瘀血，促进渗出液的吸收

（3）皮下血肿。若属血液病由于手法刺激后引起肌肉内或关节内出血者，应作局部和全身治疗。

（4）肌腱韧带断裂。诊断明确后，转外科手术治疗。

第二章　骨伤科疾病的推拿治疗

推拿治疗骨伤科疾病疗效显著，然而常因施术者手法掌握的差异而疗效有较大的差距，要进一步提高疗效，就要研究推拿治病的原理。基于此，本章对脊柱躯干部疾病的推拿治疗、上肢部病的推拿治疗、下肢部病的推拿治疗进行研究。

第一节　脊柱躯干部疾病的推拿治疗

一、颈椎病的推拿治疗

颈椎病又称"颈椎综合征"，是由于颈椎间盘退行性改变、颈椎骨质增生以及颈椎部损伤等原因引起脊柱内外平衡失调，刺激或压迫颈神经根、椎动脉、脊髓或交感神经而引起的一系列临床症状。颈椎病是中老年人的常见病、多发病。属中医学"项肩痛""眩晕"等范畴。

（一）颈椎病的解剖生理

颈椎共有 7 个，其间有椎间盘 6 个，有 8 对颈脊神经。由椎体和椎弓组成椎管和椎间孔。第 1、第 2 颈椎为寰、枢椎，第 3 ~ 7 颈椎的基本构大致相同，每节椎骨均包括椎体、椎弓及突起等。

椎管前面椎体的连接，主要是钩椎关节，后缘是关节突关节。第 3 ~ 7 颈椎相邻上方椎体后面形成左右方向的凹陷，在下方椎体两侧后方有向上的嵴状突起，称为钩突，左右两侧的钩突呈臼状包绕上方的椎间盘，并与上方椎体形成滑膜性关节，即钩椎关节该关节从左右增强了颈椎的稳定性，防止椎间盘向侧方脱出，当椎间盘退化变薄时，上下椎体缘往往发生碰撞而磨损，因而极易产生骨质增生，导致椎间孔缩小。

颈椎的椎弓根较短而细，因此，椎骨的上、下切迹较为狭窄，深浅也近似。相邻椎骨的上、下切迹组合形成椎间孔，颈椎的椎间孔为斜位的骨性管，呈卵圆形，其纵径大于横径。由于椎间孔的前后径小，若后关节突和椎体向前、后移位或骨赘形成，则可使前后径进一步缩小，临床上易出现神经根受挤压。

关节突间关节：位置接近水平，因而稳定性较差，脊神经根位于此关节的前方，一旦椎间盘发生萎缩性退变，椎间隙变窄，关节突间关节囊松弛，就容易发生椎体滑脱，从而使椎间孔变窄而发生神经根刺激症状。

颈椎横突：由椎弓和椎体相连合成，其根部有一圆孔，称为横突孔或椎动脉孔。椎动脉从颈总动脉的后上方上升，进入第6颈椎的横突孔，向上于寰椎横突孔上方穿出。

（二）颈椎病的病因病机

（1）颈椎椎间盘退变。颈椎椎间盘的退变是引起颈椎病的内因颈椎椎间盘从30岁以后出现退变，软骨板开始并逐渐骨化，通透性降低，髓核中的水分逐渐减少，最终形成纤维化，缩小变硬成为一个纤维软骨性实体，进而导致椎间盘变薄，椎间隙变窄因此，颈椎前、后纵韧带松弛，椎体失稳，后关节囊松弛，关节腔变小，使颈段的脊柱稳定性下降，故椎体前后形成代偿性骨质增生椎体后关节、钩椎关节等部位的骨质增生以及椎间孔变窄或椎管前后径变窄是造成脊髓、颈神经根、椎动脉及交感神经受压的主要病因。

（2）颈椎的急性外伤或慢性劳损。颈椎的急性外伤或慢性劳损是引起颈椎病的外因，由于损伤或长期低头伏案工作均可使颈椎间盘、后关节、钩椎关节、颈椎周围各韧带及其附近软组织发生不同程度的损伤，从而破坏了颈椎的稳定性，促使颈椎椎体及附件发生代偿性骨质增生若增生物刺激或压迫邻近神经、血管和软组织就会出现各种症状。除此之外，颈项部受寒，肌肉痉挛，使局部缺血缺氧，也可引起临床症状或诱发颈椎病。

（3）畸形。某些颈椎先天性畸形也可导致颈椎病，如颈椎先天性椎管狭窄、椎体融合、齿状突发育不良等这些畸形或严重的解剖学变异由于改变了颈椎受力状态，可造成相邻椎骨的应力集中或活动度加大，加速了颈椎退变过程。

（三）颈椎病的临床表现

（1）颈型颈椎病：①早期的颈椎病，增生一般发生在第5颈椎以上，可见颈项、肩背的痉挛伴疼痛，颈部活动受限，当转动颈部时，通常借助身体代偿转动。②急性期过后时常感到颈肩和上背部疼痛，颈部有疲劳感，不能长时间伏案工作；可有头痛、后枕部疼痛及上肢无力；晨起颈项部僵硬发紧、活动受限，反复出现"落枕"现象。

（2）神经根型颈椎病：①颈枕部或肩背部呈阵发性或持续性的隐痛或剧痛。②增生一般发生在第5颈椎以下，受刺激或压迫的颈脊神经走行方向有烧灼样或刀割样疼痛，伴针刺样或电击样麻感，受累脊神经在相应棘突旁有压痛，并可向上肢放射。③当颈部活动、腹压增高时，上述症状会加重。④颈部活动受限、僵硬，可呈强迫体位，或颈呈痛性斜颈畸形。⑤患侧上肢发沉、无力，握力减弱或持物坠落。受累神经支配的肌力减弱，或者出现肌肉萎缩。

（3）脊髓型颈椎病：①颈部症状轻微或无症状。②以慢性进行性四肢瘫痪为特征，早期双侧或单侧下肢麻木、疼痛、僵硬、无力，步态笨拙、走路不稳或有踏棉花感。③后期出现一侧或双侧上肢麻木、酸胀、烧灼、疼痛、发抖或无力感，精细活动失调，握力减退。④严重者可见四肢瘫痪，小便潴留或失禁。

（4）椎动脉型颈椎病：①大多数患者出现眩晕，可伴有复视、眼震、耳鸣、耳聋、恶心、呕吐、血压升高等症状，头部活动到某一位置时诱发或加重。②肢体突然失去支撑而猝倒，猝倒时尚能保持头脑清醒。③头痛多位于枕部、枕顶部或颞部，多呈跳痛。④可有肢体麻木，感觉异常，还可出现失音、声嘶、吞咽困难等症状。⑤颈部肌肉发僵、活动受限及枕部、项韧带部位有压痛，触之常有局部增厚及摩擦感。

（5）交感神经型颈椎病：①头痛或偏头痛，头沉或头晕，枕部痛。②心跳加快或缓慢，或有心前区疼痛。③肢体发凉、局部皮温降低，肢体遇冷时有刺痒感，继而出现红肿、疼痛加重，或指端发红、发热、疼痛或痛觉过敏。④伴有耳鸣、耳聋等。

（6）混合型颈椎病：指同时出现2型或2型以上者。

（四）颈椎病的鉴别诊断

1. 颈型颈椎病

（1）颈部风湿病。有颈肩上肢以外多发部位的疼痛史，无放射性疼痛，无反射改变，麻木区不按脊神经根节段分布，该病与天气变化有明显关系，服用抗风湿类药物症状可缓解。

（2）落枕。起病突然，颈项强痛，活动受限明显，无手指发麻症状，以往无颈肩症状。

2. 神经根型颈椎病

（1）颈部风湿病。同上。

（2）落枕。同上。

（3）前斜角肌综合征。颈项部疼痛，前斜角肌痉挛发硬，患肢有放射痛和麻木触电感；肩部下垂时症状加重，肩上举时症状可缓解，艾迪森试验阳性。

（4）肩周炎。无上肢的放射性疼痛，疼痛不按神经走向分布，患侧上肢可发生运动功能障碍，是主动运动与被动运动均受限，颈椎间孔挤压试验、臂丛神经牵拉试验均呈阴性。而神经根型颈椎病患者是患侧上肢主动运动受限，而被动运动不受限。

3. 脊髓型颈椎病

（1）颈脊髓肿瘤。颈、肩、枕、臂、手指疼痛或麻木，同侧上肢为下运动神经元损害，下肢为上运动神经元损害。症状逐渐发展到对侧下肢，最后到达对侧上肢。压迫平面以下显示椎间孔增大、椎体或椎弓破坏。造影片示梗阻部造影剂是"倒杯状"。

（2）脊髓粘连性蛛网膜炎。可有脊神经感觉根和运动根的神经症状，亦可有脊髓的传导束症状、腰椎穿刺，脑脊液呈不全或完全梗阻现象脊髓造影，造影剂通过蛛网膜下腔困难，并分散为点滴延续的条索状。

（3）脊髓空洞症。好发于 20 ~ 30 岁的年轻人，痛觉与其他深浅感觉分离，尤以温度觉得减退或消失较为突出。

4. 椎动脉型颈椎病

（1）美尼尔综合征。平时可无症状，常因劳累、睡眠不足、情绪波动而发作，多为女性。其症状有发作性眩晕、头痛、恶心、呕吐、耳鸣、耳聋、眼球震颤等症。

（2）位置性低血压。患者突然改变体位时，尤其从卧位改为立位时，突然头晕，而颈部缓慢活动都无任何表现

（3）内听动脉栓塞。突发耳鸣、耳聋及眩晕，症状严重且持续不减。

5. 交感神经型颈椎病

（1）心绞痛。有冠心病史，发作时心前区剧烈疼痛，伴胸闷、气短、出冷汗，心电图有异常表现。含服硝酸甘油片有效。

（2）神经官能症或自主神经紊乱症。X 线片示颈椎无改变，神经根、脊髓无受累现象。使用调节自主神经类药物有效。对此患者需长期观察，以防误诊。

（五）颈椎病的治疗方法

（1）治则：舒筋活血，解痉止痛，理筋整复。

（2）部位及取穴：颈肩背及患肢，太阳、百会、风府、风池、缺盆、肩井、天宗、极泉、曲池、手三里、小海、合谷等。

（3）手法：滚法、拿法、捏法、点揉法、拔伸法、扳法、搓法、抖法、拍法、颈部的被动运动等。

（4）操作：患者坐位。医者用滚法放松患者颈、肩背部的肌肉 5 分钟左右。用拇指与示、中三指拿捏颈项两旁的软组织，由上而下操作 3 分钟左右。拿风池穴 1 分钟左右，以有酸胀感并向头顶放散为佳。点揉太阳、百会、风府、肩井、天宗、曲池、手三里、合谷穴，每穴约 1 分钟，以局部有酸胀感为度：弹拨缺盆、极泉、小海穴，拇穴约 1 分钟，以患者手指存触电样感为宜，医者两前臂尺侧放于患者两肩部并向下用力，双手栂指顶按在风池

穴上方，其余四指及手掌托住下颌部，医者双手向上用乃，前臂与手同时向相反方向用力，把颈牵开，持续约半分钟；接上势，边牵引边使头颈部前屈、后伸及左右旋转，其活动度由小逐渐加大，当达到最大限度时结束，反复5次。有颈椎棘突偏歪者，可施以颈部斜扳法或颈椎旋转定位扳法。用拍法拍打肩背部和上肢，约1分钟。搓患肢，约1分钟。抖上肢，约半分钟。

（六）颈椎病的功能锻炼

（1）颈部前屈后伸法。又称与项争力势，在练习前先进行深呼吸，在呼气时头后伸看天，使前额尽量保持最高位置，然后吸气使颈部还原，再头前屈看地尽量紧贴前胸，然后还原。反复7～8次。

（2）颈部侧屈法。吸气时头向左偏，呼气时头部还复原位；然后吸气时头向右偏，呼气时头部还复原位。反复7～8次。

（3）颈部前下伸展法。又称哪吒探海势。在深吸气时头颈伸向左前下方，双目注视左前下方，呼气时头颈还原，然后深吸气时头颈伸向右前下方，双目注视右前下方伸颈时应使颈部尽量保持伸长位置。反复7～8次。

（4）颈部后上伸展法又称犀牛望月势。深吸气时头颅向左后上方尽量旋转，双目视左后上天空，呼气时头颅还原，然后深吸气时再使头颅向右后上方尽量旋转、双目视向右后上天空，方法同前。反复7～8次。

（5）环绕颈项又称金狮摇头势。头颈先向左环绕一周，再向右环绕一周，反复7～8次。

（七）颈椎病推拿治疗时的注意事项

（1）在使用扳法时，动作应缓慢，切忌暴力、蛮力和动作过大，以免发生意外脊髓型颈椎病、严重骨质疏松或颈枕滑脱者，禁用扳法。

（2）低头位工作不宜太久，需坚持做颈部功能锻炼。

（3）注意颈肩部保暖，预防感冒。

（4）睡眠时枕头高低和软硬要适宜。

（5）神经根型颈椎病炎性反应较重者，可配合静脉滴注消炎脱水药物治疗及针灸治疗。

二、落枕的推拿治疗

落枕是指因劳累、扭挫、牵拉或受寒等原因而引起的颈部某些肌肉的痉挛、肌张力骤然增高所致的以颈部僵硬、活动受限为主要临床表现的病症，中医学也称为"失枕"。本病多发于青壮年，与职业有关，男多于女，冬春季多发。成年人若反复发作者，常是颈椎病的前驱症状。

（一）落枕的解剖生理

颈部的肌群有颈阔肌、胸锁乳突肌、斜方肌、头夹肌、半棘肌、肩胛提肌、斜角肌等这些肌群掌管头和颈肩部各种活动。若受到外力牵拉或劳损，致使颈部肌肉群张力平衡失调，可致使颈部肌筋损伤性痉挛和疼痛。颈部的筋膜位于浅筋膜及颈阔肌的深面，各处厚薄不一，围绕颈项部的肌肉、器官，并在血管和神经周围形成纤维鞘，以维护其完整性而起保护作用。若受外力牵拉过久，造成损伤，颈项部的相应部位便可出现疼痛不适的症状。

（二）落枕的病因病机

（1）卧姿不当。多由于平素体质虚弱，加之睡眠姿势不良，或因睡眠时枕头高低不适，使头颈部肌肉处于过伸或过屈状态，以致颈项部的肌肉尤其是胸锁乳突肌、斜方肌或肩胛提肌发生痉挛。

（2）急性损伤。颈部突然向某一方向转动或屈伸可引起颈部软组织撕裂损伤，致使部分肌肉扭伤牵拉，而发生肌肉痉挛或使颈椎关节突关节滑膜嵌顿等。

（3）外感风寒。多由于素体亏虚，气血不足，循行不畅或夜寐肩部外露，颈肩复受风寒侵袭，致使气血凝滞，肌筋不舒，经络痹阻，不通则痛，故而拘急疼痛，活动失灵。

（三）落枕的临床表现

（1）颈项强痛，常发生在起床后。

（2）颈部活动困难，头部常呈强迫体位，当转动颈部时，通常借助身体代偿转动。

（3）被动活动颈部可诱发疼痛或使疼痛加剧。

（四）落枕的鉴别诊断

（1）寰枢关节半脱位。临床表现为颈项疼痛、僵直，颈椎旋转活动严重受限。往往有外伤史，可摄颈椎 X 线片确诊。

（2）颈椎病。反复落枕，起病缓慢，病程长。因颈椎退变和劳损受凉而引起，常伴有椎间隙狭窄，骨质增生，可摄颈椎 X 线片确诊，

（3）颈椎结核。有结核病史和全身体征，如低热、消瘦、盗汗等，多发于儿童及青壮年，可摄颈椎 X 线片确诊。

（五）落枕的治疗方法

（1）治则：舒筋活血，温经通络，解痉止痛，理筋整复。

（2）部位及取穴：颈项部，风池、风府、肩井、天宗、肩外俞、阿是穴。

（3）手法：滚法、揉法、点揉法、拿法、推法、拔伸法、扳法、擦法、按揉法。

（4）操作：患者坐位。医者用轻柔的滚法、揉法在患侧颈项及肩部施术约 3 ~ 5 分钟、用三指拿或五指拿颈椎棘突旁的软组织，以患侧为重点部位，往返操作 3 分钟左右。点揉风池、风府、肩并、天宗、肩外俞穴，每穴 1 分钟左右，以酸胀为度。用按揉法按揉紧张的肌肉约 3 分钟。用掌根推患侧斜方肌，反复 5 遍用拇指推患侧桥弓穴，反复 20 遍。嘱患者自然放松颈项部肌肉，医#一手持续托起其下颌，另一手扶持后枕部，使颈略前屈，下颌内收，双手同时用力向上提拉，维持牵引力量半分钟左右，并缓慢左右旋转患者头部 3 ~ 5 次。作颈部斜扳法，左右各扳动 1 次，以小鱼际擦患部，以透热为度。

（六）落枕的功能锻炼与注意事项

落枕的功能锻炼：待患者颈部疼痛减轻后，适当进行颈部的功能锻炼具体参照颈椎病中的功能锻炼法。活动速度不宜过快，活动幅度由小到大逐渐进行。早晚各 1 次，每次约 10 分钟、

落枕推拿治疗时的注意事项：①合理用颈，注意颈项保护，可减少复发机会。②经常发生落枕的患者，睡卧时垫枕高低要适当，并注意颈项部的保暖。③坚持做颈部的功能锻炼。

三、腰椎间盘突出症的推拿治疗

腰椎间盘突出症是指因腰椎间盘退行性改变，并在多种外因的作用下，导致纤维环破裂、髓核突出，刺激或压迫神经根、马尾神经所表观出来的一系列临床症状和体征，俗称"腰突症"，是临床的常见病和引起腰腿痛最主要的原因。本病好发于 20 ~ 40 岁青壮年，男性多于女性，多因外伤、劳损、外感风寒湿等诱发，少数可无明显外伤史。

（一）腰椎间盘突出症的解剖生理

腰椎共有 5 个椎间盘纤维环位于椎间盘的外周，为纤维软骨组织构成，其前部紧密地附着于坚强的前纵韧带，后部最薄弱，较疏松地附着于薄弱的后纵韧带。髓核位于纤维环之内，为富有弹性的乳白色透明胶状体髓核组织在幼年时呈半液体状态或胶冻样，随着年龄增长，其水分逐渐减少，纤维细胞、软骨细胞和无定形物质逐渐增加，以后髓核变成颗粒状和脆弱易碎的退行性组织。软骨板位于上、下面，为透明软骨构成。腰椎间盘后方为硬脊膜，

内有脊髓在 T_{12} ~ L_3 之间延续为 4 尾神经，腰段的脊神经从马尾神经分出，向下经过椎间盘，达上关节突前面，再向下经过椎弓根内侧穿出椎间孔腰脊神经在其走行路线中会受到椎间盘移位影响，对其产生压迫等腰椎间盘具有很大的弹性，起着稳定脊柱、缓冲震荡等作用腰前屈时椎间盘前方承歌，髓核后移；腰后伸时椎间盘后方负重，髓核前移。

（二）腰椎间盘突出症的病因病机

1. 腰椎间盘突出症的内因

（1）解剖结构上的薄弱。腰椎间盘纤维环后外侧薄弱，后纵韧带纵贯脊柱的全长，加强了纤维环的后面，后纵韧带从第 1 腰椎平而以下逐渐变窄，至第 5 腰椎和第 1 骶椎间，宽度只有原来的 1/2。腰骶部承受动、静力最大，故后纵韧带的变窄，造成了自然结构的弱点，使髓核易向后方两侧突出。

（2）椎间盘的退变和发育上存在缺陷。随年龄的增长，椎间盘出现退变，30 岁以后，退变加速，由于负重和脊柱运动的机会增多，椎间盘经常受到来自各方面力的挤压、牵拉和扭转应力，容易使椎间盘发生脱水、纤维化、萎缩、弹力下降，使脊柱内外力学平衡失调，稳定性下降，最后因外伤、劳损、受寒等多种外因作用于纤维环，使其由内向外破裂。

2. 腰椎间盘突出症的外因

（1）劳损。随着年龄的增长，以及在日常生活工作中，椎间盘不断遭受脊柱纵轴的挤压、牵拉和扭转等外力作用，使椎间盘不断发生退行性变，髓核含水量逐渐减少而失去弹性，继之使椎间隙变窄，周围韧带松弛或产牛裂隙，当腰椎间盘突然或连续受到不平衡外力作用时，如弯腰提取重物，姿势不当或准备欠充分的情况下搬动或抬举重物，或长时间弯腰后猛然伸腰，使椎间盘后部压力增加，甚至由于腰部的轻微扭动，如弯腰洗脸、打喷嚏或咳嗽后，发生纤维环破裂、髓核向后侧或后外侧突出，刺激或压迫神经根，出现腰痛或下肢放射痛，若影响马尾神经则出现膀胱、直肠功能障碍的症状下腰部负重及活动度大，是腰部活动的中心，损伤概率高，是腰椎间盘突出症的好发部位。其中以腰椎间盘发病率最高，腰 $_5$ ~ 骶 $_1$ 次之。

（2）风、寒、湿刺激。长期受风、寒、湿的刺激，使腰背肌肉、血管痉挛、收缩，影响局部血液循环，同时影响椎间盘的营养供应。环境改变导致肌肉的紧张痉挛，导致椎间盘内压力升高，特别是对于已变性的椎间盘，更可造成进一步的损害，致使髓核突出。

（三）腰椎间盘突出分型

1. 根据腰椎间盘病理分型

（1）椎间盘膨出。椎间盘纤维环环状均匀性超出椎间隙范围，椎间盘组织没有呈局限性突出病程短，症状轻，保守治疗效果较好。

（2）椎间盘突出。椎间盘组织局限性移位超过椎间隙，导致纤维环破裂。移位椎间盘组织尚与原椎间盘组织相连，其基底连续部直径大于超出椎间隙的移位椎间盘部分、病程短，症状轻重不等，多数保守治疗效果较好。

（3）椎间盘脱出。移位椎间盘组织的直径大于基底连续部，并移向椎间隙之外，大多数对于马尾神经及脊神经形成严重压迫。脱出的椎间盘组织块大于破裂的椎间盘间隙，并通过此裂隙位于椎管内。多数保守治疗效果不理想，但仍然可以试用保守治疗，保守治疗效果确实不理想后再考虑手术治疗。

2. 根据腰椎间盘髓核突出方向分型

（1）单侧型。髓核突向一侧，一般仅出现一侧下肢放射性疼痛。

（2）双侧型。髓核向两侧突出，双侧下肢放射性疼痛。

（3）中央型。髓核向中央突出，可压迫马尾神经，表现为马鞍区麻痹及大小便障碍。

（四）腰椎间盘突出症的临床表现

（1）腰痛向下肢放射。腰腿疼痛可因使脑脊液压力增高的动作如咳嗽、喷嚏、用力排便等加剧，步行、弯腰、伸膝起坐等牵拉神经根的动作也可使疼痛加剧，腰痛常发生于腿痛之前，也可二者同时发生。

（2）马尾神经压迫症状。中央型突出造成马尾神经压迫症状为马鞍区麻木、刺痛、二便功能障碍，阳痿或双下肢不全瘫痪。

（3）活动受限。腰前屈、后仰活动受限，屈髋屈膝、卧床休息可使疼痛减轻。重者卧床不起，活动时疼痛加剧，多数患者采用侧卧位，并屈曲患肢，个别严重病例在各种体位均疼痛病程长者其下肢放射痛部位可出现麻木、冰冷感、无力。

（五）腰椎间盘突出症的鉴别诊断

（1）急性腰扭伤。明确的急性外伤史和剧烈腰痛外，偶有臀及下肢的牵扯痛，但此病阳性体征不多，无坐骨神经分布区的放射痛，无肢体感觉异常及腱反射异常。直腿抬高及加强试验阴性。

（2）慢性腰肌劳损。病程缠绵，无明确压痛点，腰痛与劳累、休息、感受风寒湿关系密切，可有骶棘肌板硬和下肢反射性疼痛，经休息、理疗、推拿常可缓解。

（3）梨状肌综合征。因下肢外展、外旋或内旋动作过猛，损伤梨状肌并累及坐骨神经所致，臀部向下肢放射痛，无腰痛和脊柱侧弯等表现，检查梨状肌局部压痛明显，直腿抬高试验在小于60°时疼痛明显，超过后疼痛反而减轻，梨状肌紧张试验阳性。

（六）腰椎间盘突出症的治疗方法

（1）治则：舒筋通络，活血化瘀，理筋整复。

（2）部位及取穴：腰臀部、下肢后侧，肾俞、大肠俞、秩边、环跳、委中、承山、阳陵泉、昆仑。

（3）手法：按揉法、滚法、弹拨法、点法、按法、推法、抹法、扳法。

（4）操作：患者俯卧位，医者用按揉法、滚法在脊柱两侧膀胱经及臀部、下肢后外侧施术 3～5 分钟，以腰部为重点。用拇指点、按、弹拨腰臀部肌筋、缓解、调理腰臀部的肌肉痉挛，时间 6～8 分钟为宜。手法充分放松腰臀部以后根据具体情况选择合适的调整手法，如腰部斜扳法、腰椎旋转扳法，不需要每种手法都选。每周 2～3 次为宜，病情较重者减少矫正次数及幅度。用指推抹法自上而下理顺棘上韧带及两侧腰肌 1～2 分钟。做腰部后伸扳法。点按肾俞、大肠俞、秩边、环跳、委中、承山、阳陵隶、昆仑等，每穴约 1 分钟。循经向下推按，重点推按腰臀部、下肢后外侧，时间 2～3 分钟。

（七）腰椎间盘突出症的功能锻炼

腰腿痛症状减轻后，适当进行腰背肌肉功法锻炼，加强腰背肌功能，可采用飞燕点水式、五点支撑式练功，经常后伸、旋转腰部，做直腿抬高或压腿等动作，以增强腰部及下肢肌力，有利于腰椎的平衡稳定。

（1）飞燕点水式。患者俯卧位，双下肢伸直，两手贴在身体两旁，下半身不动，抬头时上半身向后背伸，每日 3 组，每组做 10 次。经过一段时间的锻炼，改为抬头后伸及双下肢直腿后伸，同时腰部尽量背伸，形似燕子双飞，每日 5 组，每组 20 次。

（2）五点支撑式。患者仰卧位，两腿屈膝成 90°，足底放在床上，以头后部及双肘支持上半身，双足支持下半身，成半拱桥形，当挺起躯干架桥时，膝部稍向两旁分开，停留 3～5 秒。每日 3 组，每组 10 次。经过一段时间的锻炼，可增加至每日 5 组，每组 20 次。

（八）腰椎间盘突出症推拿治疗时的注意事项

（1）急性期如神经根水肿，疼痛不能忍受者，可酌情应用脱水药和卧位腰椎牵引。

（2）手法治疗后可能出现短暂疼痛加重现象，可平卧硬板床休息 1～2 周。

（3）用宽腰围保护腰部，尽量避免弯腰动作，预防腰部扭伤，注意保暖。

（4）腰椎扳法的使用次数应当适度，扳法操作时动作必须果断而快速，用力要稳，两手动作配合要协调，扳动幅度一般不能超过各关节的生理活动范围。

四、其他脊柱躯干部疾病推拿治疗临床研究

（一）张力平衡针刺法配合正脊疗法治疗痉挛性瘫痪临床研究

1. 临床资料

研究对象选择 2010 年 8 月 ~ 2013 年 4 月亳州市人民医院康复科门诊及病房收治的痉挛性偏瘫患者 60 例，男性 30 例，女性 30 例，平均年龄 64.5 ± 11.4 岁。将患者随机分为 2 组。2 组患者的性别、年龄、病程、脑卒中性质（脑梗死或脑出血）、偏瘫侧、并发症等方面均无显著性差异，P > 0.05，见表 2-1。

表 2-1　研究对象一般情况

项目	平衡针灸组	平衡针灸配合正脊疗法组
患者数目	30	30
男	16	14
女	14	16
年龄	63.3 ± 11.3	65.5 ± 10.9
FMA	26.2 ± 15.7	33.1 ± 9.4
BI	25.5 ± 16.4	33.6 ± 9.0

注：2 组患者之间病例数、性别、年龄、Fugl-Meyer 评分及 Barthel 指数评分结果比较均未出现统计学差异（P > 0.05）。

2. 诊断依据

（1）诊断标准：患者均符合 1995 年全国第 4 届脑血管病学术会议制定的脑卒中诊断标准。

（2）纳入标准：①符合诊断标准；②无认知功能障碍。③病程在 2 周 ~ 12 个月之间。④心、肺功能正常。⑤ Asworth 痉挛分级 ≥ 1 级。⑥配合检查和治疗。

（3）排除标准：①有全身并发症如伴有严重的心、肺、肾等器质性疾病；②有蛛网膜下腔出血、短暂性脑缺血发作；③年龄大于 75 岁的患者；④脑卒中后遗症偏瘫伴癫痫者；⑤发病时有明显的意识障碍、智力障碍；严重失语，不能配合者；⑥恶性肿瘤；既往痴呆病史；⑦ Asworth 痉挛分级 < 1 级的。

（4）终止标准：①疗程未完成自动终止治疗的。②治疗过程中出现新的病情变化的。③患者不愿意配合治疗的。

3．治疗方法

（1）张力平衡针刺法。

针具为直径 0.32mm 长 40mm1 次性不锈钢针具。

取穴：上肢屈肌侧：极泉、尺泽、大陵。上肢伸肌侧：肩髃、天井、阳池。下肢伸肌侧：血海、梁丘、照海。下肢屈肌侧：髀关、曲泉、解溪、申脉。

体位：患者取仰卧位，患侧上肢置体旁，手臂伸直，掌心向躯干；患侧下肢自然伸直，腘窝处垫高 15mm 左右，支撑踝关节保持中立位。

手法：①弱化手法：先取上肢屈肌、下肢伸肌侧穴位，消毒穴位后，快速刺入各穴，得气后每穴行柔和均匀的捻转手法 1 分钟后出针。②技术标准：进针动作轻柔，快速刺入皮下，捻转角度 90°　±，频率为 60±次 /min，以不出现肌肉抽动为度，出针轻慢。③强化手法：取上肢伸肌、下肢屈肌侧穴位，常规消毒，快速刺入各穴，得气后每穴行较强的提插捻转手法 1 分钟。④技术标准：进针动作柔和，快速刺入皮下，根据肌肉丰厚度，提插幅度 1 ~ 3cm，捻转角度 180°　±，频率 60±次 /min，以出现较强针感为度，出针较快。

（2）正脊疗法：①骨盆矫按法。患者取俯卧位，一般偏瘫患者的患侧骨盆是向前向上半脱位。假设患侧为左侧，患者向左侧卧位。医者面对患者，左手患者的左手腕，压贴并固定于患者右上臂处，右手掌压住患者髂后上棘，左脚由后外侧向内弯曲，压住患者右膝关节，使患者右膝部垂向床沿，以左脚下压及左手稍向前推的相反方向，做成杠杆姿势，右手向前以寸劲用力切按，听到"咔嚓"声后，即告复位成功。②胸腰椎复位手法。以患椎向左错位为例，嘱患者坐在方凳上，左手掌放于后枕部，右上肢屈曲置于胸前。一助手用双腿夹住患者的右侧大腿，让患者弯腰，弯腰角度以患椎为成角顶点为度，医者站于患者的后侧，以一手大拇指顶住患椎的棘突向脊椎向右推按，另一手拉住患者置于胸前的上肢肘部，嘱咐患者沿横轴向左旋转腰部，到最大角度时用力向右推按棘突，听到弹响即告复位成功，可以反方向再旋转一次，但是拇指一直是向右推按棘突。

（3）研究方法：治疗组采用张力平衡针刺疗法和正脊疗法相结合的治疗方法，对照组只采用张力平衡针刺疗法。2 组均采用每 10 天为 1 疗程，1 个疗程结束后停 3 天，继续下 1 个疗程，3 个疗程后评价疗效。

4．疗效评价

单盲、分层临床随机对照研究。由一位不参与治疗，经过专业培训的康复医师进行本研究的疗效评价。

（1）采用简式 Fugl-Meyer 评价量表来评定运动功能，得分为 0 ~ 34 分，分数越高表示运动功能损伤程度越低。

（2）Barthel 指数（BI）评定，分 3 级（满分 100 分）：> 60 分为良；0 ~ 41 分为中（伴

功能障碍，稍依赖）；＜ 40 分为差（依赖明显或完全依赖）。BI ＞ 40 分者康复治疗的效益最大。Barthel 指数（barthel index，BI）是进行 ADL 测定的有效方法，其内容比较全面，记分简便明确，可以敏感地反映出功能的变化，适于作疗效观察及预后判断的手段。

（3）用改良 Ashworth 痉挛评估法来对患者的痉挛情况进行评估。

5. 疗效结果

采用 SPSS17.0 统计软件进行分析，计量资料采用 t 表示，计数资料比较采用方差分析，组间比较采用 t 检验，P ＜ 0.05 有统计学意义。统计结果见表 2-2、表 2-3。

表 2-2　2 组治疗前后 Fugl-Meyer 评分、Barthel 指数评分比较（$\bar{x}$ false ± s）

	例数	FMA	（分）	BI	（分）
		治疗前	治疗后	治疗前	治疗后
张力平衡针灸配合正脊组	30	25.5 ± 16.4	76.2 ± 25.7 * ▲	33.6 ± 9.0	74.9 ± 10.3 * ▲
张力平衡疗法组	30	26.2 ± 15.7	60.8 ± 23.2 *	33.1 ± 9.4	62.4 ± 9.2 *

表 2-3　2 组治疗前后肌张力分级评定比较

组别		时间	0	I	I +	II	III	IV
张力平衡治疗组	上肢	治疗前		6	8	5	7	
		治疗后	9	10	6	5		
张力平衡配合正脊疗法组	下肢	治疗前	0	7	9	6	8	
		治疗后	8	11	7	4		

以上数据经统计软件处理治疗前后 P ＜ 0.05 有显著差别。其中张力平衡治疗配合正脊疗法组治疗效果优于张力平衡疗法组 P ＜ 0.05，有显著差别。

6. 临床研究讨论

（1）脑卒中按照运动功能评估分级分为软瘫期、痉挛期、独立分离期、功能运动期。但是痉挛期治疗难度较之其他期治疗难度较大，如果治疗不当会产生误用综合征和废用综合征，严重影响病人的运动功能恢复。

（2）根据临床观察发现，痉挛性瘫痪的患者，由于痉挛模式的影响，脊柱和骨盆会出现小关节的错位，而这些关节的错位又会影响到患者的痉挛模式的形成，影响患者的步态的变化，通过正脊疗法可以有效地改善这些小关节的紊乱。通过张力平衡针灸法可以有效地解除上下肢的痉挛，通过正脊疗法可以有效地解除脊柱肌肉痉挛，改善患者的偏瘫步态。因此两者结合有更好的治疗效果。

（3）张力平衡针刺配合正脊疗法治疗作用机理有几个方面：①中医学认为痉挛性瘫痪是由于阴阳平衡而至"阳急阴缓"或"阳缓阴急"治疗宜平衡阴阳。从通过针刺不同的穴位和不同的针刺手法达到平衡阴阳的目的。②现代医学研究证实，针刺不同的穴位及适用不同的针刺手法，可以对肌纤维有兴奋和抑制作用。③脊柱督脉的循行部位是诸阳经之会，具有总督全身阳气之作用。通过正脊疗法可以有效地平衡阴阳，达到治病祛邪目的。④Bobath 技术认为控制关键点是抑制痉挛性瘫痪的一个重要环节，而胸椎和躯干和骨盆是关键点，而旋转脊柱和骨盆通过关键点抑制痉挛的一种方法，因此这一理论是正脊疗法是可以有效地缓解偏瘫患者的痉挛的又以理论依据。⑤脑卒中患者由于一侧的躯干肌的瘫痪，导致两侧竖脊肌不对称加之痉挛性瘫痪病人的特殊步态，通过正脊疗法可以有效地纠正小关节的错位，解除痉挛促进分离运动的出现和发展。

结论：张力平衡针刺法和正脊疗法都不需要复杂的器材，和高深的理论基础，简便易学。两者结合是非常行之有效的治疗方法，适合社区和农村基层卫生院推广使用。

（二）穴位注射配合牵引及手法治疗腰椎管狭窄临床研究

腰椎管狭窄症是指腰椎管、神经根管及椎间孔变形或狭窄并引起马尾及神经根产生相应的临床症状者。多发于 40 岁以上的中年人。好发部位为腰 4、5，其次为腰 5、骶 1，男性较女性多见，体力劳动者多见。目前该病已成为引起腰腿痛患者的主要病种。治疗方法采用单纯的中医推拿和牵引结合效果不甚理想，病程较长。有研究者自 2005 年 7 月至 2007 年 3 月把所治疗的 90 例病人分成三组，分为综合治疗组和推拿牵引组及穴位注射组，进行对照观察，结果显示综合治疗组效果优于单纯牵引推拿组和穴位注射组。

1. 临床资料

90 例患者均有间歇性跛行和下肢麻木疼痛等椎管狭窄症状，全部经 CT 检查椎管前后矢壮径小于 10mm，而确诊为腰椎管狭窄。其中 51 例椎管狭窄是由椎间盘突出引起的，24 例是为骨质曾生引起的，5 例由黄韧带肥厚引起的，其余 10 例是由多种因素引起的。

综合治疗组 30 例；男性 19 人，女性 11 人，最大 65 岁，最小 22 岁，平均年龄 38 岁。病程最长 5 年，最短两周。

推拿牵引组 30 例；男性 18 人，女性 12 人，最大年龄 71 岁，最小 26 岁，平均年龄 38 岁，病程最长 4 年，最短 1 月。

穴位注射组 30 例：男性 21 人，女性 9 人，最大 62 岁，最小 23 岁，平均年龄 37 岁。最长病程 4.5 年，最短 3 月。

90 例患者均为安徽省亳州市人民医院康复科门诊病人。采用随机分组，三组病人的年龄和病程经统计学处理 P > 0.05 无显著差别。

2．治疗方法

（1）牵引推拿。先给病人用伏卧式骨盆牵引，牵引重量为 50 公斤左右，牵引时间为 15～20min，牵引后推拿。病人俯卧位，用滚、揉、弹拨等手法作用于患者腰背及患肢，使患者肌肉充分放松。医者用拇指点按肾俞大肠俞、环跳，承扶、委中、阳陵泉、承山、绝骨等穴位。手法宜轻柔，以有酸胀为度，然后再用滚法沿腰腿后外侧往返 2～3 次放松肌肉。

侧扳法：患者侧卧下面腿伸直，上面腿屈曲，尽量放松。医者站在患者前面，用一侧前臂按压其肩前部，另一侧前臂按在其臀部，按肩之臂向后方用力，同时按臀部之臂向前用力，在相互错动的瞬间往往能听到滑膜弹出的响声，注意当患侧在下时，医者双臂向外交叉用力，当患侧在上时，医者双臂向内交叉用力。

摇髋法：患者仰卧，医者站在患者右侧，右手持患者踝关节，左手扶其膝下胫骨粗隆处，嘱患者屈膝屈髋并放松，医者做内外旋转髋关节数次，左右均做。

（2）穴位注射。

取穴：腰俞、环跳、殷门、承扶、委中、承山、丰隆、足三里、阳陵泉。每次取 6 穴，腰俞和环跳必取，其余交替使用或根据疼痛部位就近取穴。

药物：确炎舒松、利多卡因、维生素 B_1、维生素 B_{12} 注射液。方法：每周用确炎舒松和利多卡因注射液的混合液注射一次其余用维生素 B_1 和维生素 B_{12} 的混合液。注射隔天一次 6 次为 1 个疗程。抽取 0.01％的确炎舒松 3ml 和 2％的利多卡因 3ml 或抽取维生素 B1 注射液 2ml 和维生素 B_{12} 注射液 1 毫升备用。

用 7 号腰穿针作为环跳和腰俞的注射针头，其余诸穴用 7 号注射针头。先对要注射的穴位周围进行常规消毒，用注射针刺入后有酸胀麻的感觉时回抽无血液时推入药液，环跳和腰俞推入确炎舒松和利多卡因混合液各 2ml、其余各穴位注射 1ml。环跳和腰俞推入维生素 B_1 及 B_{12} 的混合液各 1ml，其余各穴位推入 0.5ml。穴位注射后嘱病人平卧休息 20min。

（3）分组治疗方法。牵引推拿组采用牵引后推拿的方法进行治疗，穴位注射组采用穴位注射的方法治疗，综合治疗组采用穴位注射和牵引推拿相结合的方法进行治疗。

3．疗效结果

治愈：临床症状消失，随访 3 个月无复发。

好转：临床症状明显减轻或部分减轻。

无效：临床症状无改善。

三组治疗结果比较，推拿牵引治疗组治愈率和有效率均优于穴位注射治疗组（x^2 检验 P ＜ 0.01），综合治疗组优于推拿牵引治疗组和穴位注射治疗组（经 x^2 检验 P ＜ 0.01），有显著差异。见表 2-4。

表 2-4　三组治疗结果比较

组别	例数	治愈	好转	无效	治愈率	有效率
推拿牵引组	30	18	5	7	60%	76.67%
穴位注射组	30	15	3	12	50%	60%
综合治疗组	30	22	6	2	73.33%	93.33%

4. 临床研究讨论

腰椎管狭窄是引起腰腿痛的主要病种，病人多以病程较长的腰腿痛、麻木、间歇性跛行为主诉。现在对此病大多采用手术疗法，而手术疗法痛苦大，医疗费用相对较高，而且术后复发腰腿痛也常见，因此手术疗法为多数患者所不能接受。大多数患者总是先寻求非手术疗法，如果无效才考虑手术治疗。作者采用牵引推拿和穴位注射结合的综合疗法治疗腰椎管狭窄，提高了治愈率和和有效率，从而免除了大部分患者手术痛苦，也减轻了病人的经济负担。

腰椎小关节的半脱位及椎间孔和神经根管狭窄引起的神经根无菌性炎症、缺血及功能异常（感觉神经异常、感觉神经麻木和神经性肌无力以及间歇性跛行），是腰椎管狭窄症患者出现临床症状的主要原因，由于神经根的无菌性炎症而致周围神经受到相应的损伤及产生无菌性炎症，这是引起下肢麻木疼痛的又一原因。作者采用确炎舒松和利多卡因的混合液对环跳和腰俞穴进行注射药物可直达受压的神经根部位，药液可在局部发挥抗炎、抗过敏及局部松解粘连的作用，起到镇静解痉止痛、改善病变局部供血，使组织及神经根炎性水肿消退效果。

急性期能抑制受损后组织内儿茶酚胺的代谢物聚集，减轻神经根水肿，对神经根有快速消炎作用。利多卡因能完全阻断神经纤维的传导，起效快，能迅速消除缓解疼痛，阻断疼痛的恶性循环。维生素 B_1 在体内形成焦磷酸硫胺，为酶代谢所需，从而维持神经功能，治疗神经炎症。维生素 B_{12} 与神经的亲和力强，能改善神经细胞的代谢并营养神经，从而具有消炎镇痛功能。推拿和牵引可改善腰椎小关节的半脱位，可相对使椎间孔和神经根管扩大，斜扳法和屈膝屈髋卷腰法等被动运动手法的运用，有效地改善了神经根和突出物的位置，并使脊柱恢复原有的力学平衡关系，推拿加速局部血液循环，从而促使神经根和局部软组织无菌性炎症的吸收，解除肌肉痉挛，达到缓解相应症状的目的。穴位注射时的针刺治疗作用可以调整穴位周围的韧带肌肉的功能状态，有解除痉挛，扩张血管，促进血液循环的作用。并可以调节血管周围交感神经和神经肌肉的兴奋性，改善营养不良和功能失调状态，因此配合推拿起到明显的治疗效果。

祖国医学认为该病的病理机制是肾虚不固，邪阻经络，气滞血瘀，营卫不和，而致腰腿经脉痹阻而产生相应的症状，其根本原因是经络不通，推拿可以疏经通络、活血祛瘀，穴位注射既有药物的治疗作用也有针灸的治疗作用，针刺相关的穴位可以疏经通络也可以活血祛瘀，现代医学研究已经揭示了针灸止痛的原理，因此通过穴位注射和推拿牵引相结合对腰椎管狭窄症治疗可以取得满意的治疗效果。

（三）腰大肌腹侧弹拨法配合针刺治疗腰椎间盘突出症临床研究

腰椎间盘突出症是临床常见疾病，原来的退推拿治疗方法多采用腰部放松手法和正脊结合治疗，这种治疗方法也能取得较好的疗效，但是有些腰椎间盘突出症的患者经这些治疗后仍然难以改善临床症状，尤其是直腿抬高试验有些患者通过常规推拿手法治疗效果不显著，研究者采用腰大肌腹侧弹拨法放松腰大肌，可以有效地解除腰大肌的痉挛，缓解腰丛神经的压迫，增加局部血液循环，促进了腰腿痛症状的改善，可以有效地缓解腰椎间盘突出症的各类症状。

1. 临床资料

治疗组 24 例：男 13 例，女 11 例。年龄 18 ~ 56 岁，平均 41.2 岁。病程 3 天 ~ 11 个月，平均 33.6 天。

对照组 24 例：男 12 例，女 12 例。年龄 21 ~ 54 岁，平均 42 岁。病程 6 天 ~ 10 个月，平均 34.2 天。

2. 治疗方法

（1）治疗组应用针刺配合结合腰大肌腹侧弹拨法，腹侧弹拨采用仰卧位，针刺采用俯卧位，按以下步骤进行治疗：①腰大肌腹侧弹拨法：医者站在患侧，双手拇指放在腹直肌外侧缘，深压可以触及腰痛大肌腹，由外往里弹拨 3 分钟，可以感觉腰大肌肌肉变软。②放松腰大肌止点：腰大肌止点在大腿内侧，可以用放松手法对大腿内侧肌肉进行放松，然后用双手拇指弹拨腰大肌止点处，时间约 5 分钟。③牵伸腰大肌：让患者患肢向内屈曲膝关节，放在对侧膝关节上方，然后一手扶住患侧膝关节，另一手扶住健侧髂前上棘，扶住膝关节的手用力向下按压，充分拉长腰大肌可以持续牵伸一分钟，连续做 3 ~ 5 次结束。④针刺治疗：取双侧肾俞及督脉经穴命门、腰阳关、十七椎，患侧膀胱经穴位，大肠俞关元俞、环跳、殷门、承扶、委中、承山，配合踝三针。环跳用三寸毫针，其余穴位用 1.5 寸毫针。肾俞、命门用补法，踝三针用泻法，其余穴位用平补平泻法。用电麻仪行针 20 分钟。

（2）对照组采用普通推拿加针刺：①患者俯卧位，医者站在患侧，先用一指禅推法和滚法沿着腰部督脉经和膀胱经进行放松推拿，时间约 10 分钟。②然后再用滚法和一指禅推法沿着患肢膀胱经和胆经进行推拿时间约 8 分钟。③拿环跳、委中、承山、昆仑每穴位 10 次。④腰椎斜板法左右各一次。⑤针刺方法同治疗分组。两组治疗 1 次每日，10 次为一疗程。

3．疗效结果

痊愈：无腰腿痛症状，所有体征均为阴性。

显效：基本无腰腿痛症状，劳累及天气变化时偶尔有腰腿痛症状。

有效：腰腿痛明显改善，但仍有疼痛，能坚持正常工作，生活自理。

无效：治疗后腰腿痛症状无任何减轻。

两组患者治疗后第 10 周按以上标准进行评定，结果见表 2-5。并对所有患者 3 个月后进行随访，随访期间患者复发率为 0。

表 2-5　两组患者的疗效比较：

组别	例数	痊愈	显效	有效	无效
治疗组	24	18	4	2	0
对照组	24	12	9	3	0

两组治疗结果用统计学方法进行检测 $P < 0.05$，有显著差别。

结论：治疗组疗效优于对照组。

4．临床研究讨论

（1）腰椎间盘突出症是临床常见病，是由于纤维环、髓核、软骨板退化，加之外力作用产生了纤维环的破裂，髓核脱出，刺激、压迫、神经血管、脊髓等软组织而产生的腰痛、下肢放射痛、麻木、发凉等症状的一类疾病。通常采用保守疗法，保守疗法应用普遍的是中医推拿针灸疗法。普通的推拿疗法注重的是腰部肌肉的放松疗法，忽视了腰及骶丛神经压迫，及相关肌肉的痉挛的解除。腰大肌腹侧弹拨法可以有效地缓解；腰大肌起于腰椎横突的腹侧，穿过骨盆向下止于大腿内侧，期间有腰骶丛神经通过。腰大肌的痉挛直接影响患者的腿部活动，因此放松腰大肌对腰椎间盘突出症患者的腿部运动功能有明显改善。

（2）腰椎间盘突出症属于中医的痹症和腰痛范围一般是由于自体气血亏虚，加之外感风寒湿邪引起，气滞血瘀，阻塞经络而引起疼痛麻木等症状，因此针刺取穴多以督脉及足太阳膀胱经穴位为主辅以足少阳胆经穴位，取肾俞、大肠俞，腰阳关、足三里等以补肾壮骨、补益气血，取足太阳膀胱经、胆经穴位以通络止痛，行气活血、温通经脉。针刺具有改善局部供血，改善微循环和淋巴循环、促进炎性渗出的吸收，消除水肿、因此对改善腰椎间盘突出引进的局部椎管压力增大，减轻对神经的受压有很明显的作用。

（3）腰椎间盘突出症通过普通的推拿手法，也可以有效的缓解相关症状，但是直腿抬高功能有时很难改善，从而影响了患者的正常生活，通过腰大肌腹侧弹拨推拿法和针灸治疗既能明显改善腰腿痛症状又能提高患者的运动机能，增加了患者的日常生活能力，该方法简便有效可以在各级医院推广使用。

第二节　上肢部病的推拿治疗

一、肩关节周围炎的推拿治疗

肩周炎的全称叫做"肩关节周围炎症"，是肩关节周围肌肉、韧带、肌腱、滑囊等软组织损伤或退变而引起的关节囊和周围软组织产生的一种慢性无菌性炎症，以肩关节疼痛和运动功能障碍为主要症状。一般发于单侧，女性多于男性，左右侧无明显差异，好发于50岁左右，故有"五十肩"之称。若本病的发生与感受风寒湿邪等因素有关，导致肩痛及运动功能障碍等称为漏肩风（"漏"即"露"之意）。若发病日久，肩如冻结之状，伸展小舒、凝滞不利又可称之为"冻结肩""肩凝症"本病在古代中医的著作中还有"肩不举""肩凝风""肩胛周痹"等名称。

（一）肩关节周围炎的解剖生理

肩关节是肩部的主要结构，由肩胛骨的关节盂和肱骨上端的肱骨头构成，为全身最灵活的关节，可做前屈、后伸、内收、外展、内旋、外旋及环转等运动，而其构成也主要由胸锁关节、肩锁关节、肩胛胸壁关节和盂肱关节、喙锁关节、肩峰下关节等关节复合体组成。肩关节的稳定性依靠肩关节周围的肌肉、韧带、关节囊等软组织来维系。肩部肌肉由浅到深依次可以分为4层：最外层由胸大肌、三角肌、肩胛提肌组成，外层由胸小肌、前锯肌、大圆肌等组成，次内层由肱二头肌、肱三头肌组成，最内层由肩袖组成肩关节具备两套稳定系统组成，动态稳定系统主要是由肱二头肌及肩袖肌肉从前、中、后3个方面共同维持肩关节的稳定性；静态稳定系统由关节囊的负压作用和关节盂唇结构、肩袖间隙等结构共同维持稳定，所以肩关节在维持稳定的情况下非常灵活。

（二）肩关节周围炎的病因病机

肩周炎的病因历来比较复杂，可以从中医和西医两方面认识：从中医学范畴上来认识，常由于肝肾亏虚、劳损、风寒湿邪等引起本病的发生。而西医学则认为本病发生多由慢性退行性变、创伤、颈源性因素、神经因素及其他因素引起。

（1）肝肾亏虚。五旬之人，体质虚弱，正气渐亏，肝肾不足，气血渐亏，血不能荣筋，筋脉失于濡养，久之则肩部筋脉拘急挛缩，肩不能动。

（2）劳损。长期工作，肩关节活动频繁，使用过度，筋脉受损，局部气血不畅，不通则通，而致肩部疼痛，久之不能活动。

（3）风寒湿邪侵袭。风为百病之长，寒为阴邪，其性凝滞，风寒湿邪停滞于肩部筋脉关节等处，从而血运不通，经脉闭阻，不通则痛，导致疾病的发生。

（4）肩部急慢性损伤。肩关节是人体最灵活、活动范围最大的关节，同时，肩关节也具有极大的不稳定性，易损伤长期工作、家务劳动或某些创伤，导致肩关节周围的肌肉、肌腱、韧带等软组织受到损伤，尤其是肌肉、肌腱的附着点更易受损，引起局部充血水肿，炎性渗出，纤维化等变化，进而发生肩关节软组织的粘连，导致疾病的发生。

（5）神经损伤。患偏瘫、神经麻痹等疾病的患者肩周炎发病率较高。有学者认为肩部周围组织变性对神经产生卡压可引起肩部疼痛，甚至引起肌肉痉挛、功能障碍。

（6）颈源性损伤。颈椎病常与肩周炎同时发生肩颈部有丰富的血管相通和共同的神经支配，肩部疼痛症状，主要是因为肩部的皮肤感觉神经来自 C_3、C_4 神经根，上臂外侧的皮神经来自 C_5、C_6 神经。因此，颈椎退变或颈椎间盘突出引起的神经根损害可累及肩部。颈椎病退行性变也容易刺激交感神经，压迫肩部肌肉和血管，造成组织的缺氧和坏死，反之又刺激了肩关节和周围神经末梢，造成了恶性循环，从而导致肩周炎的发生。

（7）内分泌失调。糖尿病患者常常并发肩痛，主要和糖代谢有关，影响微循环的有效灌注，导致关节软骨、韧带、关节囊等软组织的供血不足，加速了肩关节及周围软组织的退变过程，而肩周炎主要好发于 50 岁左右女性，此年龄患者雌激素等激素水平下降，引起身体抵抗力减弱，更易诱发肩周炎。

（8）其他因素。如免疫因素、精神因素、心胸外科手术术后、冠心病、乳腺切除术后等，也可引起肩周炎。

综上所述，肩周炎病理改变可分为 3 期：①早期主要是肩周软组织无菌性炎症，充血水肿；②中期出现肩周软组织粘连，肌肉、韧带、关节囊等软组织开始出现萎缩，关节囊缩小；③后期主要表现在肌肉、肌腱、韧带等软组织受累，出现普遍纤维化，软组织失去弹性、硬化软组织变脆，运动时常可造成不同程度的撕裂。

（三）肩关节周围炎的临床表现

（1）急性期。也称为早期或炎症期，起病较急，疼痛剧烈，肌肉痉挛，关节活动受限，疼痛在夜间加重，半夜痛醒。以肩关节周围疼痛为主，关节僵硬，失去正常关节活动。

（2）慢性粘连期。此时症状相对急性期减轻，但压痛范围仍广泛。由于急性期肩关节肌肉痉挛，造成肩关节活动严重受限。病程越长症状越显著。

（3）功能恢复期。也称末期、晚期或者解冻期。肩部疼痛逐渐缓解，肩关节活动度改善，但有一部分未经过正规治疗导致肌肉萎缩或者肩关节功能受限者，需要很长时间使肩关节恢复正常。

（四）肩关节周围炎的鉴别诊断

（1）肱二头肌长头肌腱炎。压痛点主要在肱骨结节间沟处和其上下方的肱二头肌长头肌腱处肱二头肌抗阻力试验阳性和肩关节内旋试验阳性可与肩周炎相鉴别。

（2）冈上肌肌腱炎。主要以外展受限为主、并出现疼痛弧试验阳性，当肩关节外展到60°～120°范围时出现疼痛，当外展角度超过120°疼痛反而减轻或者消失。

（3）肩峰下滑囊炎。以疼痛、外展外旋活动受限为主，局限性压痛主要在肩峰下、大结节部、而肩周炎各个方向均受限，压痛点广泛，可以与之鉴别。

（4）喙突炎。主要以喙突部压痛明显，被动外旋受限为特点。但外展和上举无明显受限。喙突部封闭效果明显，而肩周炎压痛广泛，可与之鉴别。

（五）肩关节周围炎的治疗方法

（1）治则：早期以舒筋通络、活血止痛为主；中期以松解粘连，止痛为主；晚期以滑利关节为主。

（2）部位及取穴：肩部周围，阿是穴、肩并、大椎、中府、肩髃、肩贞、臂臑、天宗、曲池、阳陵泉、听宫、养老等。

（3）手法：拿法、揉法、弹拨法、滚法、一指禅推法、按揉法、点法、搓法、抖法及托肘摇肩法、拔伸法等。

（4）操作：患者取端坐位医者站于患者身后，结合患者的体征及症状、患者的相关检查，嘱患者主动运动，明确受限方向及损伤部位肩周炎的治疗也根据具体3期分期而定：①急性期。医者在患者肩部运用拿、揉手法、充分放松肩部紧张肌肉，操作时间约为5～10分钟。遵循轻重轻的原则并以喙突、肩峰下、大小结节及结节间沟等处的压痛点作为治疗的重点部位，施以弹拨法及一指禅推法，充分松解局部紧张肌肉，以活血止痛、促进局部炎症物质的吸收急性期手法不宜过重，按揉肩部阿是穴、肩并、大椎、中府、肩髃、肩贞等穴位以起到舒筋通络的效果。②粘连期。医者采用大面积的拿、揉手法充分松解肩关节周围紧张肌肉，并施以滚法或弹拨法，明确压痛点后，施以一指禅推法，以充分松解粘连以缓解疼痛，约15分钟。待肩关节肌肉充分松解后施以运动关节类手法，医者一边按听宫穴或养老穴一边嘱患者主动摇肩，患者若不敢活动，医者也可采用托肘摇肩法、合掌按肩、旋肩摇臂法等手法以松解粘连、增加活动度。操作时切忌暴力，幅度由小到大、频率由慢到快，循序渐进,操作时间约 5 分钟。根据活动受限方向,分别采用外展、上举、内旋、外旋位进行拔伸、扳法等约 5 分钟。采用主动运动与被动运用相结合手法,疗效显著。最后以抖法放松肌肉结束整个操作。③恢复期。医者采用肩部拿、揉法松解肩部肌肉,用一指禅推法推肩部压痛点,点按肩井、大椎、中府、肩髃、肩贞、臂臑、天宗、曲池约 5 分钟。做托肘摇肩法活动肩关节。做肩关节各个方向活动,增加肩关节活动度,做牵抖法结束操作。如果后期有肌肉萎缩的患者需结合患者主动运动以恢复患者肌肉力量。

(六)肩关节周围炎的功能锻炼

(1)弧形摆动运动。患者站立,双脚与肩同宽并弯腰至 90°,双手自然下垂,做顺时针方向和逆时针方向的旋转运动,幅度由小到大,频率由慢到快。

(2)后划臂运动。患者取站立位,双脚与肩部同宽,腰部向前微屈,双手臂自然下落,同时做向后划水动作,反复做 10 余次,一天做 10 组。

(3)"爬"墙运动法。患者站立,患侧面朝墙壁,患手臂逐渐向上爬行,直至因疼痛而不能再向上,刻画记号,维持 20 秒左右,并使身体尽量向前压手,以达到最大限度,如此反复。次日再向上爬,切忌被动强力牵伸。

(4)弯腰晃肩法。弯腰伸臂,做肩关节环转运动,动作由小到大、由慢到快循序渐进。往返多次。

(5)体后拉手法。患者站立、双手放在后背,健侧手拉住患侧腕部,渐渐向上拉,反复进行,以患者有牵拉感且能耐受为宜,每次 6 组,每天练习多次。

(6)内收托肩法。患者站立位,使肩关节处于屈曲内收位,手搭于健侧肩部,健侧手托于患肘部并向对侧肩部牵拉,以有牵拉感为度,维持一段时间,往返交替,如此反复多次。

(七)肩关节周围炎的注意事项

(1)注意生活习惯和纠正不良姿势,避免肩部急慢性损伤,未病先防。

(2)加强体育锻炼,增强身体素质,提高抗病能力最重要。

(3)注意肩部保暖,避免风寒湿邪侵袭,夏天少吹空调,避免淋雨。

(4)睡眠饮食规律,保持心情舒畅,从而达到气血经络的畅通。

(5)根据患者的情况积极配合功能锻炼,贵在坚持,便能取得良好的疗效。

二、腕管综合征的推拿治疗

腕管综合征是指腕管内正中神经受压引起的以桡侧三个半指刺痛麻木为主要表现的综

合征。本病又称为"腕管狭窄症""正中神经挤压征"，多由急、慢性损伤引起，是常见的周围神经卡压症。

（一）腕管综合征的解剖生理

腕管是由腕关节掌侧横韧带与背侧腕骨组成的骨性纤维管道，内容拇长屈肌腱、屈指浅肌腱、屈指深肌腱等9条肌腱和正中神经。正中神经位于腕横韧带与指屈肌腱之间，紧贴屈肌支持带，出腕管后分支支配除拇内收肌以外的大鱼际等诸肌及第1、2蚓状肌。其感觉支掌侧分布于桡侧5个半手指和鱼际皮肤，背侧分布于桡侧三个半手指的中、末节手指。

（二）腕管综合征的病因病机

（1）腕管容积减少。腕部骨折、脱位、外伤后瘢痕形成及腕横韧带增厚等原因所致的腕腔狭窄挤压正中神经。

（2）腕管内容物增加。腕管内囊肿、神经鞘瘤、脂肪瘤等占位性病变及外伤后血肿机化因素造成的腕管内容物增加压迫正中神经。

（3）腕管内慢性炎性病变。非特异性屈肌肌腱滑囊炎、类风湿性肌腱滑膜炎、急性钙化性肌腱炎等及长时间过度的腕部反复屈伸，腕关节内容物相互摩擦出现炎性反应刺激正中神经出现症状。

（4）其他因素。糖尿病、甲状腺功能低下、妊娠等因素所致的正中神经变性。

（三）腕管综合征的临床表现

（1）急性期。患侧桡侧三个半手指（拇、示、中及1/2环指）刺痛和麻木，夜间加重，屈腕后加重，少数疼痛可向前臂放射。

（2）慢性期。患侧桡侧三个半手指（拇、示、中及1/2环指）疼痛和麻木较急性期稍轻，感觉减弱或消失，外展拇指无力，少数患者可出现手指发凉，皮肤发亮，指甲增厚脱落等表现。

（四）腕管综合征的鉴别诊断

（1）神经根型颈椎病。神经根受刺激时，麻木不仅在手指，而且在颈臂部均有疼痛麻木感，臂丛牵拉试验和叩顶试验阳性。尚有颈肩部的症状。

（2）多发性神经炎。症状常为双侧性，且不局限在正中神经，尺、桡神经均受累，有手套状感觉麻木区。

（3）胸廓出口综合征。可有手部发麻或疼痛，但不局限于正中神经区，较多在患手的尺侧，伴有血管症状，如手指发凉、发绀、桡动脉搏动较另一侧减弱。

（五）腕管综合征的治疗方法

（1）治则：舒筋通络，活血化瘀。

（2）取穴与部位：手厥阴经，曲泽、内关、大陵、鱼际、劳宫。

（3）手法：一指禅推法、按揉法、摇法、擦法等。

（4）操作：①按揉心包经。患者正坐，将手伸出，掌心朝上置放桌上。医者用拇指按揉法在前臂至手沿手厥阴心包经往返治疗，反复 3 ~ 4 次。重点治疗腕管及大鱼际处，手法先轻后重。②点揉穴位。医者用拇指点揉曲泽、内关、大陵、鱼际等穴，以局部酸胀为度。③摇腕捻指。医者用摇法摇腕关节及指关节，捻指关节 10 次。④捏腕。患者正坐，前臂置于旋前位，手背朝上。医者双手握患者掌部，一手在桡侧，另一手在尺侧，而拇指平放于腕关节的背侧，以拇指指端按入腕关节背侧间隙内，在拔伸情况下摇晃腕关节，后将手腕在拇指按压下背伸至最大限度，随即屈曲，并左右各旋转其手腕 2 ~ 3 次。⑤擦腕。医者用擦法擦腕掌部，以透热为度。并可配合局部湿热敷。

（六）腕管综合征的功能锻炼与注意事项

腕管综合征的功能锻炼：嘱患者进行功能锻炼，拇指与各指轮流划圈及拇指压各指第二节，或者手握圆珠笔或铅笔，在手中滚动，练习精细动作，促进功能恢复。

腕管综合征推拿治疗时的注意事项：①腕关节宜少用力，忌劳累。②局部保暖，避免感受风寒或寒湿之邪。③在操作治疗中，作腕关节的拔伸牵引和被动运动，切忌强力、暴力，以免发生新的损伤。尤其因类风湿关节炎所致本病者，更需注意。

三、指部腱鞘炎的推拿治疗

指部腱鞘炎是指屈指肌腱腱鞘因受到挤压或过度机械性摩擦而引起损伤、肿胀及增厚，出现以手指疼痛、手指屈伸受限为主要临床表现的病症，又称"屈指肌腱狭窄性腱鞘炎""扳机指""弹响指"。本病属中医学中"伤筋""筋结"范围，多见于手工劳动者，女性多于男性，好发于拇指、中指、无名指活动量较多且经常用力的肌腱上。本病常因不受到重视或反复损伤致迁延难愈，严重影响手部正常功能。

（一）指部腱鞘炎的解剖生理

腱鞘是包绕肌腱的鞘状结构，广泛分布于腕、踝、指、趾等肌腱长且活动较多的部位，是肌腱周围的结缔组织为适应肌腱的滑动而分化形成的包围肌腱的双层套管状结构，外层为纤维组织，附着在骨及邻近的组织上，起到固定及保护肌腱的作用，内层与肌腱紧密相贴为滑膜层，可滋养肌腱，并分泌滑液，有利于肌腱的滑动。

（二）指部腱鞘炎的病因病机

（1）急性损伤。当手掌长时间用力握持硬物，或作快速重复的过度握拳伸掌活动时，肌腱和腱鞘之间因发生摩擦和挤压，产生损伤和循环障碍以致充血水肿、炎性渗出液积聚，出现手指剧烈疼痛和运动障碍。

（2）慢性损伤。手指频繁伸屈、用力过度，或外加长期寒凉刺激，使肌腱与腱鞘发生炎症、水肿，腱鞘内外层逐渐增厚，腔道狭窄，致肌腱与腱鞘之间轻度粘连，且指屈肌腱因受压变形而呈哑铃状，屈指时，膨大的肌腱通过狭窄的腱鞘时受到阻碍，使屈伸活动受限，出现扳机样的弹跳动作，并伴有弹响声。

（三）指部腱鞘炎的临床表现

（1）手指部有劳损或感受风寒的病史。

（2）早期手指活动不灵活，手指无力，掌指关节或指间关节掌侧局限性酸痛，晨起或手指用力时疼痛明显。

（3）后期手指屈伸活动明显受限，产生弹响，严重者屈伸时有交锁现象，或无法完成屈伸动作。

（四）指部腱鞘炎的鉴别　断

（1）掌指关节扭挫伤。有明确的外伤史，掌指关节周围疼痛，牵拉或扭转手指时可加重疼痛，掌指关节屈伸活动受限，但不发生弹响声和交锁现象。

（2）类风湿关节炎。早期为手指晨僵、酸痛、活动不灵活，出现在多个关节周围，且有肿胀，但无明显的结节，没有弹响声和交锁现象。严重者关节变形，手指活动功能障碍。

（五）指部腱鞘炎的治疗方法

（1）治则：舒筋通络，滑利关节。

（2）部位及取穴：掌指关节部、手指部，内关、外关、合谷、阿是穴。

（3）手法：拔伸法、按法、推法、按揉法、压法、捻法、摇法。

（4）操作：患者坐位医者用拔伸法拔伸患指掌指关节，约 1 ~ 2 分钟。患者仰掌，医者用一手紧握其手指，先作小范围的屈伸活动，再以另一手拇指尖端与患者指腱鞘狭窄部呈垂直位，用力向一侧推按挤压其狭窄部，可有松解声或撕裂感。用拇指按揉内关、外关、合谷穴各约半分钟。拇指按压阿是穴约 1 分钟。用捻法从指根向指尖捻动患指，每指约 3 分钟，轻摇患指的掌指关节 6 ~ 8 次。

（六）指部腱鞘炎的功能锻炼与注意事项

指部腱鞘炎的功能锻炼：用健侧拇指螺纹面在报痛点处做轻柔的揉动；以健侧拇指按压的同时被动活动患指，主要进行背伸活动；局部施用擦法，以透热为度。

指部腱鞘炎推拿治疗时的注意事项：①注意局部保暖，避免寒凉刺激。②治疗阶段注意患指的休息，避免手部用力或外力撞击。③避免在腱鞘狭窄部进行强力按揉法或弹拨法的操作，防止加重组织损伤而出现局部的充血水肿范围扩大。

四、其他上肢部病推拿治疗临床研究

（一）针灸麻醉下推拿治疗肩关节周围炎临床研究

1. 临床资料

治疗组 126 例，男 62 例，女 64 例；均为单侧发病；年龄最小 31 岁，最大 63 岁，50岁左右为多见。

对照组 50 例，男 29 例，女 21 例；年龄最小 40 岁，最大 71 岁。

两组病程最短为 1 个月，最长为 3 年。

2. 治疗方法

（1）治疗组。经检查确诊为肩周炎，患者采用坐位，针灸麻醉取上巨虚、足三里穴，采用中档位电麻仪行针。针感较强时即可采用如下步骤推拿：医者站于患者的患侧后方一指禅及㨰法交替在肩前部三角肌部及上臂内侧进行推拿，并配合患肢的外展运动。上述手法 5min 后术者一手在肩外侧和掖后用㨰法另一手可配合患肢被动的后伸旋内，并屈肘使手背沿着脊柱向上抬，注意病人的耐受度。一般针刺麻醉后病人的疼痛程度较轻活动幅度可增大。再按揉肩井、秉风、天宗、肩贞、肩骨禺、肩内陵等穴，而后医者一手托住患者的肘部，另一手固定健侧肩部被动做内收扳动。如患者肩关节粘连，可采用肩关节扳法。医者下蹲于患者的一侧，使患者的患侧前臂搭于医者肩上，然后医者逐渐站立使肩关节被动做上举，以松解粘连的肌肉。经上述推拿操作后，患者肩关节活动功能有较大改善，可采用肩关节摇法，医者站于患者患侧，一手固定患者的患侧肩部，另一手握住患侧肘部，向前向后各大幅度旋转 3 ~ 5 次。然后医者双手握住患侧手腕慢慢向上提起做牵拉抖动。再用双手夹住患肩从上到下搓揉，最后推拿合谷、曲池结束治疗。

（2）对照组。采用上述相同的推拿方法，不作针灸麻醉。

3. 疗效结果

痊愈：肩关节活动度达正常范围无疼痛，肩关节压痛点压痛基本解除。

显效：疼痛及压痛点压痛明显减轻，活动功能较前明显增大。

无效：治疗 3 个疗程以上症状无明显好转。

两组疗效对比，结果见表 2-6。

表 2-6　两组疗效对比

	n	治愈	显效	无效	总有效率（%）
治疗组	126	113	13	0	100
对照组	50	38	10	2	96

两组治愈病例疗程对比，结果见表 2-7。

表 2-7　两组治愈患者疗程对比

	n	1	2	3	3 个以上	平均
治疗组	113	48	38	21	6	1.89
对照组	38	5	8	13	12	2.34

4. 临床研究讨论

推拿和针灸都是治疗肩周炎的传统治疗方法，常有用手法及针灸或二者结合治疗的报道，也曾有臂丛麻醉下推拿治疗的报道。但是上述治疗方法各有利弊，推拿治疗肩周炎被动活动肩关节时，患者很难忍受因此而产生的疼痛感，因此影响了患者的治疗。针灸治疗肩周炎患者肩关节没有做被动活动达不到松解肩关节粘连的目的。针灸推拿结合时大多不能同时作用于患者，疗效虽有所提高，但患者在被动活动时仍然疼痛难忍。臂丛麻醉下的推拿虽然避免了患者被动活动时的疼痛，肩关节得到了松弛从而能充分松解肩关节粘连，但是由于病人失去了疼痛的保护患者往往在治疗的同时产生新的损伤。研究者采用下肢穴位施行针灸麻醉，然后进行推拿，使患者疼痛得到缓解但是又不完全消失，在患者能够耐受的范围内进行推拿，解决了上述各种治疗方法带来的缺陷，简便易行容易为患者所接受。

祖国医学认为，肾主筋骨，肾气亏损，气血虚亏，筋肉失于濡养或外伤劳损、风寒、湿邪、侵袭肩部而致病。治宜补气血，舒筋通络，活血祛瘀，散寒，祛风，除湿。所以针灸麻醉取足三里以补气血；取上巨虚通络止痛。用推拿舒筋通络、活血祛瘀、散寒除湿、滑利关节，从而达到扶正祛邪的目的。现代医学认为，肩关节周围炎是肩关节周围软组织无菌性炎症引起的，其病因是肩关节及周围组织的退行性改变引起的。其病变可累及关节周围的韧带、肌腱、关节囊等充血、水肿、渗出等病理改变，久之则出现粘连。肩关节周围炎治疗的关键在于活动患肩使粘连得以松解，但是患者肩部疼痛剧烈肌肉痉挛活动困难，因此采用针灸麻醉以减轻患者的疼痛，使患者推拿时能够充分松弛肩关节，从而使患者肩关节粘连能够得到充分的松解，缩短了肩周炎的治疗时间，提高了疗效。

（二）针刺结合推拿治疗冈上肌腱炎临床研究

1. 临床资料

实验组：冈上肌腱炎患者 33 例，男 21 例，女 12 例；年龄 34 ~ 56 岁；病程 1 周 ~ 4 个月；均为单侧发病。

临床特征：患者外展患肩时肩痛，均有"疼痛弧"想象出现；均在肱骨大结节处有明显而局限压痛点，并可触及变硬成条索状的肌腱，一般 1cm 左右。排除肩周炎等类似疾患。

2. 治疗方法

患者取仰卧位，患侧上肢自然置于体侧，肢体放松以利操作。医者在患肩肱骨大结节处仔细按压寻找，找清楚变硬成条索状的肌腱后在其远端皮肤常规消毒，然后取 1.5 寸的毫针按照变硬肌腱的长轴方向与皮肤呈约 40° 夹角进针，刺向肩峰，部位务必准确，刺中病变肌腱后患者有向上臂或肩头放射的酸麻胀感属于正常，然后用幅度 3 ~ 5mm 的小副提插手法把变硬肌腱全长刺激 1 遍即可出针。全部刺激时间不应超过 1min。次日在针刺部位进行推拿手法治疗，顺便检查疗效，如痉挛肌束解除就算治愈，如未解除隔 3 ~ 5d 重复治疗 1 次，直至痉挛解除为止。本组患者在痉挛肌束解除后上肢不适均消除，一般需要如此治疗 1 ~ 3 次均可使痉挛肌束解除。

3. 疗效结果

33 例中：17 例针刺 1 次，15 例 2 次，1 例 3 次，均治愈。

4. 临床研究讨论

冈上肌起于肩胛骨，止于肱骨大结节，参与组成肩袖，并且有协助三角肌外展上肢的功能，一旦冈上肌腱受伤，将给肩的外展功能带来影响，即出现 60 ~ 120° 的"疼痛弧"这一症状。"疼痛弧"可以表现为肩关节外展时在这个弧度内有疼痛感，也可以表现为在这个弧度内肩外展无力，外力帮助超过这个弧度后却又恢复正常。冈上肌腱炎因为有"疼痛弧"这一特征性症状故不难诊断，也易于区别其他肩部软组织损伤。其治疗目前通常采取推拿、针灸、封闭等疗法。

冈上肌腱炎是各种原因导致冈上肌腱痉挛进而迁延成粘连、瘢痕形成而产生症状，因此采用毫针给予病变肌腱一个适量的刺激以解除肌痉挛，从而达到以松治痛的目的。针刺和推拿疗法均可改善局部血液循环，改善组织新陈代谢，促进瘀血和炎性渗出的吸收，加速消除不良代谢产物，加快组织粘连和瘢痕的修复。有些患者在第 1 次针刺治疗后痉挛并不马上解除，而是之后 3 ~ 5d 才完全解除。分析原因应该是机体对于损伤的修复能力存在个体差异，所以在 2 次针刺治疗之间应留给患者自我恢复的时间，经观察，一般 1 周为宜。

五、其他下肢部病推拿治疗临床研究

（一）膝关节骨性关节炎的中西医结合治疗临床研究

骨性关节炎（Osteoarthritis，OA）又称骨关节病、退行性关节病、老年性关节炎等，是一种以关节软骨变性和丢失以及关节边缘和软骨下骨质再生为特征的慢性关节疾病，该病的始发部位在软骨，多发于膝关节。在中医学中，本病属于"骨痹""痹证"范畴。其发病与肝、脾、肾三脏关系最为密切，病因主要包括外感风寒湿邪、内伤肝肾不足、气血失和及跌扑损伤四个方面。

1. 临床资料

全部患者来源于 2010 年 7 月 27 日—2011 年 1 月亳州市人民医院康复科门诊患者，确诊并符合纳入标准的膝关节退行性骨关节病患者 60 例，将患者分为从痹论治常规治疗组和从痿论治治疗组。

从痹治疗组 30 例，女 16 例，男 14 例，年龄 40 ~ 69 岁，平均 53.53 岁，体重 48 ~ 75kg，平均 57.53kg。

从痿论治治疗组 30 例，女 18 例，男 12 例，年龄 38 ~ 68 岁，平均 56.11 岁，体重 45 ~ 82.5kg，平均 59.29kg。

两组性别、年龄、体重差异无显著性（P > 0.05），具有可比性。

2. 治疗方法

两组治疗都采用中医外治内服的治疗方法：针灸、推拿、中药内服。

（1）从痹治疗组。

推拿方法：①患者取卧位，用滚法、摩擦法、揉法充分放松膝关节周围肌肉。②点揉血海、梁丘、犊鼻、内外膝眼、阳陵泉、足三里、委中、委阳、承山穴。③推揉髌骨：医者双手拇指压住髌骨下缘向上推揉，然后再按住髌骨上缘向下推揉，反复数次。④五指拿髌骨，医者单手扣住髌骨，稳力向上顺髌骨边缘拿髌骨数次。⑤圈晃膝部，医者一手扶住患膝，一手握住踝部，顺逆时针反复摇晃膝关节数次。⑥最后以揉法、擦法放松膝关节周围肌肉。

针灸方法：①取穴：内膝眼、外膝眼、鹤顶、梁丘、血海、足三里、阴陵泉、阳陵泉。②针刺方法：全部用 1.5 寸毫针针刺，足三里、血海用补法，其余用平补平泻法，得气后留针 20min。并用电麻仪行针。

中药内服：以独活寄生汤为主方偏寒者加川乌草乌，偏湿者加薏仁、伸筋草，偏热者加赤芍、丹皮。

（2）从痿治疗组。

推拿方法：除了从痹治疗的推拿方法外加以下三个步骤：①反复拿捏股四头肌 3 ～ 5 遍。②沿患侧足阳明胃经走向用一指禅推法来回推 3 ～ 5 遍，重点在足三里、梁丘、髀关三穴位。③横擦股四头肌以透热为度。

针灸方法：①取穴：华佗夹脊关元气海三阴交委中髀关伏兔梁丘犊鼻足三里。②方法：全部用 1.5 寸毫针，足三里关元气海三阴交用补法，其余诸穴用平补平泻法，得气后留针20min，并用电麻仪行针。

中药内服：方法同从痹治疗组。

功能训练法：①让患者每天练习下蹲动动作每天两次，每次三组，每组 10 个。可根据患者的体制情况曾减运动量。②让患者练习坐位膝关节屈伸练习，每天两次每次 3 组，每组 20 个，可以根据患者体质情况及耐受程度，增加运动量或增加阻力练习，或适当减少运动量。

以上治疗方法均 10 天为一疗程，一疗程结束后，暂停治疗三天后，再开始第二疗程治疗，两个疗程后观察疗效。

3. 诊断与排除标准

诊断标准：依据 1995 年美国风湿病协会的诊断标准。①近 1 个月大多数时间有膝关节疼痛。②X 线片示有骨赘形成。③关节液检查符合骨关节炎。④年龄大于等于 40 岁。⑤晨僵 ≥ 30min。⑥有骨摩擦音。具备①②条或①③⑤⑥或①④⑤⑥即可确诊为膝关节骨性关节炎。

排除标准：排除骨结核、肿瘤、膝关节化脓性感染。

4. 疗效结果

根据国家中医药管理局制定的《中医病证诊断疗效标准》评定。

治愈：临床症状、体征消失，关节功能恢复正常。

好转：症状及体征减轻，关节功能有所改善。

无效：症状、体征无改善。

应用 SPSS 1110 软件进行数据分析，计量资料采用 t 检验，等级资料采用 Ridit 分析。经 Ridit 分析，两组临床疗效有显著差别（P < 0.01），见表 2–8。

表 2–8　两组治疗结果比较

组别	例数	治愈	好转	无效	总有效率（%）
从痹	30	14	8	8	73. 3
从痿	30	21	6	3	90

5. 临床研究讨论

传统中医认为膝关节骨性关节炎属于多是认为属于"痹证"范畴，多因年老肾气不足，筋骨失养，膝关节局部劳损瘀阻，加上风寒湿邪侵袭，及外伤、劳损，而至经络不通，气血痹阻而发病，其基本病机为"筋脉失养""本痿标痹"。

研究者在临床实践中发现，该病同时伴有关节周围肌肉萎缩，关节活动无力等痿证症状，因此应该对膝关节骨性关节炎除从痹论治外也应该从痿论治。治痿独取阳明是中医治疗痿症的治疗原则，推拿手法上，研究者除膝关节周围穴位外，又选用了阳明经的髀关、伏兔、足三里等穴位，以健脾养胃，以充气血；使筋脉得养。横擦股四头肌等方法，以疏经通络、促进气血运行，使气血得以到达病变部位而使筋脉气血足，痿证则除。

针灸选用了治疗痿证的华佗夹脊及足阳明胃经的相关穴位，华佗夹脊为督脉之旁络，通于膀胱经第一侧线的脏腑背俞穴，可以调阴阳，行气血，调理五脏。针刺气海、阴陵泉以补气健脾，委中、血海和三阴交能祛瘀通络，气海及足阳明胃经诸穴可以补益气血，荣润筋脉。从而达到通筋脉、补气血、使筋脉荣润，痿证消除的目的。

本病的根本病机是筋脉失养，本痿标痹，所以应选用活寄生汤作为治疗本病的主方。方中方中独活、细辛、秦艽、防风长于祛风湿、止痹痛，肉桂散寒邪、温血脉，桑寄生、杜仲、牛膝补肝肾、强筋骨，而牛膝又为引经信使，引诸药下行，党参、茯苓、地黄、芍药、当归、甘草补肾活血健脾，扶助正气。诸药相伍，祛风散寒除湿，补肝肾，益气血，标本兼治，既可以治疗痹痛，也可以治疗痿证。

现代医学认为，膝关节骨性关节炎是由于劳损外伤或体重原因而至关节软骨磨损、继发性骨质增生、关节囊产生纤维变性和增厚，限制关节活动，关节周围的肌肉因疼痛产生保护性痉挛，使关节活动进一步受到限制，增加了退行性变进程，关节发生纤维性强直。膝关节骨性关节炎有三个重要的病理基础改变，其中之一为关节软骨的蜕变软化及膝关节周围软组织损伤导致局部粘连、挛缩、结疤、牵拉，引起膝关节应力平衡失调，产生高应力点，出现保护性骨质增生，针对此病理基础，可采用针灸和手法改善关节功能，促进血液循环，加强关节周围肌肉的肌力。手法对于膝关节骨性关节炎的作用，主要有消除肿胀，松解粘连，加快膝关节周围微循环，促进炎性渗出的吸收，从而加快损伤修复，对关节腔的压力能促进关节液的产生与重吸收，维持两者之间的动态平衡，起到消除关节肿胀，增加关节腔润滑程度，改善关节活动的作用。针灸的主要作用为改善关节周围的血液循环，解除肌肉痉挛，减轻疼痛，促进肌肉收缩，其他被动训练肌力的作用。现代药理实验已经证实独活寄生汤具有较好的镇痛、抗炎的作用。膝关节的功能训练锻炼，可以改善关节周围神经、肌肉与骨关节的新陈代谢，延缓其衰老进展的速度，防止病情进一步发展并有利于病情的恢复。

总之从痿治疗膝关节骨性关节炎的治疗方法，不管是从传统中医角度还是现代医学的方向，都有其理论依据和临床依据，是一种行之有效的治疗方法。

（二）踏车训练配合中药热敷后推拿治疗外伤后膝关节功能障碍临床研究

膝关节功能障碍是膝关节周围骨折和膝关节内软组织损伤治疗后常见的后遗症。病人下肢骨折或膝关节内软组织损伤后，由于长期的制动，肢体废而不用，加之伴随骨折的膝关节部位的软组织损伤，而致膝关节软组织粘连产生了膝关节功能障碍，严重影响了病人的生活，安徽省亳州市人民医院康复科自 2002 年 8 月到 2006 年 12 月采用踏车训练配合中药热敷后推拿治疗膝关节功能障碍 32 例，取得满意疗效。

1. 临床资料

该组治疗 32 例均为安徽省亳州市人民医院骨科骨折或膝关节内软组织损伤治疗后膝关节功能恢复不理想的病人，男 21 例，女 11 例，年龄最大 65 岁，最小 16 岁，平均 38.6 岁。左侧 18 例，右侧 14 例。所有病人都是在骨折临床愈合或手术治疗 2 月后才进行的治疗，全部达到功能复位，32 例患者都有不同程度的功能障碍，膝关节活动范围在 0 ~ 30 度的 12 例，31 ~ 60 度的 9 例，61 ~ 90 度 9 例，90 度以上 2 例。

2. 治疗方法

（1）中药热敷。将红花 10g、桂枝 15g、乳香 10g、没药 10g、苏木 50g、香樟木 50g、宣木瓜 10g、老紫草 15g、伸筋草 15g、钻地风 10g、路路通 15g、千年健 15g 组成的中药包在一布包内，扎紧包口，放入锅内，加适量清水，煮沸数分钟后备用。趁热用毛巾浸润后绞干，贴于膝关节的前面；待冷凉后再换新的毛巾。如此换 3 次后结束热敷。每次中药重复使用一周后，换新的药包。

（2）推拿治疗。①取穴：鹤顶、内外膝眼、梁丘、血海、阴陵泉、阳陵泉、委中、承山。②手法：一指禅推法、滚法、按法、擦法。③操作：患者仰卧位，医者站于患侧，患者患肢腘窝部垫一薄枕，医者先以一指禅推法于膝关节周围部进行治疗，并同时点按内外膝眼和鹤顶、梁丘、血海等穴位，再用滚法在股四头肌下部及膝腱周围沿着肌纤维的方向，上下往返进行滚法治疗，然后医者以虎口部位卡住患者的髌骨作上下左右推动，以横擦双侧膝眼结束仰卧位治疗（擦法以透热为度，并用滑石粉为介质）。患者伏卧位，医者用滚法沿着腘窝周围上下进行治疗，并同时配合最大限度的膝关节屈伸运动和左右摇摆（动作忌粗暴以免造成新的损伤），然后用一指禅推法沿委中到承山作上下来回治疗同时点按承山和委中穴，然后以横擦委中结束治疗。推拿全部时间为 20 分钟。

（3）踏车训练。体育器材的锻炼用踏车或自行车，开始把车座适当调高以患者患肢能踏住脚蹬为准，然后根据功能恢复情况逐步降低车座高度。每天踏车训练分 2 次进行，开始每次 5 分钟，之后根据病人的身体状况逐步增加治疗时间，直到每次 30 分钟。

以上治疗方法 15 天为一疗程，一疗程结束后停止推拿和中药热敷 5 天，踏车训练正常进行，5 天后进行第二疗程的治疗。

3. 治疗效果

治愈：肿胀消失，关节活动范围大于 120° 伸直 0°。

显效：肿胀疼痛基本消失，关节活动范围 90 ～ 120° 之间。

有效：肿胀疼痛减轻，关节活动在 30° ～ 90° 之间，伸膝受限大于 10° 或膝关节活动度较治疗前增加 30° 以上。

无效：膝关节肿胀疼痛及功能无明显改善。

本组 32 例，经治疗 1 ～ 6 个疗程，平均 4 个疗程。治愈 22 例，占 68.75%；显效 7 例，占 21.875%；有效 2 例，占 6.25%；无效 1 例，占 3.125%，总有效率为 96.875%。

4. 临床研究讨论

股骨中下段骨折、髌骨骨折、胫骨平台骨折等膝关节周围骨折和膝关节内的各类软组织损伤经手术治疗后由于创伤、手术出血、渗出机化及膝关节较长时间的固定后出现的股四头肌纤维化和瘢痕组织的粘连，髌骨支持带挛缩和股骨髁的粘连，髌上囊粘连股关节粘连及后关节囊的挛缩粘连等，以上病理改变导致患者膝关节功能障碍。祖国医学认为骨折损伤血络，使血液离经而行，导致血瘀气滞，阻遏经络，气血无以濡养筋脉，故筋脉挛缩关节屈伸不利，瘀血停滞经脉而致肿胀疼痛。

中药热敷可以用热的物理作用改善局部的血液循环和新陈代谢，从而促进炎性渗出的吸收，软化瘢痕组织，同时热敷也可以使神经兴奋性减低，肌张力下降疼痛减轻。中药热敷方所用中药具有活血祛瘀、舒筋通络、消肿止痛之功效，热敷后膝关节内及周围软组织处于松弛状态，便于推拿时活动关节。推拿有改善局部血液循环，促进局部炎性渗出的吸收作用，同时也可以滑利关节，促进瘢痕组织的吸收，恢复肌肉的弹性，防止肌肉萎缩，松解关节粘连，达到恢复膝关节的功能的目的。踏车运动可以促进关节的血液循环，改善局部微循环障碍，促进水肿的快速消退，加快关节周围组织的修复，消除关节粘连，充分恢复肌肉的弹性，改善关节的活动度，同时运动可以不断将刺激信号经关节囊的神经末梢传递到神经中枢，抑制了痛觉信号的上传，使患者痛阈上调，进一步缓解锻炼带来的疼痛。中药热敷后推拿配合踏车训练，三者结合能促进患者膝关节功能的恢复。

骨折或膝关节软组织损伤治疗的目的是肢体功能的恢复，治疗的传统方法是治疗后予以固定，骨折愈合后进行功能训练。使用传统的锻炼方法，时间较长，恢复慢，患者苦不堪言，严重影响了患者的正常生活。作者采用中药热敷后推拿配合踏车训练治疗膝关节功能障碍病人的恢复时间明显缩短，而且简便易行，适用于在社区和基层卫生院开展治疗。

第三节　下肢部病的推拿治疗

一、髋关节滑囊炎的推拿治疗

髋关节周围有很多滑囊，长时间的摩擦、压迫在该处滑囊形成慢性无菌性炎症，导致滑囊积液、肿胀和疼痛，称为髋关节滑囊炎。常见的有坐骨结节滑囊炎、股骨大转子滑囊炎、髂耻滑囊炎等，本病多见于老年人。

（一）髋关节滑囊炎的解剖生理

（1）坐骨结节滑囊。位于两侧坐骨结节部的坐骨突与臀大肌之间。

（2）股骨大转子滑囊。位于股骨大转子与臀大肌之间，该滑囊属于不定或附加滑囊，不是每个人都有。

（3）髂耻滑囊。又称腰大肌滑囊，位于髂腰肌和耻骨之间，是髋部最大的滑囊，80%与关节囊相通。

（二）髋关节滑囊炎的病因病机

（1）坐骨结节滑囊炎。多发于长期坐位工作或身体瘦弱的中老年人，由于坐骨结节滑囊长期受压和摩擦，滑液分泌增加，囊壁渗出增多，滑囊肿胀，久之囊壁逐渐增厚或纤维化而引起本病。少数则因臀部蹾伤而致。

（2）股骨大转子滑囊炎。多由慢性损伤引起股骨大转子滑囊位置表浅，该部位直接或间接的外伤或髋关节的过度活动均可导致股骨大转子滑囊的损伤，引起滑囊积液、肿胀和炎性反应、疼痛。早期主要为囊内渗出增加形成的局限性肿胀；日久则滑囊壁增厚，导致渗出液吸收障碍，成为慢性肿块。

（3）髂耻滑囊炎。髂耻滑囊与髋关节囊相通，髋关节损伤引起的局部无菌性炎症可影响到髂耻滑囊，从而发生滑囊炎。

（三）髋关节滑囊炎的临床表现

（1）坐骨结节滑囊炎。患者坐骨结节部疼痛、肿胀、压痛，久坐不能，坐硬板凳时疼痛加剧，臀肌收缩时可产生疼痛并向臀部放射，坐骨神经受刺激时，可出现坐骨神经痛。

（2）股骨大转子滑囊炎。股骨大转子的后方及上方可有疼痛和肿胀，患者不能向患侧卧，髋关节内旋可使疼痛加剧，患者为了减轻疼痛常常将患肢放在外展、外旋位以使肌肉松弛。

（3）髂耻滑囊炎。股三角外侧疼痛，疼痛可沿大腿前侧放射至小腿内侧，髋关节活动受限，屈曲髋关节或伸直髋关节时疼痛加剧，滑囊过度肿胀时腹股沟的正常凹陷消失或隆起。

（四）髋关节滑囊炎的鉴别诊断

（1）坐骨结节皮脂腺囊肿。一般多在坐骨结节表浅部可摸到边缘较清楚的肿物，多与皮肤相粘连。

（2）股骨大转子结核性滑囊炎。一般发病较慢，局部压痛较轻，可有肿块，穿刺液细菌学检查、组织活检可明确诊断。X 线片上可发现股骨大转子有骨质破坏现象。

（五）髋关节滑囊炎的治疗方法

（1）治则：活血化瘀，消肿止痛，舒筋通络。

（2）部位及取穴：髋关节。

（3）手法：按揉法、弹拨法、滚法、揉法、擦法、髋关节的被动运动。

（4）操作：①坐骨结节滑囊炎。患者俯卧位。医者用按揉法作用于坐骨结节部及其周围，然后弹拨局部，时间 10 ~ 15 分钟。患者侧卧位，患肢屈膝屈髋，医者掌擦坐骨结节部，以透热为度。②股骨大转子滑囊炎。患者侧卧位，患侧在上。医者用滚法放松髋部外侧肌肉 3 ~ 5 分钟。弹拨滑囊 2 ~ 3 分钟。拇指按揉滑囊 3 ~ 5 分钟。以擦法擦滑囊，以透热为度。③髂耻滑囊炎。患者仰卧位，膝、髋关节稍屈曲。医者用揉法施于腹股沟区，同时配合髋关节屈伸运动在股三角外侧部弹拨 2 ~ 3 分钟。用擦法擦腹股沟区，以透热为度，

（六）髋关节滑囊炎的功能锻炼与注意事项

髋关节滑囊炎的功能锻炼：可行下蹲及立位下肢后伸锻炼。

髋关节滑囊炎推拿治疗时的注意事项：①治疗期间应注意减少髋部活动。②不宜长时间坐硬、冷板凳，以免坐骨结节部继续受压。

二、膝关节半月板损伤的推拿治疗

膝关节半月板损伤是指膝部因急、慢性损伤，导致半月软骨撕裂，从而引起膝关节肿胀、疼痛、关节交锁等的一系列综合征。多见于青年人，常发生在半蹲位工作的矿工、搬运工

和运动员等。

（一）膝关节半月板损伤的解剖生理

半月板分内、外侧，主要由纤维软骨组织构成。由于其本身无血液营养作用，故修复能力很差。半月板位于股骨髁与胫骨平台之间，可分泌滑液，主要对膝关节起缓冲保护作用。当膝关节伸直时，半月板被股骨髁推挤向前；膝关节屈曲时，半月板被推挤向后。

（二）膝关节半月板损伤的病因病机

当小腿外翻、外旋或内翻、内旋时，半月板上面粘住股骨髁并随之活动，而半月板下面与胫骨平台之间的活动则增加。在正常情况下，半月板有一定的移动度，可以代偿，若此时膝关节由屈曲位突然改为伸直位，由于突然动作加上体重的压力，则可造成半月板卡于股骨髁与胫骨平台之间，来不及移动，而导致半月板破裂。

半月板损伤可分为边缘撕裂、纵行撕裂、横行撕裂、水平撕裂及前后角撕裂。由于半月板只在周缘有血循环，因此除边缘性撕裂外，一般很难修复。破裂的半月板还会影响膝关节的活动功能，造成膝关节交锁。破裂的半月板与股骨髁、胫骨髁之间长期磨损将会导致创伤性膝关节炎，

（三）膝关节半月板损伤的临床表现

（1）多有膝关节扭伤变。

（2）扭伤时患者自觉关节内有撕裂感，随即发生疼痛肿胀，活动受限，行走跛行，疼痛与压痛多局限于膝关节内、外侧间隙肿胀则于伤后数小时内显著，慢性期则无肿胀。

（3）损伤时可出现清脆的关节弹响音，转为慢性期后则膝关节伸屈肘有弹响音。

（4）有交锁现象，如将膝关节稍微伸屈活动，有时可发生弹响音，疼痛消失，交锁自解。

（四）膝关节半月板损伤的鉴别诊断

（1）膝关节内游离体。膝关节内游离体也可引起关节活动时突然交锁，但由于游离体在关节内随意活动，因此关节运动受阻之位置也在随意变动，而半月板损伤后关节发生交锁，活动受阻且有固定的角度和体位。由于游离体是骨性，故 X 光片可以显示，从 X 光片可以很容易鉴别。

（2）创伤性滑膜炎。膝关节肿胀，浮髌试验阳性损伤后当即出现肿胀者，为瘀血所致；损伤后期出现积液多为滑膜的炎症引起。

（五）膝关节半月板损伤的治疗方法

（1）治则：活血化瘀，消肿止痛。

（2）部位及取穴：膝部，阴市、梁任、伏兔、犊鼻、足三里、血海、阳陵泉、阴陵泉。

（3）手法：一指禅推法、揉法、按法、搓法、擦法、按揉法。

（4）操作：患者仰卧位医者用一指禅推、揉、按法在下肢足厥阴、足阳明、足太阳经进行往返操作治疗6～8分钟用按揉法施于阴市、梁丘、犊鼻、足三里、血海、阳陵泉、阴陵泉穴，每穴1～2分钟。用擦法在膝部往返操作，使局部有透热感。解除膝关节交锁的推拿方法：患者屈膝屈髋90°。一助手位于患侧，仅手握住股骨下端，医者双手握持踝部，两人相对用力作对抗牵引，医者并缓慢作内外旋转小腿，然后使膝关节尽量屈曲、伸直，反复1～3次，交锁即可解除。

（六）膝关节半月板损伤的功能锻炼与注意事项

膝关节半月板损伤的功能锻炼：半月板损伤早期或术后都应尽早地进行股四头肌收缩活动，以防肌肉萎缩。关节积液吸收后，进行膝关节屈伸活动，防止软组织粘连。

膝关节半月板损伤推拿治疗时的注意事项：可用热毛巾或理疗热敷施于患处，每日1～2次，每次20～30分钟。

三、踝管综合征的推拿治疗

踝管综合征是指胫后神经或其分支经过内踝后面的屈肌支持带下方的骨纤维管时受伤，以踝管部压痛、足底麻木为主要表现的症候群，又称"跖管综合征""跗管综合征"好发于体力劳动者及经常运动的青壮年人，女性肥胖者多发。本病属中医学"筋伤"范畴。

（一）踝管综合征的解剖生理

踝管是一个缺乏弹性的骨纤维管，由内踝后下方与距骨和屈肌支持带构成。起于内踝尖，向下、向后止于跟骨内侧骨膜，宽约2～2.5cm，厚约1cm，自屈肌支持带发出数个垂直的纤维间隔止于跟骨，有防止肌腱滑脱的作用。该管由后上向前下方走行，形成一个约90°的弯曲。

踝管内容物出前向后依次分为：胫后肌腱、屈趾长肌腱、胫后神经、胫后动脉、胫后静脉及拇长屈肌腱胫后神经在踝管内附着于纤维间隔，使肌腱和神经、血管分隔相对固定，因而足部运动时不易受到牵拉；胫后神经穿过内踝后而在屈肌支持带下方发出1～2个分支，分布于足内侧皮肤；出踝管后发出跖内侧神经，沿拇外展肌上缘行进穿越拇外展肌筋膜纤维管，支配外展拇肌、5 个屈趾短肌、第一蚓状肌、屈拇、屈趾肌及内侧 3 个半足趾的感觉跖外侧支潜入拇外展肌深面，通过拇长屈肌腱旁纤维弓，然后经过足跖向，支配跖方肌、外展小趾肌和外侧的 1 个半足趾的感觉。

从解剖结构看，胫后神经在踝管内受压，可产生 3 个分支的相应症状，出踝管后亦在外展拇长肌、筋膜纤维弓中使跖内侧和跖外侧神经受压。

（二）踝管综合征的病因病机

踝管为足三阴经筋所结，凡踝管劳损，或屈伸过度，渗液过多，积聚凝滞，以致气血黏滞，阻碍经气运行，拘挛牵掣作痛。

因足部过度疲劳，踝关节反复扭伤，跖管内无菌性炎性渗出增多，或屈肌支持带退变增厚，或跖管内增生、骨折后畸形等，造成管腔容积变小，管内压力增高使跖管内肌腱摩擦产生腱鞘炎、腱鞘肿胀，跖管内容物体积由此增大：由于跖管为骨纤维管，伸缩性相对较差，不能随内容物体积增大而膨胀，因而形成跖管相对狭窄，引起管内神经、血管受压。

其病理改变，首先造成缺血，胫后神经纤维对缺血十分敏感，由于缺血则导致胫后神经外膜上的小动脉或小静脉的血流减少，神经缺氧进而毛细血管内皮细胞损害，蛋白漏出。神经节段在显微镜下呈现水肿，细胞增殖及纤维化，又转而增加踝管内的压力，进一步压迫神经而产生症状。其次，由于血管受压，造成动脉血供减少，出现足部发凉、苍白；而静脉，淋巴回流受阻，故足趾肿胀如及时给予减压，则神经受损可恢复。

（三）踝管综合征的临床表现

（1）早期常因行走、站立过久而出现内踝部酸胀不适，休息后可改善。

（2）随着病情发展，出现足跖面烧灼或针刺感，或蚁行感。

（3）足底感觉减退或消失，内侧三个半趾为跖内侧神经受压；外侧一个半趾为跖外侧神经受压；跟内侧支受压时，足跟内侧的两点辨别能力明显降低。

（四）踝管综合征的鉴别诊断

（1）踝关节内侧韧带损伤。有典型的足外翻扭伤史，局部肿胀、疼痛剧烈压痛点多见于内踝下方。踝关节运动受限较重，但无神经受压症状。

（2）内踝部的腱鞘炎。内踝后下方疼痛、肿胀、行走时症状加重，无足部麻木表现。

（五）踝管综合征的治疗方法

（1）治则：舒筋通络，行气活血，消肿止痛。

（2）手法：一指禅推法、点按法、弹拨法、擦法。

（3）取穴：商丘、中封、复溜、太溪、照海。

（4）操作：医者用一指禅推法沿着胫骨后侧经内踝到足弓部治疗；点按商丘、中封、复溜、太溪、照海等穴；弹拨内踝后方沿肌腱行走路线到足弓部；用小鱼际擦法擦足弓，以透热为度。

（六）踝管综合征的功能锻炼与注意事项

踝管综合征的功能锻炼：鼓励患者作自我按摩，其方法为以拇指弹拨内踝后方 10～20次，用掌根沿胫骨后内侧顺肌腱方向搓揉，以透热为度。

踝管综合征推拿治疗时的注意事项：①由于本病为踝管内胫神经受短暂的压迫与缺血而产生的疼痛或感觉异常，早期手法宜轻柔缓和，切忌粗重手法，以免造成神经水肿、出血等加重症状。②治疗期间应适当减少踝关节活动，避免踝关节反复扭伤，以减少对胫神经的刺激。同时亦注意患肢的保暖。③注意局部保暖，减少踝关节运动，防止踝关节重复损伤。

四、跟腱损伤的推拿治疗

跟腱损伤是跟腱止点末端结缔组织的损伤，又称之为"跟腱止点末端病""跟腱止点末端损伤"，多发生在运动员和体育爱好者身上，尤其以青壮年人多见，一般人群极少发病。主要病因为在反复奔跑和牵拉过程中，跟腱周围的脂肪组织、腱膜和跟腱下滑囊出现急、慢性无菌性炎症，严重者跟腱断裂。

（一）跟腱损伤的解剖生理

跟腱是人体中最长和最强大的肌腱，长约 15cm，由小腿三头肌（腓肠肌与比目鱼肌）肌腱合并而成。腓肠肌起自股骨内、外上髁，2 根肌腱在小腿后面的中上部结合在一起，向下移行成腱，再与其深层的起自胫、腓骨上端后面的比目鱼肌肌腱相合，形成跟腱，最后止于跟骨结节。其作用是在胫神经的支配下屈小腿，提跟骨，使足跖屈，是行走和弹跳的主要肌腱。

跟腱周围有内、外鞘，外鞘由小腿深筋膜构成，内鞘则直接贴附于跟腱上，结构类似滑膜当踝关节屈伸时，跟腱在内、外鞘之间互相滑动摩擦。若跟腱过度活动，或长期慢性劳损，可引起跟腱周围的无菌性炎症及跟腱的撕裂或者断裂。

（二）跟腱损伤的病因病机

（1）急性损伤。跟腱损伤的发生多因急性过度牵拉引起，常因挤压、撞击或弹跳、跑步等用力过猛，使跟腱受到突然的牵拉或扭伤，也可因反复做超过跟腱承受能力的跑跳运动逐渐劳损而发病。除此之外，由高处跳下等动作也可引起肌腱的变性，肌腱周围组织充血、水肿、渗出、粘连而发本病。

（2）慢性劳损。多由于长途跑步或行走，使跟腱和周围组织反复多次地摩擦而形成慢性炎症，尤其是运动员、舞蹈演员等。另外，人到中年以后身体机能开始下降，在遇到猛然用力弹跳时更易发生本病。

（三）跟腱损伤的临床表现

（1）主要症状是跟腱部位疼痛。

（2）急性损伤时可听到跟腱撕裂的声音立即出现跟部疼痛、肿胀、瘀斑、行走无力，不能提足跟。

（3）晨起下床时跟腱痛而使行走艰难，稍活动后则减轻。

（4）进行跑跳动作时疼痛会加重，上下台阶、下蹲、弓箭步等牵涉跟腱的动作均会产生不同程度的疼痛，用手按之则有局部酸胀痛感，跟腱紧硬无韧性或变形，肌腱肿大，在病变区域出现结节。

（四）跟腱损伤的鉴别诊断

闭合性跟腱断裂多发于年轻人，尤其是肌肉发达的运动员、舞蹈演员多在骤然运动或劳动时，足用力跖屈所致跟腱部位突然疼痛，感到跟腱部位如受沉重打击的感觉，此后走路跖屈无力，伤腿单腿站立时不能抬起足跟检查可见在跟腱止点上左右有压痛，足跖屈功能丧失，断裂处可摸到凹陷。

（五）跟腱损伤的治疗方法

（1）治则：活血祛瘀，消肿止痛。

（2）部位及取穴：小腿后部肌肉、跟腱周围，委中、委阳、承山、太溪、照海、昆仑、仆参、丘墟。

（3）手法：捏法、按揉法、拨法、揉法、推法、滚法、捻法、拿法、摇法、擦法。

（4）操作：患者俯卧位。医者用捏法在小腿后部肌肉及跟腱操作 6 ~ 8 分钟，手法由轻渐重、由浅及深，以有明显酸胀感为宜用滚法、揉法施于腓肠肌、比目鱼肌、跟腱 3 ~ 5 分钟。拨、揉委中、委阳、承山、太溪、照海、昆仑、仆参、丘墟穴，每穴约 1 分钟。用按揉法于跟腱局部操作 3 ～ 5 分钟。令患者屈膝 90° ，踝关节跖屈，以充分放松跟腱。有"筋聚"者，在局部以拇、食两指相对捻动 2 ～ 3 分钟，以散散其结。握足背之手将踝关节摇动，并慢慢加大幅度使踝关节背伸，时间 1 ～ 2 分钟用擦法擦跟腱，以透热为度。

（六）跟腱损伤的功能锻炼与注意事项

跟腱损伤的功能锻炼：疼痛缓解后行踝关节屈伸运动。

跟腱损伤推拿治疗时的注意事项：①急性损伤。局部肿胀严重者，应抬高患肢，避免做踝关节的运动，勿做手法治疗。②急性期过后，可逐渐进行跖屈背伸活动，预防粘连。

第三章 内科病的推拿要点与治疗

内科病证主要分外感病和内科杂病两大类。外感病应掌握六淫致病引起人体气血、经络、脏腑、阴阳变化的规律；内科杂病则应掌握脏腑病证的辨证基础，重视情志、劳伤、起居、饮食等对脏腑功能的影响。内科病证具有病情复杂、症候多变等特点，在推拿治疗前，必须通过望、闻、问、切四诊，仔细收集病情资料，掌握病因病机特点和病证变化规律，运用八纲辨证原则，认真分析病情，明确诊断，应用脏腑经络理论来指导临床，方能进行推拿治疗。本章围绕内科病的辨证与推拿操作要点、内科病的推拿治疗展开论述。

第一节 内科病的辨证与推拿操作要点

一、内科病的辨证要点

（一）辨别病位深浅：分清表里

（1）表证。表证多为六淫之邪侵袭肌表腠理，常见于病证的早期阶段。症见恶寒发热并见、头疼身痛、鼻塞流涕。表证分为表寒、表热、表虚、表实四种（表3-1）[1]。

表3-1 不同表证的临床鉴别

证别	症状	舌苔与脉象
表寒	恶寒重，发热轻，无汗，头痛，项背痛	苔薄白，脉浮紧
表热	发热重，恶寒轻，多有汗，头痛，口渴	舌尖红，脉浮数
表虚	自汗、汗出恶风为特点	舌淡，脉浮缓无力
表实	无汗为特点	苔薄白，脉浮有力

---

① 本节表格均引自吕明.推拿治疗学（第2版）[M].北京：中国医药科技出版社，2019.

（2）里证。里证则为外邪袭里，或七情内伤，病从里发，病变部位较深，病情多重。症见壮热或潮热、烦躁口渴、便秘、腹痛或呕吐泄泻，甚者神昏谵语。苔黄或厚，脉沉。里证不仅有寒、热、虚、实之分，而且会交错出现（表3-2）。

表3-2　不同里证的临床鉴别

证别	症状	舌苔与脉象
里寒	肢冷不渴，恶寒喜热，腹痛便溏，尿清长	舌苔白滑，脉沉迟
里热	壮热口渴，目赤唇红，烦热不宁，尿黄赤	舌红苔黄，脉沉数
里虚	气弱懒言，食减倦怠，头昏心跳	舌胖苔白，脉沉弱
里实	壮热气粗，神昏谵语，大便秘结	舌苔老黄，脉沉实

（二）辨别病证属性：分清寒热

辨别寒热的性质，主要是根据患者口渴与否、两便情况、肢体冷热、舌质舌苔及脉象等来进行识别。

（1）寒证。多因寒邪侵袭，或人体阳气衰退所引起。症见恶寒、四肢不温、口不渴或喜热饮、尿清长、大便溏。舌淡苔白，脉沉细。寒证有虚、实之分。实寒证多见寒邪盛而正气亦旺盛，虚寒证多见正气不足且寒邪盛（表3-3）。

表3-3　实寒证与虚寒证的临床鉴别

证别	症状	舌苔与脉象
实寒证	四肢厥冷，腹痛胸闷或便秘	脉沉弦或沉迟有力
虚寒证	食少，口淡，吐涎沫，气短，便稀或泄泻	舌淡苔白，脉沉细或沉弱无力

（2）热证。多因热邪侵扰人体，或人体素有阴虚而生内热所致。症见发热面红、渴喜冷饮、烦躁不安、尿少便结。舌红苔黄、脉洪大而数。热证有虚、实之分（表3-4）。

表3-4　实热证与虚热证的临床鉴别

证别	症状	舌苔与脉象
实热证	高热烦渴，谵语，声音粗壮	舌红苔黄，脉滑数或沉实
虚热证	低热或潮热，倦怠食少，消瘦	舌淡红少苔或舌绛无苔，脉细数无力

（三）辨别正气盛衰：分清虚实

虚实辨证，主要抓住患者的体质、疾病的病程及脉象、舌质等几个方面来辨析。

（1）虚证。多见于重病或久病之后，或身体虚弱、正气不足者。症见面色苍白、精神萎靡、气弱懒言、心悸气短、食少便溏、自汗盗汗。舌淡嫩，脉无力。

（2）实证。多见于体质壮实，发病较急或病势较盛者。症见高热口渴、烦躁谵言、便秘腹痛而满。舌质苍老，苔黄干燥，脉有力。

（四）抓住辨证总纲：分清阴阳

阴阳是八纲辨证的总纲，凡辨证必明阴阳。在八纲辨证中，凡属热、实、表的为阳；属寒、虚、里的为阴。临床上常见证候很少是单纯性的，往往是表里、寒热、虚实交织在一起，随着时间的推移或病情的变化，阴阳又可以相互转化。因此，辨证必须先分清阴阳。

二、内科病的推拿操作要点

内科病证推拿，利用手法作用于人体经穴，通过疏通经络、调和气血、平衡阴阳、扶助正气来实现其治疗效应。因此，合理运用推拿手法，正确选择经络腧穴，是取得疗效的关键。

（一）合理运用推拿手法

凡邪气盛实、病情较急时，当用一指禅推法、拿法、按法、撩法和掐法等，以求泻其实；凡正气不足、身体虚弱时，当应用揉法、摩法、擦法等，以求补其不足，使正气充实。一般来说，治疗内科病证的推拿手法应以轻快柔和为主，切忌使用粗暴手法。

（二）正确选择经络腧穴

一般常用近部取穴与远道取穴，还有邻近取穴、随证取穴等原则。穴位的选用及推拿处方组方的合理性，与治疗效果有着密切的关系。

（1）近部取穴。在病证周围取穴，一般多用于治疗体表或局限性病证。如鼻塞按迎香、头痛揉太阳、眼疾按睛明、牙痛按颊车等，阿是穴也属于近部取穴法。

（2）远道取穴。根据发病部位所在经络及其与脏腑的络属关系来选取推拿治疗穴位。如足三里属胃经，胃痛可取之；内关属心包经，心绞痛可取之。"肚腹三里留，腰背委中求，头项寻列缺，面口合谷收"就属于远部取穴。

（三）体表内脏相关学说的合理应用

中医认为，体表与脏腑之间存在着特定联系。大量临床实践表明，脏腑病变可在体表特定部位反映出来（如疼痛），手法刺激体表特定部位能对脏腑产生影响，这为辨证和推拿治疗提供了依据。推拿治疗内科病证可通过刺激体表相应穴位或特定部位来调整脏腑功能而取得疗效。

现代实验研究证实，不同强度的手法刺激对内脏功能的影响也不同。轻柔、缓和的连续刺激起到抑制中枢神经系统、兴奋周围神经系统的作用；急速、较重的短时间刺激可抑制周围神经系统，兴奋中枢神经系统。当中枢处于抑制状态时，副交感神经则处于优势；当中枢处于兴奋状态时，交感神经则占优势。因此，手法刺激量的强弱要根据病证的不同性质和治疗目的合理选择应用。

第二节　内科病的推拿治疗

一、感冒的推拿治疗

感冒是以鼻塞、流涕、喷嚏、咳嗽、头痛、恶寒、发热、头项僵直、全身不适为主要临床表现的常见外感疾病。一年四季均可发病，以冬、春季节为多。

（一）感冒的病因病机

感冒多发于气候突变、寒暖失常之时。或因起居不慎、冷热不调、雨淋、疲劳等使人腠理疏松，卫气不固，外邪乘虚侵袭而发病。风邪为感冒的首要病因，因"风为百病之长"，常夹当令之气而侵袭人体，如风寒、风热、暑湿等。但风邪并非唯一病因，亦有"非其时而有其气"，如"春应温而反寒、冬应寒而反温"等。

（二）感冒的临床表现

感冒初起，多见鼻塞、流涕、喷嚏、声重，或头痛、畏寒，继则引起发热、咳嗽、喉痒或咽痛等。重则恶寒高热、头痛、周身酸痛、疲乏、纳差等[1]。就临床所见，一般可分为以下四种证型：

（1）风寒束表。恶寒重，发热轻，无汗，头痛，肢节酸疼，鼻塞声重，时流清涕，喉痒，咳嗽，痰吐稀薄色白，口不渴或渴喜热饮，舌淡红，苔薄白而润，脉浮或浮紧。

（2）风热犯表。微恶风寒，汗泄不畅，头胀痛，面赤，咳嗽，痰黏或黄，咽燥，或咽喉乳蛾红肿疼痛，鼻塞，口渴欲饮，鼻流黄浊涕，舌苔薄白微黄，舌边尖红，脉浮数。

（3）暑湿袭表。发热，微恶风寒，汗少，肢体酸重疼痛，头昏重胀痛，咳嗽痰黏，鼻

---

① 范炳华.推拿治疗学［M］.北京：中国中医药出版社，2019.

流浊涕，心烦口渴，或口中黏腻，渴不多饮，胸闷、泛恶、身热，小便短赤，舌红苔黄腻，脉濡数。

（4）阳气不足。阵阵恶寒，甚则蜷缩寒战，身有微热，无汗或有自汗，面白语低，神倦，四肢厥冷。舌质淡，脉沉细无力。

（三）感冒的诊断与鉴别诊断

以鼻塞、流涕、喷嚏、咳嗽、头痛、恶寒、发热、头项僵直及全身不适为诊断要点。

（1）时行感冒：多呈流行性，多人同时突然发病，症状相似，迅速蔓延，首发症状常见恶寒、发热，周身酸痛，疲乏无力。初起全身症状重而肺系症状并不突出，1～3日后出现明显的鼻塞、流涕、喷嚏、咳嗽、咽痛等，病情较一般感冒为重，体力恢复较慢。

（2）温病早期：病情较重，有高热、壮热等症状而且多有传变，由卫而气，入营入血，甚者神昏、谵妄、惊厥等。具有明显的季节性。

（四）感冒的治法

疏经通络，祛风解表。偏于风寒应解表疏风散寒，偏于风热应解表疏风泄热，暑湿袭表应清暑祛湿解表，阳气不足应温阳解表。

1. 头面及项部操作

（1）取穴及部位：印堂、太阳、迎香、风池、攒竹，眼眶部、前额部。

（2）主要手法：揉、按、推、抹、拿等手法。

（3）操作方法：患者仰卧位，医生坐于患者头顶方向，推印堂8～10遍；按揉双侧太阳、攒竹、迎香，每穴1分钟；在头颅两侧施以抹法，每侧1分钟；分推前额、目眶上下及两侧鼻翼，反复推5～8遍。患者取坐位，医生立其体侧，拿风池1分钟，再缓慢向下移动拿颈项两侧直至颈项根部，如此，由上自下反复8～10遍；从前发际开始到后发际处用五指拿法，反复5～8遍。

2. 胸背部操作

（1）取穴及部位：中府、云门、大椎、肩井、风门、肺俞及锁骨下缘、背部膀胱经。

（2）主要手法：按、擦、拿、揉等手法。

（3）操作方法：患者俯卧，医生立于一侧，按揉双侧风门、肺俞，每穴1分钟；擦大椎1分钟；小鱼际擦背部督脉、膀胱经（重点擦大抒至膈俞间），透热为度；拿双侧肩井，稍用力以酸胀为度，时间1分钟；捏脊2～3遍。

患者取坐位，医生立其体侧，按揉中府、云门各1分钟，小鱼际擦锁骨下缘，透热为度。

3．上肢部操作

（1）取穴及部位：合谷、外关、鱼际、上肢伸侧。

（2）主要手法：一指禅推法、按、揉、推等手法。

（3）操作方法：患者坐位，医生立于患者交替两侧，一指禅推合谷，按揉外关，鱼际每穴1分钟；推揉上肢伸侧手三阳经2分钟。

二、咳嗽的推拿治疗

咳嗽是肺失宣肃，肺气上逆，冲击气道，发出咳声或伴咯痰为临床特征的一种病证。"咳"指肺气上逆作声；"嗽"指咯吐痰液。临床上多痰声并见，难以截然分开，故以咳嗽并称。

现代医学的上呼吸道感染、急慢性支气管炎、支气管扩张、肺炎等以咳嗽为主症者可参照以下辨证治疗。

（一）咳嗽的病因病机

（1）外感六淫。六淫之邪，从口鼻或皮毛而入，使肺气被束，肺失肃降。风为六淫之首，其他外邪多随风邪侵袭人体，所以外感咳嗽常以风为先导，或夹寒，或夹热，或夹燥，其中尤以风邪夹寒者居多。

（2）内邪伤肺。如饮食不当，嗜好烟酒，致内生火热，熏灼肺胃，灼津生痰；或生冷不节，肥甘厚味，损伤脾胃，致痰浊内生，上干于肺，阻塞气道，肺气上逆而作咳；或情志刺激，肝失条达，气郁化火，气火循经上逆犯肺，致肺失肃降而作咳；或肺系疾病日久，迁延不愈，耗气伤阴，肺不能主气，肃降无权而肺气上逆作咳；或肺气虚不能布津而成痰，肺阴虚而虚火灼津为痰，痰浊阻滞，肺气不降而上逆作咳。

总之，无论外感与内伤，均可累及肺脏受病，致肺气不清，失于宣肃，迫气上逆而作咳。故《景岳全书·咳嗽》说："咳证虽多，无非肺病。"外感咳嗽与内伤咳嗽还可相互影响为病。

（二）咳嗽的临床表现

1．外感咳嗽

风寒证：风寒袭肺，肺气失宣。证见咳声重浊，气急，喉痒，咯痰稀薄色白，咯吐不畅，伴有恶寒发热，无汗，肢体酸楚，头痛，鼻塞流涕，舌苔薄白，脉浮或浮紧。

风热证：风热犯肺，肺失清肃。证见咳嗽频剧，气粗，喉燥、咽痛口干，咯痰不爽，痰黄质黏，头痛肢楚，鼻流黄涕，身热恶风，有汗不畅，口渴，舌苔薄黄，脉象浮数或浮滑。

2．内伤咳嗽

湿痰证：脾失健运，湿痰侵肺。证见咳嗽反复发作，尤以晨起咳甚，咳声重浊，痰多，痰黏腻或稠厚成块，痰色稀白或灰暗，初发时痰不易出，缓解时咯吐滑利，胸闷气憋、痰出则咳缓、憋闷减轻。伴有脘痞、腹胀、食少、疲倦、大便时溏，舌苔白腻，脉濡或滑。

痰火证：肝失条达，气郁化火，上逆灼肺。常感痰滞咽喉，咯之难出，量少质黏，或痰如絮状，咳时胸胁引痛，面颊略红，症状可随情绪波动而增减，咽喉干痒，口苦，舌红或舌边尖红，舌苔薄黄少津，脉象弦数。

（三）咳嗽的诊断与鉴别诊断

以咳嗽、咯痰为主要临床表现。外感咳嗽，多起病急，可伴有寒热等表证；内伤咳嗽多起病慢，但病程较长，每因外感而反复发作，常咳而伴喘。

（1）肺胀：常伴有咳嗽症状，但肺胀有久患咳、哮、喘等病证的病史，除咳嗽症状外，还有胸部胀满，喘逆上气，烦躁心慌，甚至颜面紫黯，肢体浮肿等症，病情缠绵，经久难愈。

（2）肺痨：除咳嗽症状以外，还有咯血、潮热、盗汗、身体消瘦等主要症状，多具有传染性，胸部 X 线检查或痰培养有助于鉴别诊断。

（四）咳嗽的治疗

外感咳嗽治以宣肺祛邪；内伤咳嗽治以祛湿化痰，扶正补虚，标本兼顾。

1．胸背部操作

（1）取穴及部位：天突、膻中、中府、身柱、大杼、风门、肺俞，胁肋部、胸骨部。

（2）主要手法：揉、推、一指禅推、搓等手法。

（3）操作方法：患者仰卧位，医生以中指揉天突、膻中、中府，每穴 1 分钟；再以两拇指由胸骨剑突沿肋弓分推两胁肋部 5～10 遍；患者俯卧位，用一指禅推身柱、大杼、风门、肺俞，每穴 1 分钟；双手搓摩胁肋部 5～10 遍。

2．四肢部操作

（1）取穴及部位：尺泽、外关、列缺、太渊、合谷。

（2）主要手法：一指禅推、推、按、揉等手法。

（3）操作方法：患者取坐位，医生先用一指禅推尺泽、太渊 2 分钟，然后按揉列缺、外关、合谷，每穴 1 分钟。

此外，加强锻炼，多进行户外活动，提高机体卫外功能，增强皮毛腠理适应气候变化的能力。患病后忌食肥甘厚腻之品，以免碍脾，助湿生痰，若属燥、热、阴虚咳嗽者，忌食辛辣动火食品。

外感咳嗽起病急，病位浅，病情轻，推拿取穴以肺经为主，手法宜重，治疗得当较易治愈。内伤咳嗽病程较长，病情复杂，除选肺经穴位外，还应随证选取脾、肝、肾经之穴，非急性期手法宜轻，从缓图治。

三、哮喘的推拿治疗

哮喘以发作性喉中哮鸣、呼吸困难甚至张口抬肩、喘息难以平卧为特征，常为某些急、慢性疾病的主要症状。"哮"为喉中痰鸣有声，"喘"为气短不足以息。可发生于任何年龄和任何季节，尤以寒冷季节和气候骤变时多发。

现代医学中支气管哮喘、喘息性支气管炎和阻塞性肺气肿等疾病可参照以下辨证治疗。

（一）哮喘的病因病机

正常情况下肺、肾两脏调理人体的呼吸功能。若肺不能布散津液，肾不能蒸化水液，以致津液凝聚成痰，伏藏于肺，可影响正常呼吸功能，主要有以下几个方面：

（1）外邪侵袭。重感风寒，侵袭于肺，内则肺气壅塞，外则腠理郁闭，致使肺气失于宣降，上逆为喘；或因风热之邪，自口鼻入肺，或风寒郁而化热，热不得泄，则肺气塞实，清肃失司，导致肺气上逆而喘。

（2）痰浊内盛。饮食不洁，恣食肥甘、生冷，或嗜酒伤中，脾失健运，痰湿骤生；或素体痰湿偏盛，日渐积累，由中焦而上犯于肺，肺为痰壅，不得宣畅，气机失利，难以下降，导致呼吸促迫而成喘。若湿痰久郁化热，或肺火素盛，蒸液成痰，则痰火交阻于肺，于是胀满而为喘。

（3）肺肾虚弱。久咳或平素汗出过多，导致肺之气阴不足，气失所主，肺气肃降功能下降，而致气短而喘。年老体弱，肾气不足或劳欲伤肾，精气内夺，导致肾气摄纳无权，出现少气而喘。

本证分为虚实两类。实者为外邪、痰浊等壅阻肺气；虚者则为精气不足，肺肾摄纳失常所致。故实喘在肺，虚喘当责之肺、肾二脏。

本病至后期，则肺肾两虚，元气虚损，心阳亦同时受累，往往发生心阳欲脱的危候。

（二）哮喘的临床表现

临床常表现为发作性带有哮鸣音的呼吸困难，持续数分钟至数小时，可自行或经治疗后缓解，严重的可延续数日至数周或呈反复发作病程。

（1）实证。

风寒袭肺：喘急胸闷，伴有咳嗽，咯痰稀薄，色白，初起多兼恶寒、发热、头痛、身痛等表证。口不渴，舌质淡、苔薄白，脉浮或浮紧。

风热犯肺：喘促气粗，甚至鼻翼翕动，胸膈烦闷烦躁，呛咳阵作，咳嗽痰黄而黏稠，伴有心烦口渴，喜冷饮，汗出，甚则发热面红。舌质红，苔黄，脉浮数。

痰浊阻肺：气喘咳嗽，痰多而黏，咯出不爽。甚则喉中有痰鸣声，胸中满闷，呕恶纳呆，口黏不渴，口淡无味，舌苔白腻，脉滑。

（2）虚证。

肺气虚：喘促气短，言语无力，咳声低弱，自汗畏风，或咽喉不利，口干面红，舌质偏红，脉象软弱。

肾气虚：喘促日久，呼长吸短，动则喘息更甚，形瘦神疲，气不得续，汗出，肢冷，面青，甚则肢体浮肿，小便常因咳甚而失禁，或尿后余沥，心悸不安，舌淡苔薄，脉沉细或沉弱。

（三）哮喘的诊断与鉴别诊断

哮喘的诊断依据：①反复发作的喘息、呼吸困难、胸闷或咳嗽，多与接触变应原、冷空气、物理、化学性刺激、病毒性上呼吸道感染、运动等有关。②发作时在双肺可闻及散在弥漫性、以呼气相为主的哮鸣音，呼气相延长。③用平喘药能明显缓解症状。

哮喘的鉴别诊断：①慢性支气管炎：常见于中老年人，有反复咳嗽、咳痰，长期吸烟史。常因上感而诱发。可见咳嗽、咳痰，症状持续，伴有干湿啰音。②支气管肺癌：症状呈进行性加重，常无诱因；咳嗽可有血痰，胸部 X 线、CT、MRI 或纤维支气管镜可明确诊断。

（四）哮喘的治疗

治疗原则：肃肺、降气、平喘。实证以祛邪为主，虚证以扶正为主。

1. 头面及项部操作

（1）取穴及部位：风池、肩井、桥弓，头部。

（2）主要手法：推、抹、拿等手法。

（3）操作方法：先推一侧桥弓，自上而下 20 ~ 30 次，再推另一侧桥弓，次量同前。

自额至下颌分推至左右两侧，往返 2 ~ 3 遍。然后抹一侧头部胆经循行区域 10 余次，方向自前上向后下方，然后再在另一侧治疗。从头顶部至枕部用五指拿法，自枕部到项部转为三指拿法，重复 3 ~ 4 遍。拿风池、肩井穴。

2. 躯干部操作

（1）取穴及部位：天突、膻中、中脘、天枢、定喘、大椎、肺俞、脾俞、肾俞、胸部、背部。

（2）主要手法：按、揉、一指禅推、擦等手法。

（3）操作方法：患者仰卧，从天突以一指禅推至神阙，指按天突、膻中、中脘、天枢。横擦前胸部，沿锁骨下缘开始到十二肋，往返2～3遍。患者俯卧，横擦肩背部至腰骶部，往返2～3遍。直擦大椎到腰骶部督脉部位。以一指禅推或按揉定喘、大椎、肺俞、脾俞、肾俞等，以酸胀"得气"为度。

3. 四肢部操作

（1）取穴及部位：足三里、丰隆，上肢内侧、肩部、下肢。

（2）主要手法：按、揉、擦、拿等手法。

（3）操作方法：擦上肢内外两侧，以透热为度。自肩部拿至腕部。按揉足三里、丰隆，以酸胀"得气"为度。拿双下肢，交替操作。

此外，季节交替时注意冷热变化，平时适当进行户外活动。患病后忌食辛辣刺激性食物，脱离过敏原。

哮喘发作，多为外邪引动伏痰，阻塞肺道所致，其病程较长，反复发作，顽固难愈。采用推拿治疗，对轻、中型哮喘疗效较好，可以达到平喘、化痰、利肺之效，对重型哮喘合并感染，应综合治疗，以防止病情恶化。

四、呕吐的推拿治疗

呕吐是指以胃内容物经食管、口腔冲逆吐出为主要临床表现的一种病证。有声有物谓之呕，有物无声谓之吐，无物有声谓之干呕。呕与吐常同时发生，很难截然分开，统称呕吐。

现代医学中神经性呕吐、急性胃肠炎、幽门痉挛、幽门梗阻、胃黏膜脱垂、十二指肠壅积症、胃神经官能症、胆囊炎、胰腺炎等以呕吐为主要临床表现者，均可参照以下辨证治疗。

（一）呕吐的病因病机

呕吐的病因是多方面的，且相互影响，夹杂致病。但无论邪气犯胃，或脾胃虚弱，发生呕吐的基本病机都在于胃失和降，胃气上逆。

（1）外邪侵袭。外感风、寒、暑、湿之邪及秽浊之气，内犯胃腑，以致气机不利，胃失和降，水谷随逆气上冲，发生呕吐，尤其以寒邪凝闭中阻，扰动胃肠而多见。

（2）饮食不节。暴饮暴食，或过食生冷、油腻、不洁食物，停积不化，伤及胃气，升降失常，致上逆于上而发为呕吐。

（3）肝胃不和。恼怒伤肝，肝失条达，肝气横逆犯胃；或忧思伤脾，情志不遂，脾失健运，食停难化，致胃腑失于和降，胃气上逆，发为呕吐。

（4）脾胃虚弱。脾胃素虚，禀赋不足；或劳倦内伤；或久病不愈，中阳不振；或饮食失调，损伤脾胃；或大汗、大病之后，津液耗损，均可使脾胃虚弱，胃腑失养，升降无序，发为呕吐。

（二）呕吐的临床表现

（1）外邪犯胃。突然呕吐，呕吐量多，急骤剧烈，有六淫之邪感受史，伴发热、恶寒、身痛，呕吐前胸脘满闷，嘈杂泛酸，恶心，吐后诸症减轻，舌苔白腻，脉滑。

（2）饮食内伤。暴饮暴食，或酗酒，饮食后呕吐宿食痰涎，吐后舒适，呕吐物酸臭，嗳腐吞酸，胃脘胀满疼痛，吐后反快，大便干结臭秽，顽固不化，舌苔白腻，脉滑实。

（3）肝胃不和。呕吐清水痰涎或食物，每因情志刺激而呕吐或吐甚，胸胁胀满，攻撑作痛，嗳气吞酸，烦闷易怒，舌红苔薄，脉滑或弦。

（4）脾胃虚弱。素来脾虚胃弱，呕吐反复发作，饮食稍有不慎即恶心欲吐，时作时止，呕而无力，脘痞纳呆，少气懒言，消瘦乏力，面色苍白，四肢不温，口干，饥而不欲饮食，大便清薄，舌淡苔薄白，脉濡弱无力。

（三）呕吐的诊断与鉴别诊断

诊断依据：以呕吐食物、痰涎、水液诸物，或干呕无物为主症，一日次数不等，持续或反复发作。常伴有脘腹不适、恶心纳呆、泛酸嘈杂等症。起病或急或缓，多由气味、饮食、情志、冷热等因素而诱发，或因服用化学药物，或误食毒物而致。

（1）幽门梗阻：多发生于急性幽门管或十二指肠壶腹溃疡、慢性十二指肠溃疡、胃窦幽门区晚期肿瘤等疾病，均有恶心、呕吐、腹痛等临床表现。但对症治疗及控制饮食后，恶心、呕吐症状可消失。纤维胃镜检查有助于鉴别诊断。

（2）颅内压增高：常继发于脑血管破裂或阻塞、中枢神经系统感染和颅内肿瘤等疾病，主要表现为颅内压急剧增高，呕吐前常无恶心或轻微恶心，呕吐呈喷射状。常伴有剧烈头痛、意识障碍、偏瘫、畏寒、发热等症状，严重者可出现休克或脑神经损害的症状。

（四）呕吐的推拿治疗

治疗原则为降逆止呕。外邪犯胃，治以疏散外邪；饮食内伤，治以健脾和胃；肝胃不和，治以疏肝和胃；脾胃虚弱，治以健运脾胃。

1. 腹部操作

（1）取穴及部位：中脘、天枢、神阙、脘腹部。

（2）主要手法：一指禅推法、点按、摩等手法。

（3）操作方法：患者屈膝仰卧位。用轻快的一指禅推法沿腹部任脉自上而下往返治疗，重点在中脘，时间约 5 分钟；顺时针掌摩上腹部，时间约 3 分钟；点按中脘、天枢、神阙，每穴 2 分钟。

2. 背部操作

（1）取穴及部位：脾俞、胃俞、膈俞，背部两侧。

（2）主要手法：一指禅推法、指揉法。

（3）操作方法：患者俯卧位。一指禅推背部两侧膀胱经，往返操作 5 ~ 8 遍。指揉脾俞、胃俞、膈俞，以有酸胀感为度。

3. 四肢操作

（1）取穴及部位：内关、足三里。

（2）主要手法：指揉法。

（3）操作方法：指揉内关、足三里，每穴 1 分钟。

此外，要清淡饮食，忌食生冷、辛辣、香燥之品；避免精神刺激，保持心情舒畅。呕吐剧烈者，应卧床休息。

呕吐为消化系统的常见症状，轻者仅是胃肠黏膜自我保护的一种生理功能，如咽喉部异物刺激等，重者可提示为某些凶险急症的预兆，如脑血管疾病、恶性肿瘤等。推拿治疗呕吐具有很好的治疗效果，可单独或联合针灸应用，治疗过程中补泻手法要得当。

第四章 妇科病的推拿要点与治疗

妇科疾病可能会导致女性疾病缠身，且久治不愈，给正常的生活、工作带来极大的不便。推拿治疗妇科疾病有着悠久的历史，本章对妇科病的推拿操作要点、妇科病的推拿治疗进行论述。

第一节 妇科病的推拿操作要点

妇科病证诊治总原则是以中医理论为指导，根据疾病的病因和病理变化特点，进行辨证论治。通过望、闻、问、切四诊，全面了解疾病的病因、发病过程、病理变化、临床表现等，运用八纲、脏腑、气血认真地进行辨别分析，分清脏、腑、气、血、寒、热、虚、实、表、里，然后确定治疗原则。

由于女性在脏器上有胞宫，在生理上有月经、胎孕、产育和哺乳，这些构成了女性的生理特点，其病因、病机、转归等都有其独特的特点和规律。其经、孕、产、乳等特殊生理功能，主要是脏腑、经络、气血的化生作用于胞宫的表现。妇科病证主要表现在经、带、胎、产和杂病诸方面。

一、妇科病的病因病机特征

导致妇科病证的病因主要有外感六淫、情志因素、生活因素和体质因素。外感六淫为风、寒、暑、湿、燥、火，以寒、热、湿为多发；情志方面，七情中的忧、怒、悲、恐影响显著；生活因素主要指早婚多孕、饮食不节、房劳多产、劳逸过度、跌仆损伤等；体质因素包括先天禀赋和后天条件（如环境、年龄、饮食、疾病、劳动条件、药物等）的影响。

妇科病证的病理主要为脏腑功能失常，气血失调，直接损伤胞宫而影响冲任为病。在生理上，胞宫是通过冲任和整体经脉联系在一起，其病机特点在于必须损伤冲任，才能导致胞宫发生各种病证。

二、妇科病的四诊特征

妇科病证的四诊特点，在于对全身症状全面了解的同时，着重阐述经、带、胎、产方面的诊查方法，在临床上必须四诊合参，不可偏废。

（一）妇科病的望诊

根据妇科特点，除观察患者的神志、形态、面色、舌质、舌苔及分泌物、排泄物外，应注意观察月经、带下和恶露的量、色、质的变化。

（1）望月经。如值月经期间，可通过望诊以诊查其量之多少、色之深浅、质之稀稠及血块之有无等。量过多属气虚或血热，过少多属血虚、肾虚或寒凝，时多时少多属气郁或肾虚；色鲜红或深红多属血热，淡红多属血虚或气血两亏，色紫暗多属血滞；质黏稠多为热或痰，稀薄多为虚、寒，夹血块多为瘀。

（2）望带下。带下明显增多者，可通过望诊以了解其量、色、质的变化。色白质薄为脾虚，色黄质稠为湿热下注，杂色互见兼有恶臭气味多为生殖道恶性肿瘤。

（3）望恶露。持续量多，色鲜红或紫多为血热；色暗质稠有臭味为湿热；色紫暗有血块为瘀、为寒；色淡红、量多、质清稀、无臭味多为气虚。

（二）妇科病的闻诊

（1）听声音。声音低而细为气虚，时时叹息嗳气为气郁，声高气粗多为实证或热证。妊娠期声音低哑或不能出声为妊娠失音。分娩时不断呵欠，为脱血夺气虚脱之兆。

（2）嗅气味。经血秽臭者为热，阴道出血或带下伴有奇臭者，多为恶性肿瘤；带下有臭秽者多为湿热；妊娠恶阻时口出烂苹果味者为酸中毒；妊娠之后胎动消失，腹不增大，口有臭气者多见胎死腹中。

（三）妇科病的问诊

在妇科病证的诊查中，除常规问诊内容以外，还要熟练掌握与妇女经、带、胎、产有关的问诊内容。

（1）问年龄。妇科病证与年龄有密切关系，不同年龄的妇女，由于生理上的差异，表现在病理上各有特点。青春期肾气初盛，冲任功能尚未健全，易发生月经先后无定期、痛经及功能性子宫出血等月经病；生育期因胎产、哺乳易使气血耗损，可引起月经失调、闭经、流产等；更年期因肾气渐衰，阴阳失平，常致绝经前后诸症，而且此时也是肿瘤好发时期，应引起重视。

（2）问病史。根据病情重点询问病史，问起病日期、发病原因、症状、疾病发展及变化的全过程，包括治疗经过和手术史。有肿瘤可疑者或习惯性流产史者，尚须追问家族史[①]。

（3）问月经史。了解月经初潮年龄，月经周期，经行天数，末次月经日期，经量、经色、经质的变化，经期前后的症状，现在或经断前后的情况，或是绝经期间的伴随症状[②]。

另外，还要询问避孕措施及其对月经有无影响。经期提前多为血热或气虚，错后多为血虚或寒凝，或先或后多为肝郁或肾虚；月经持续超过 7 天以上者为经期延长，不足 2 天为月经过少；育龄妇女突然停经，应注意是否妊娠；经前或经期小腹疼痛拒按多为实证，经后腰酸腹痛按之痛减多为虚证；胀甚于痛多为气滞，痛甚于胀多为血瘀；小腹冷痛，喜按得温痛减者多为虚寒；小腹冷痛，拒按得温痛减者多为实寒。

（4）问带下。询问带下的色、质、量及气味、阴痒等伴随症状和妇科检查、实验室检查等。

（5）问妊娠。询问末次月经日期，有无恶心呕吐、浮肿、胎动、阴道出血、小腹疼痛及腰酸等，生育史，分娩情况，分娩方式，产后有无大出血史，采取何种计划生育措施等。

（6）问产后。询问恶露的量、色、质、气味及是否有发热、汗出、腹痛等症，询问乳汁的量、质等情况。

（7）问前后二阴。询问有无坠胀、腰酸坠感、阴痒、阴肿、阴痛及阴道口肿块落出等症状。

（8）问职业生活情况。了解职业、生活及嗜好，工作或居室干湿情况，饮食习惯，房事情况及经期有无冒雨受寒等病史，还应询问有无化学性毒物接触史等。

（四）妇科病的切诊

妇科病的切诊包括两部分：

（1）脉诊。妇人之脉，一般较男子柔弱，但尺脉却会较盛。

月经脉。月经将至或正值月经来潮时，脉多滑利或弦滑略数；月经先期、过多或经行吐衄，脉多滑数或弦数，多为血热；月经后期、过少，脉沉细或迟缓，为阳虚内寒、血海不足；

① 范炳华，井夫杰，付国兵，等.推拿治疗学［M］.北京：中国中医药出版社，2016.
② 成为品.推拿治疗学［M］.北京：民族出版社，2018.

脉细而数，乃虚热伤津，阴亏血少，多见于血虚经闭；芤脉见于失血过多。

带下脉。脉弦数或滑数，带下量多，为湿热下注；脉沉细或迟弱，白带清冷质稀，为肾虚带下；脉缓滑，白带黏稠，多为脾虚湿困。

妊娠脉。妊娠3个月后，六脉多平和而滑利，按之不绝，尺脉尤甚。体弱者，兼见六脉俱全，尺脉不绝者也为孕脉。孕后六脉沉细短涩，或两尺脉弱而又断续不匀，多为肾气亏虚，冲任不足，易致胎动不安、堕胎；孕后期脉弦而劲急，或弦细而数，多为肝阴不足，肝阳偏亢，易致妊娠眩晕、痫证；孕后滑脉消失，伴阴道流血量多者，为胎儿死亡可能。

临产脉。临产前见尺脉转急如切绳转珠，或脉见浮数散乱，是将产之候。

产后脉。产后冲任气血多虚，脉多见虚缓平和。脉浮滑而数，多为阴血未复，虚阳上泛，或外感实邪；脉沉细弱涩者，多为虚脱虚损。

（2）按诊妇科病证。按诊主要在于查腹部和四肢。痛经、闭经、癥瘕等病，应按查小腹，并注意有无包块，必要时可进行妇科检查及辅助检查。凡孕妇产前检查，应按查其腹部。

总之，临床应紧紧围绕妇科病证特点收集临床资料，四诊合参，抓住主症，分析病变所在，才能做出正确诊断。

第二节　妇科病的推拿治疗

一、经前期紧张症

经前期紧张症是指妇女在经期前周期性出现的情绪急躁、易怒抑郁、乳房胀痛、头晕头痛、腰背胸胁疼痛等一系列精神和躯体症状，见于月经来潮之前7～14天，特别是经前2～3天最为突出，一旦月经来潮，诸症随之消失本病多见于30～40岁妇女，一般无器质性的病变，其发病机理可能与经前性激素的分泌增高、肾上腺功能亢进及各类精神因素有关。

（一）经前期紧张症的病因病机

（1）肝肾阴虚。经、孕、产、乳以血为用，故妇女血常不足，经前房劳过度、情志不畅、劳累过度等暗耗阴血，久之肾阴随之耗损而形成肝肾两脏阴虚。

（2）气滞血瘀。多愁善感，性格内向，肝失条达，气滞而血行不畅，壅滞于脉，不通则痛。

（3）气血不足。素体虚弱，或后天饮食失调，损伤脾胃，气血生化乏源，或失血过多，以致经前阴血不足，脏腑筋脉失于濡养，经络失荣，清窍失养。

（4）痰湿阻滞。饮食不节，嗜食肥甘厚腻，脾失健运，聚湿成痰，上蒙心神，滞于颜面四肢，

（二）经前期紧张症的诊断

（1）肝肾阴虚证。乳房胀痛，腹部下坠，腰膝酸软，面部潮红，两目干涩，口燥咽干，耳鸣，五心烦热，舌红，少苔，脉细数。

（2）气血不足证。失眠，多梦，眩晕，头痛，心悸，健忘，神疲乏力，少气懒言，月经量少、色淡、质稀，唇白，舌质淡，苔薄白，脉细弱。

（3）气滞血瘀证。乳房胀痛，疼痛拒按，胸胁胀满，情绪急躁，易怒抑郁，心神不宁，经色紫暗或有块，古质暗或有瘀点，脉沉弦而有力。

（4）痰湿阻滞证。头晕，头困重，纳呆食少，腹痛，腹泻，胸闷呕恶，严重者神志不清，颜面四肢浮肿，带下量多、色白而质黏，月经量少，色淡，舌质淡胖，舌苔白厚腻，脉濡滑。

（三）经前期紧张症的鉴别诊断

（1）脏躁。妇女无故自悲伤，甚至哭笑无常，哈欠频作，不能控制，称为"脏躁"。两者均有情志异常的症状，但脏躁与月经，也无闹期性。

（2）眩晕、头痛、心悸、水肿。本病的症状表现均可出现与某些内科疾病如眩晕、头痛、心悸、水肿等相似，但本病有明显的周期性，与月经密切相关，月经来潮而诸症随之消失。

（四）经前期紧张症的治疗

（1）治则。肝肾阴虚者，治宜滋肾养肝；气血不足者，治宜益气养血；肝气郁结者，治宜疏肝解郁；痰湿阻滞者，治宜化痰通络。

（2）部位及取穴。头部、腹部、背部、胁肋部，印觉、攒竹、太阳、神庭、头维、率谷、百会、风池、合谷、支沟、风池、天柱、太椎、膻中、期门、中脘、气海、关元、心俞、膈俞、肝俞、脾俞、胃俞、肾俞、八髎、血海、足三里、丰隆，三阴交，太溪、复溜、太冲。

（3）手法。一指禅偏峰推法、抹法、按揉法、推法、搓法、擦法。

（4）操作。

第一，基本操作。患者仰卧位。开大门、推攒竹、揉太阳穴各约1分钟用一指禅偏峰推法推前额约3分钟。指按揉印堂、神庭、头维、百会、率谷穴各约1分钟。顺时针摩腹5分钟，用一指禅推法推中脘、气海、关元穴各约1分钟。患者俯卧位。指按揉风池、天柱穴各约1分钟用一指禅推法推脊柱两侧膀胱经，自心俞至肾俞穴约5分钟。掌推背部膀胱经，自大椎到八髎穴，约1分钟。

第二，辨证加减。

肝肾阴虚证。按揉三阴交、复溜、太溪、肝俞、肾俞穴各约1分钟。横擦腰骶部，以透热为度。

气血不足证。气血不足证是指按揉血海、足三里、三阴交，膈俞、胃俞穴各约1分钟横擦背部脾胃区（左侧为重点），以透热为度。

气滞血瘀证。按揉合谷、期门、血海、膈俞、太冲穴柽约1分钟。一指禅推膻中穴约2分钟。擦胁肋部，以透热为度。

痰湿阻滞证。按揉支沟、风池，天柱、丰隆穴各约1分钟，搓擦涌泉穴，以透热为度。

二、痛经

痛经是指妇女在经行前后或时值经期出现周期性小腹疼痛，或痛引腰骶，重则剧痛难忍，甚至晕厥。

（一）痛经的病因病机

（1）气滞血瘀。素性抑郁、所欲不遂或郁怒伤肝，气郁不舒，血行失畅，瘀于子宫而作痛。

（2）寒湿凝滞。久居阴湿之地，经期冒雨、涉水或月经将至过食生冷，寒湿之邪各于冲任、胞宫，与血相搏，经血凝滞，使经前或经行气血下注不畅，壅滞胞宫而作痛。

（3）脾肾亏虚。禀赋素弱，久病虚弱、多产房劳，伤及肾气，或素体虚弱，或脾胃虚损，化源不足，精血亏虚，血海空虚，冲任、胞宫失于濡养而作痛。

（4）湿热蕴结。禀素湿热内蕴，嗜食肥甘厚腻酿湿生热，或经期、产后不慎感受湿热之邪，与血相搏，流注冲任，蕴结胞宫而作痛。

（二）痛经的诊断

（1）气滞血瘀证。经前或经期小腹胀痛，拒按，行经量少，行而不畅，血色紫暗有块，血块下后痛减，情志不畅，胸闷不舒，胸胁乳房胀痛，舌质暗紫，或边有瘀斑、瘀点，脉弦或涩。

（2）寒湿凝滞证。经前或经期小腹冷痛，甚则牵连腰脊疼痛，拒按，得热痛减，行经量少，血色紫暗有块，畏寒身痛，舌暗，苔白腻，脉沉紧。

（3）脾肾亏虚证。经期或经后1～2天内小腹绵绵作痛，喜按，按之痛减，伴有腰骶酸痛作胀，经少、色暗、质稀，或伴眩晕耳鸣，面色无华，神疲乏力，心悸气短，失眠健忘，颧红潮热，纳少便溏，舌淡，苔薄白或薄黄，脉沉细。

（4）湿热蕴结证。经前或经期小腹胀痛，有灼热感，报按，或小腹疼痛，经来加剧，或痛连腰骶，行经量多，色暗红，质稠有块，小便赤黄，低热起伏，舌紫红，苔黄腻，脉滑数或弦。

（三）痛经的鉴别诊断与治疗

发生在经期或经期内加重的腹痛，应与内、外、妇科诸病引起的腹痛相鉴别，如急性阑尾炎、膀胱炎、结肠炎、子宫内膜异位症、子宫肌瘤、卵巢恶性肿瘤、卵巢囊肿蒂扭转等相鉴别腹痛伴见停经、阴道流血时，应与异位妊娠、胎动不安等相鉴别注意追问病史，疼痛的确切部位、性质、程度、时间，结合腹部、妇科查体及相关辅助检查进行鉴别诊断。

（1）治则。气滞血瘀者，治宜行气化瘀；寒湿凝滞者，治宜散寒祛湿；脾肾亏虚者，治宜补脾益肾；湿热蕴结者，治宜清热利湿。

（2）部位及取穴。腹部、背部、腰骶部、胁肋部、百会、天突、曲池、膻中、中脘、神阙、气海、关元、章门、期门、命门、肝俞、膈俞、脾俞、胃俞、肾俞、八髎、足三里、血海、三阴交、阴陵泉、太冲、太溪、涌泉、丰隆。

（3）手法。一指禅推法、滚法、摩法、揉法、搓法、擦法。

（4）操作。

第一，基本操作患者仰卧位。医者用掌摩法摩腹约5分钟，用一指禅推法推任脉，自天突穴至关元穴，约5分钟掌揉中脘、气海、关元穴各约1分钟。患者俯卧位，用一指禅推法推脾俞、胃俞、肾俞、命门、八髎六各约1分钟，用滚法滚背部膀胱经约3分钟。用掌横擦八髎穴，以透热为度。

第二，辨证加减。

气滞血瘀证。按揉膻中、章门、期门、肝俞、膈俞、太冲穴各约1分钟，拿血海、三阴交各约1分钟，以酸胀为度g搓擦胁肋部，以透热为度。

寒湿凝滞证。按揉神阙、关元、血海、足三里、命门穴各约1分钟。横擦肾俞、命门穴，以透热为度。

脾肾亏虚证。指按揉百会、脾俞、胃俞、肾俞、命门、太溪、涌泉穴各约1分钟。直推督脉，以透热为度。

湿热蕴结证。按揉曲池、血海、阴陵泉、丰隆、三阴交穴各约1分钟。搓擦涌泉端穴，以透热为度。

三、不孕症

不孕症是指育龄妇女有正常的性生活，未采取任何避孕措施，与配偶同居 1 年以上，而未受孕者，被称为"原发性不孕症"；曾有过孕育史，而后未采取避孕措施，连续 1 年以上未再受孕者，被称为"继发性不孕症"。不孕症是一种常见的疾病，大约影响到至少 10% ~ 15% 的育龄夫妇。

（一）不孕症的病因病机

（1）肾虚。先天不足，或房事不节，或久病大病，或素体阳虚，或高龄等导致肾气、肾阴或肾阳不足。肾气虚则冲任虚衰无以摄精；肾阴不足则天癸乏源，冲任血海空虚，或虚热内生，热扰冲任；肾阳虚则命门火衰，寒客胞宫而不孕。

（2）肝气郁结。素性忧郁，或情志内伤，气机不畅，血行受阻，瘀滞于冲任胞宫而不孕。

（3）冲任血虚。素体虚弱，或大病久病，气血化生不足，冲任胞宫失养，或房劳多产，耗伤精血，冲任血海空虚，胞脉失养而导致不孕。

（4）痰湿阻滞。素体脾阳虚，或嗜食肥甘厚味，或劳倦思虑伤脾，脾失健运，水湿内停，聚湿成痰，内阻胞宫，无以摄精成孕而发病。

（二）不孕症的诊断

（1）肾虚证。婚久不孕，月经量少，甚至停经，腰膝酸软。肾气虚者，月经不调，色暗淡，神疲乏力，小便清长，舌淡苔薄，脉沉细；肾阴虚者，月经提前，经色鲜红，形体消瘦，头晕耳鸣，五心烦热，心悸失眠，舌红，苔少，脉细数；肾阳虚者，月经迟发，经色暗淡，性欲冷淡，带下量多，清稀如水样，小腹冷痛，夜尿频，舌淡暗，苔白，脉沉细尺弱。

（2）肝气郁结证。婚久不孕，月经先后不定期，量或多或少，色紫暗有血块，经前乳房及胸胁胀痛，烦躁易怒或精神忧郁，舌暗或舌边有瘀斑，脉弦细、

（3）冲任血虚证。婚久不孕，月经延后、量少、色淡，甚至停经，面色少华，神疲乏力，少气懒言，头晕眼花，失眠多梦，舌淡，苔薄，脉沉细而弱。

（4）痰湿阻滞证。婚久不孕，形体多为肥胖，月经延后，量或多或少，甚至停经，带下量多、色白质黏无臭，胸闷呕恶，肢体昏重，舌淡胖，苔白腻，脉滑。

（三）不孕症的治疗

（1）治则。肾虚者，治宜补肾益精；肝气郁结者，治宜疏肝理气；冲任血虚者，治宜益气养血，调理冲任；痰湿阻滞者，治宜化痰祛湿通络

（2）部位及取穴。腰背部、腹部，百会、天突、膻中、章门、期门、神阙、气海、关元、子宫、归来、大赫、气冲、四满、膈俞、脾俞、胃俞、肝俞、肾俞、命门、腰阳关、关元俞、八髎、血海、合谷、内关、足二：里、昆仑、地机、三阴交、丰隆、太溪、然谷、太冲。

（3）手法。一指禅推法、按揉法、揉法、擦法、椎法、掐揉法、振法、颤法。

（4）操作。

第一，基本操作。患者仰卧位。医者用一指禅推法推或用按揉法按揉气海、关元、足三里、三阴交穴各约1分钟，指推任脉，自天突至神阙穴约2分钟掌揉子宫、归来、大赫穴约5分钟。以神阙穴为中心，施以掌振颤法2～3分钟。患者俯卧位。按揉肾俞、气海俞、关元俞穴各约1分钟。掌推腰部脊柱两侧的膀胱经，自肾俞至关元俞穴，约5分钟。横擦命门、腰阳关、八髎穴，以透热为度。

第二，辨证加减。

肾虚证。肾气虚者，按揉肾俞、气海、然谷穴各约1分钟，肾阴虚者，按揉百会、地机、太溪穴各约1分钟。肾阳虚者，按揉命门、腰阳关、昆仑穴各约1分钟。

肝气郁结证。按揉章门、期门、膻中、太冲、肝俞、膈俞穴各约1分钟。

冲任血虚证。按揉血海、足三里、三阴交、脾俞、胃俞、肾俞穴各约1分钟。

痰湿阻滞证。按揉丰隆、气冲、四满、次髎穴各约1分钟，掐揉合谷、内关穴各约1分钟。

四、围绝经期综合征

妇女在绝经前后由于精神、心理、神经、内分泌和代谢变化而出现月经紊乱、情绪不定、烦躁易怒、潮热汗出、眩晕耳鸣、心悸失眠等症状，称为围绝经期综合征。属于"经断前后诸证"范畴，又称"更年期综合征"，常见于49岁左右的妇女。属于中医学"绝经前后诸证"的范畴。

（一）围绝经期综合征的病因病机

本病多因妇女年近绝经前后，肾气渐衰，天癸将竭，冲任亏虚，精血不足，脏腑失养而出现肾之偏盛偏衰现象肾阴阳失调，常涉及其他脏腑，以心、肝、脾为主。

（1）心肾不交。素有阴虚不足，或多产房劳，以致天癸渐竭，肾水不足，不能上济心火，心火独亢，扰动心神，神明不安，则心肾不交而发病

（2）肝肾阴虚。肝肾同居于下焦，乙癸同源，肾阴不足，精亏不能化血，致肝肾阴虚，

肝失柔养，肝阳上亢。

（3）脾肾阳虚。肾与脾先后天互相充养，素体阳虚，或过食寒凉食物而致脾阳受损，脾阳赖肾阳以温煦，绝经之年，肾气渐虚，命门火衰不能温煦脾阳，从而导致脾肾阳虚。

（4）气郁痰结。平素情绪不定，忧郁多疑，肝气不舒，郁而化火，蒸液成痰，痰气交阻而发本病。

（二）围绝经期综合征的诊断

（1）心肾不交证。绝经前后，月经紊乱，量或多或少，心悸、失眠多梦，烦躁健忘，潮热汗出，头晕耳鸣，腰膝酸软，口干唇燥，或见口舌生疮，舌红而干，苔少或无苔，脉细数。

（2）肝肾阴虚证。绝经前后，月经紊乱，经量或少或多或淋漓不尽，色淡质稀，头晕目眩，耳鸣，心烦易怒，潮热汗出，五心烦热，心悸不安，记忆减退，腰膝酸软，倦怠乏力，情志异常，恐惧不安，胸闷胁胀，或皮肤瘙痒如蚁爬，口燥咽干，小便短赤，大便干结，舌红，少苔或无苔，脉细数。

（3）脾肾阳虚证。绝经前后，白带清稀量多，月经量多或淋漓不尽，色淡质稀，面色晦暗，精神不振，头昏作胀，形寒肢冷，腰膝酸冷，腰酸如折，面浮肢肿，纳少便溏，小便清长而频，舌胖大，苔白滑，边有齿印，脉沉迟无力。

（4）气郁痰结证。情绪不稳，精神忧郁，善疑多虑，失眠，胸部闷塞，喉中异物感，吞之不下，咯之不出，体胖乏力，嗳气频作，腹胀不适，舌淡，苔白腻，脉弦滑。

（三）围绝经期综合征的鉴别诊断与治疗

围绝经期综合征多发生于绝经前期，此时为宫颈癌和子宫肌瘤好发阶段，需注意鉴别，通过妇科检查、宫颈刮片活检和子宫内膜活检不难鉴别。

（1）治则。注重滋肾益阴，佐以扶阳，调养冲任，充养天癸，平调肾中阴阳。心肾不交者，治宜滋阴降火，交通心肾；肝肾阴虚矜，治宜滋肾柔肝，育阴潜阳；脾肾阳虚者，治宜温肾健脾；气郁痰结者，治宜解郁化痰，行气散结。

（2）部位及取穴。头面部，腹部、腰部、脊柱两侧膀胱经、百会、风池、太阳、攒竹、四白、支沟、肩并、天突、膻中、期门、中脘、天枢、气海、关元、中极、心俞、肝俞、脾俞、胃俞、肾俞、命门、八髎、合谷、内关、曲池、血海、足三里、阳陵泉、阴陵泉、丰隆、三阴交、悬钟、太溪、太冲、浦袋，桥弓。

（3）手法按揉法。指禅推法、拿法、揉法、抹法、弹拨法、摩法、擦法、按揉法。

（4）操作。

第一，基本操作。患者仰卧位医者用鱼际揉法施于前额，约3分钟。用分抹法施干前额、眼眶和鼻翼两旁，约2分钟。用拇指按揉太阳、攒竹、四白穴各约1分钟。用一指禅推法推膻中、中脘、气海、关元、中极穴各约1分钟。患者俯卧位。拿风池、肩件各约1分钟。用一指禅推法或拇指按揉法施于心俞、肝俞，脾俞，胃俞、肾俞、命门、八髎穴各约1分钟。用弹拨法在腰部脊柱两侧的膀胱经上操作约2分钟。患者坐位。用拇指按揉百会穴约1分钟。拿五经约2分钟。

第二，辨证加减。

心肾不交证。指按揉合谷、内关、血海、足三里、三阴交、太溪、涌泉、肺俞、肾俞、心俞穴各约1分钟，用拇指推法或掌推法平推，从心俞至肾俞穴，约2分钟搓擦涌呆，以透热为度。

肝肾阴虚证。指按揉血海、阴陵泉、三阴交、太溪、太冲穴各约1分钟以神阙为中心，用掌摩法顺时针或逆时针方向摩腹约3分钟推桥弓穴约1分钟。

脾肾阳虚证。掌振关元穴约2分钟按揉三阴交、太溪穴各约2分钟。用掌横擦命门、八髎穴，以透热为度。

气郁痰结证。按揉犬突、膻中、期门、足三里、丰隆、太冲穴各约1分钟横擦八髎穴，斜擦涌泉，以透热为度。

第五章　五官科病的推拿要点与治疗

随着人们对中医治疗的关注，使越来越多的人知道，用推拿的方法治疗五官科病，不仅有较好的效果，而且更健康。本章对五官科病的推拿操作要点、五官科病的推拿治疗进行论述。

第一节　五官科病的推拿操作要点

人体是一个有机的整体，眼、耳、鼻、咽、喉、口齿位居人体上部，为清阳流行交汇之所，皆为清窍，以通为用。一方面，它们通过经络的沟通与内在的五脏六腑关系密切；五脏六腑之精气上注于目，则目能视；上注于鼻，则鼻能嗅；上注于耳，则耳能听；上注于口，则舌能知五味；上注于咽喉，则能正常呼吸等。另一方面，它们又是相对独立的器官，功能不同，各有所司，以通为用。故推拿治疗此类病证应建立"脏腑筋脉整体观"的指导思想，遵循"整体调理与局部调治相结合"的治疗原则，通过脏腑筋脉的整体调理及局部症状的对症治疗，促使该类病证全面康复。

五官科病证的发生，外因主要是感受风、寒、暑、湿、燥、火六淫之邪，内因多为七情、饮食、劳倦内伤及官窍之间的病变相互传变。各种致病因素引起脏腑功能失调，气血津液不能正常上行濡养清窍而为病。病变的初期和中期，以外邪侵袭、脏腑实热、痰湿阻滞、气滞血瘀等实证较多；疾病的中、后期，正气虚衰不足，以肝、心、脾、肺、肾五脏虚证较多。故推拿临床常以脏腑辨证和经络辨证为主。

一、重视脏腑辨证

《灵枢·五阅五使》曰："五官者，五脏之阅也。"眼能视万物、辨形状、察秋毫、别颜色，主要依靠肝、心、脾、肺、肾五脏精气的充养，其中与肝能储藏血液和调节血量有密切的关系，目为肝窍。《灵枢·大惑论》曰："五脏六腑之精气，皆上注于目而为之精，精之窠为眼，骨之精为瞳子，筋之精为黑眼，血之精为络，其窠气之精为白眼，肌肉之精为约束……上属于脑，后出于项中[①]。"耳能听声音、赏音乐，与肾、心、肝、胆、肺、脾关系密切，耳为肾之转。《灵枢·脉度》曰："肾气通于耳，肾和则耳能闻五音矣。"鼻能司呼吸、嗅气味，与肺、脾、胃、肝、胆、肾、心关系密切，鼻为肺之窍。《灵枢·脉度》曰："肺气通于鼻，肺和则鼻能知香臭矣。"咽喉为肺胃之系，与肺、脾、胃、肝、肾关系密切。《重楼玉钥·喉科总论》曰："喉者空虚，主气息出入呼吸，为肺之系，乃肺气之通道也。"口齿包括口、齿、唇、舌，与胃、脾、大肠、心、肾、肝等脏腑有密切的联系。《灵枢·脉度》曰："脾气通于口，脾和则口能知五谷矣。"所以五官科病证的病位主要在局部，但与所属脏腑关系密切。辨五官科病证的寒热虚实应注意脏腑功能的偏盛和偏衰。

二、强调经络辨证

头为诸阳之会，如《灵枢·邪气脏腑病形》曰："十二经脉，三百六十五络，其血气皆上于面而走空窍，其精阳气上走于目而为睛，其别气走于耳而为听，其宗气上出于鼻而为臭，其浊气出于胃，走唇舌而为味。"眼、耳、鼻、咽、喉、口齿等器官与脏腑之间的有机联系主要依靠经络连接贯通，五脏六腑的精、气、血、津液需要通过经络才能濡养五官，维持五官的正常功能，故五官的功能活动与经络关系密切。其中，"手之三阳，从手走头；足之三阳，从头走足"。手、足三阳经脉的循行与头面五官直接相关，手、足三阴经脉虽然不上行头面，但亦直接或间接与五官发生联系。

（一）眼与经络的关系

足三阳经之本经均起于眼或眼周围，手三阳经均有 1～2 条支脉止于眼或眼附近。起止、交接及循行于眼内眦的经脉有足太阳膀胱经、足阳明胃经、手太阳小肠经 3 条。足太阳膀胱

---

① 成为品. 推拿治疗学［M］. 北京：民族出版社，2018.

经起于目内眦之睛明穴，循行攒竹穴，过神庭、通天，斜行交督脉于巅顶百会穴；足阳明胃经起于鼻旁迎香穴，经过目内眦之睛明穴，与足太阳膀胱经交会；手太阳小肠经一支脉从面颊部别出，上走眼眶之下，抵于鼻旁，至目内眦之睛明穴，与足太阳膀胱经相接。起止、交接及循行于眼外眦的经脉有足少阳胆经、手少阳三焦经、手太阳小肠经 3 条[1]。足少阳胆经起于目外眦之瞳子髎，由听会过上关，上抵额角，下行耳后，经风池至颈，其一支脉从耳后入耳中，出耳前，再行至瞳子髎，另一支脉又从瞳子髎走大迎，会合手少阳经，到达眶下；手少阳三焦经有一支脉从胸上项，沿耳后翳风上行，出耳上角，到角孙，过阳白、口禾髎，再屈曲下行至面颊，直达眼眶之下，另一支脉入耳中，走耳前，与前一支脉交会于面颊部，到达目锐眦，与足少阳胆经相接；手太阳小肠经有一支脉循颈上颊，抵颧髎，上至目锐眦，过瞳子髎，后转入耳中。

与目系有联系的经脉有足厥阴肝经、手少阴心经和足太阳膀胱经。足厥阴肝经的主脉沿喉咙之后，行大迎、地仓、四白、阳白之外，直接与目系相连；手少阴心经的支脉系目系；足太阳膀胱经有支脉通过项部的玉枕穴入脑，直属目，称眼系。奇经八脉中，起止及循行路径与眼直接相关的有督脉、任脉、阳蹻脉、阴娇脉及阳维脉。

（二）鼻与经络的关系

鼻为血脉多聚之处，十二经脉及奇经八脉中，直接循行于鼻或鼻旁者有手足阳明、少阳、太阳、手少阴、足厥阴、督脉、任脉、阳蹻脉、阴蹻脉等 12 条。此外，尚有足太阳、足阳明经筋循行于鼻。

（三）口齿唇舌与经络的关系

齿为骨之余，舌为心之苗，口唇为脾之外候。口齿唇舌有赖于脏腑经脉气血、津液之温煦滋养，才能维持正常的生理活动。十二经脉中，与口齿唇舌关系

较为密切的经脉有手阳明大肠经、足阳明胃经、足太阴脾经、手太阳小肠经、足少阴肾经、手少阳三焦经、足厥阴肝经等。此外，奇经八脉中的冲脉、任脉、督脉也循行于口齿唇舌。

（四）咽喉与经络的关系

咽喉为头与躯干气血相连接的重要通道，鼻为经脉循行交会之处。十二经脉中，除足太阳膀胱经外，其余 11 条经脉皆直接循经咽喉；奇经八脉中，除督脉、带脉、阳维脉外，其余 5 条经脉皆循经咽喉。此外，尚有手足阳明、太阳、少阳 6 条经筋循行于咽喉。

---

① 范炳华，井夫杰，付国兵，等．推拿治疗学［M］．北京：中国中医药出版社，2016.

（五）耳与经络的关系

耳为宗脉之所聚，十二经脉与耳均有直接联系，其中，经脉直接循行于耳的有 7 条。足少阳胆经，其分支从耳后分出，进入耳中，走耳前，至目锐眦后方；手少阳三焦经，其分支从耳后分出，进入耳中，走耳前，至目锐眦；手阳明大肠经，其络支从颊下过耳前，会于耳中；足阳明胃经，环唇，交承浆，沿下颚后下方，经大迎，循颊车，上耳前，沿发际至前额；手太阳小肠经，其分支从缺盆循颈上颊，至目锐眦，入耳中；足太阳膀胱经，其分支从颠分出，向两侧下行至耳上角；手厥阴心包经，其脉如胸中，出循喉咙，出耳后，合少阳完骨之下。

第二节　五官科病的推拿治疗

一、近视（假性近视）

近视以视近清楚、视远模糊为特征，多发于青少年时期推拿治疗本病效果明显。

（一）近视的病因病机

学龄儿童在阅读、书写时离阅读、书写目标太近，或姿势不正，或光线过强、过弱，或过劳地使用目力等因素可导致近视。近视包括假性近视、真性近视，假性近视若得到及时而正确的治疗可以恢复正常视力，若治疗不及时、不正确，可逐渐发展为真性近视。

中医学认为本病多因先天禀赋不足、劳心伤神、肝肾精血不足，不能上充于又加上过用目力，目络瘀阻，目失濡养所致。

（二）近视的诊断

（1）心气不足证可伴有心烦，不寐，健忘，神疲，倦怠乏力，舌淡，苔薄，脉弱。

（2）脾虚气弱证可伴有纳呆，倦怠乏力，便溏，舌淡，苔薄白，脉弱。

（3）肝肾亏虚证可伴有头晕目眩，耳鸣，多梦，腰膝酸软，舌淡，少苔，脉细。

（三）近视的治疗

（1）治则。调和气血，疏通脉络。

（2）部位及取穴。眼眶、头面、腹部、腰骶部，攒竹、鱼腰、睛明、承泣、风池、心俞、膈俞、肝俞、脾俞、肾俞、足三里、光明、阴陵泉、三阴交、太溪。

（3）手法。按揉法、推法，擦法。

（4）操作。

第一，基本操作患者仰卧位。医者开天门，分额阴阳，用大鱼际揉法揉患者前额 2 ~ 3 分钟，分推眼眶 2 ~ 3 次。勾点攒竹、鱼腰，每穴约 20 秒，重复 2 ~ 3 次用拇指按揉睛明、承泣、足三里、光明，每穴约 1 ~ 2 分钟患者俯卧位用拇指按揉风池、肝俞、脾俞、肾俞，每穴约 1 ~ 2 分钟。

第二，辨证加减。

心气不足证。用拇指按揉心俞、膈俞，每穴约 2 分钟。

脾气虚弱证。患者仰卧位，掌揉患者腹部约 3 分钟用拇指按揉脾俞、三阴交、阴陵泉，每穴约 1 分钟。

肝肾亏虚证。用掌横擦腰骶部，以透热为度用拇指按揉太溪穴约 2 分钟。

二、过敏性鼻炎

过敏性鼻炎是特异性个体接触过敏原后鼻黏膜的炎症反应性疾病，其主要症状是反复喷嚏、流清涕、鼻塞和鼻痒，患者常伴眼痒，结膜充血或流泪。

（一）过敏性鼻炎的病因病机与诊断

本病主要由于肺气虚，卫表不固，腠理疏松，风寒乘虚而入，犯及鼻窍，肺气不得通调，津液停聚，鼻窍壅塞，遂致打喷嚏流清涕。肺气的充实，有赖于脾气的输布。脾气虚则肺气虚。

（1）有阵发性鼻内发痒、连续打喷嚏、流稀薄黏液样涕、鼻塞、嗅觉减退等典型临床表现，结合过敏史即时初步诊断。

（2）鼻腔检查。见鼻黏膜高度水肿，苍白或略带紫色，鼻涕涂片见杯状细胞或白细胞，抗体异常。

（二）过敏性鼻炎的治法

（1）治则。温肺祛邪、益气固卫；补肾健脾、宣通鼻窍。

（2）手法。推法、点按法、揉法、拿法、擦法等。

（3）取穴。四白、迎香、肺俞、脾俞、肾俞、风池、素髎、承灵、脑空、攒竹、禾髎等穴。

（4）操作。

第一，患者取仰卧位。医者站其右侧，先用双拇指腹自攒竹穴沿鼻翼两侧轻推至迎香穴，往返 5 次，然后用一手拇指与示指对称揉捏其鼻根部至其鼻内有酸胀感，再慢慢向下沿鼻翼两侧揉至迎香穴接着用一手的拇指腹按揉其根部，至其鼻内有酸胀感，最后点按两侧四白、迎香、禾髎等穴位，拇指、示指对称掐捏其素髎穴，以上各穴均操作约 1 分钟。

第二，患者取俯卧位。医者站其左侧，先在其肩背部施用滚法 2 ~ 3 分钟，然后自其天柱穴至肾俞穴进行指捏法 3 ~ 5 分钟，最后依次点按肺俞、脾俞、肾俞各 1 分钟，均以得气为佳。患者取坐位医者站其后，先点、按、掐承灵、脑空、风池各 2 分钟，然后嘱患者配合深呼吸 5 次，最后再提拿两侧肩井穴 5 次。

三、慢性扁桃体炎

慢性扁桃体炎为咽部常见疾病，多由急性扁桃体炎反复发作或因扁桃体隐窝引流不畅，其内细菌滋生繁殖而演变为慢性炎症。由于积存的细菌不断分泌毒素，并经过腺窝周围的血管网传播到全身。因而扁桃体成为不少全身性疾病如风湿热、肾炎等的病灶，这也正是其危害所在。

（一）慢性扁桃体炎的病因病机

（1）肺肾阴虚，虚火上炎。邪毒滞留，灼伤阴津或温热病后，肺肾亏损，津液不足，不能上输滋养咽喉，阴虚内热，虚火上炎，与余邪互结喉核而为病。

（2）脾胃虚弱，喉核失养。素体脾胃虚弱，不能运化水谷精微，气血生化不足，喉核失养；或脾不化湿，湿浊内生，结聚于喉核而为病。

（3）痰瘀宽结，凝聚喉核。余邪滞留，日久不去，气机阻滞，痰浊内生，气滞血瘀，痰瘀互结喉核，脉络闭阻而为病。

（二）慢性扁桃体炎的诊断

（1）肺肾阴虚证。咽部干燥，微痒微痛，哽哽不利，午后症状加重，午后颧红，手足心热，失眠多梦，或干咳少痰，耳鸣眼花，腰膝酸软。大便干，舌质红干，苔少。

（2）脾胃虚弱证。咽干痒不适，异物梗阻感，咳嗽痰白，胸脘痞闷，易恶心呕吐，口淡不渴，大便不实，舌质淡，苔白腻，脉缓弱。

（3）痰瘀互结证。咽干涩不利，或刺痛胀痛，痰黏难咯，迁延不愈，全身症状不明显，舌质略有瘀点，带白腻，脉细涩。

（三）慢性扁桃体炎的治疗

（1）治则。扶正祛邪，利咽消肿。

（2）部位及取穴。预部、股部、人迎、风池、风府、天突，中脱，肩井、肺价、期俞、脾俞、胃俞。特俞。曲池、太湖、血际、合谷。血海、足三里，太溪，酒泉。

（3）手法。一指神推法、按揉法、摩法、擦法、推法、点法、按法、揉法、拿法[①]。

（4）操作。

第一，基本操作患者坐位，医者站于患者背后。用虎口轻轻卡住颈部，用拇指、发绀的螺纹面着力上下排擦领部约 5 分钟。用拇指按抹风府、风池穴各 1～2 分钟。拿风池、肩井各 1～2 分钟。用勾揉法勾揉天突穴 1～2 分钟。用大拇指与食指螺纹面轻揉喉结周围 2～3 分钟。用拇指轻揉双侧入迎 1～2 分钟。用一手拇指点按曲池、合谷、鱼际穴，每穴 1～2 分钟。

第二，辨证加减。

肺肾阴虚证。用拇指按抹大渊。肺俞、肾俞、大溪、涌泉穴，每穴约 1 分钟。用擦法擦足底，以透热为度。

脾胃虚弱证。用学摩法顺时针方向摩股，约 5 分钟。用拇指按揉法或一指禅推法施于中脘，足三里、脾俞。胃俞六，每穴约 1 分钟。

痰瘀互结证。用拇指按揉法或一指神推法施于中脱、足三里、血海、膈俞穴，每穴约 1 分钟。用掌横擦膈俞。以透热为度。

---

① 吕明，黄锦军，魏玉龙，等 . 推拿治疗学（第 2 版）［M］. 北京：中国医药科技出版社，2018.

第二部分　物理治疗

第六章　物理治疗概述

物理治疗（physical therapy，PT）是应用自然界和人工的各种物理因子，如声、光、电、磁、热、冷、矿物质和机械、运动等作用于人体，并通过人体神经、体液、内分泌等生理机制的调节，用以达到预防、治疗和康复目的的方法。本章内容包括物理治疗学概念解析、物理治疗的分类与特点、物理治疗方法的发展与展望。

第一节　物理治疗学概念解析

随着科学技术和社会的发展，物理治疗的定义、范围在不断地充实和扩展，其在康复医学中的地位也在不断提高，已发展成为康复医学的主要组成部分。关于物理治疗的定义，有一个不断完善的过程：

世界物理治疗联盟（WCPT）定义物理治疗是使用治疗性训练、热、冷、水、按摩与电等进行治疗的科学。治疗的目的是减轻疼痛、预防和矫正功能障碍，以及最大限度地恢复体力、活动能力和协调能力。

美国物理治疗学会定义物理治疗是一种医疗专业，主要目的是促进人体的健康与功能，通过运用科学原则，以预防、诊断、评定、矫正或减轻急、慢性运动功能障碍。

因此，物理治疗主要由运动疗法和物理因子疗法组成。是通过主被动运动、冷、热、光、水、电、按摩、教育指导等手段对人体进行治疗的技术与科学。其治疗目的包括减轻疼痛、促进循环、预防和改善残疾，最大限度地恢复残疾者的力量、移动能力与协调性。物理治疗也包括为确定神经支配障碍和肌力障碍的情况所做的相关电检测和徒手检测、确定功能障碍的测试、关节活动范围及肺活量的测量等。

根据定义，物理治疗可以分为两大类：一类是以功能训练和手法治疗为主要手段，又称为运动治疗或运动疗法；另一类是以各种物理因子（如声、光、电、磁、热、冷、水等）为主要手段，又称为理疗。

物理治疗学（physiatrics）是一门研究各种天然或人工物理因子的物理性质、生物学作用、治疗方法与技术，以及临床应用的学科。物理治疗学不仅研究物理因子对人体整体功能水平的影响，同时也研究物理因子对人体细胞、分子等超微结构形态变化的影响。

物理治疗学是研究如何通过各种类型的功能训练（functional training）、手法治疗（manual therapy），并借助于电、光、声、磁、冷、热、水、力等物理因子（physical agent）来提高人体健康，预防和治疗疾病，恢复、改善或重建躯体功能的一种专门学科，是康复治疗手段的基本构成、康复医学的重要内容，也是康复治疗师特别是物理治疗师必须掌握的技能之一。

第二节　物理治疗的分类与特点

一、运动疗法及其特点

运动疗法是物理治疗的核心部分，又称为治疗性训练，包括被动运动、主动运动、反射运动等所有运动形式。是依据生物力学、人体运动学、神经生理与神经发育学的基本原理，利用力学的因素如躯体运动、牵引、按摩、徒手技术（手法操作）、借助于器械的运动等，通过主动和被动运动使局部或整体功能得以改善，对运动功能障碍的患者进行针对性的治疗和训练，以保持、重新获得功能或防止继发性功能丧失的重要治疗方法。

常用的运动疗法包括关节活动术、关节松动术、肌力及耐力训练技术、软组织牵伸技术、体位转移训练技术、平衡与协调技术、步态训练技术、牵引疗法、心肺功能训练技术等。运动疗法具有如下特点：

第一，具有高度的选择性和特异性。由于患者的病损情况、功能状态、个体差异、治疗目标以及各种运动疗法作用的不同，康复医师及治疗师在进行运动治疗前，需要对患者做全面的医学评定。评定包括三个方面：一是对伤病本身；二是对功能状态；三是对全身状况的评定。评定的目的在于提高治疗的针对性和目的性，在临床应用中，每个患者的运动治疗方案必须在全面评定的基础上，根据患者的病损状况、病程、目前的功能状态及残存功能来制定具有针对性的、适合于个体化的运动治疗措施。

第二，强调患者的主动参与。相对于传统临床治疗方法一般没有患者的主动活动或只是被动接受治疗，运动疗法主要是通过躯体的主动运动达到维持、改善各器官和各系统功能的目的。它是利用患者或功能障碍者自身的运动，以达到防治疾病、促进身心功能的恢复和发展而进行的治疗。在临床运用时，医师和治疗师应重视充分调动患者的积极性，通过患者积极主动的运动锻炼来达到改善和恢复功能的目的。

第三，对象是功能障碍。运动疗法主要针对的是肌肉及骨骼疾患、中枢或周围神经损伤以及心、肺疾患等所导致的功能障碍。

第四，内容丰富，适应面广。运动疗法是康复医学中最基本的治疗方法，也是现代物理治疗学的重要组成部分。

二、神经生理学相关疗法及其特点

（一）神经生理疗法及其特点

神经生理疗法（neurophysiological therapy，NPT）是根据神经生理学的理论，利用特殊的运动模式、反射活动、本体和皮肤刺激以抑制异常的运动，促进正常的运动；或顺应中枢神经损伤后运动功能恢复的规律，促进运动功能的恢复，以治疗神经肌肉，特别是中枢神经损伤引起的运动功能障碍的一类治疗方法。常用的神经生理疗法包括 Bobath 疗法、Brunnstrom 疗法、Rood 疗法、本体感觉神经肌肉促进技术（proprioceptive neuromuscular facilitation，PNF）等。神经生理疗法的共同特点如下：

第一，以中枢神经系统损伤所致的功能障碍作为治疗的重点对象，将神经发育学、神经生理学的基本原理和原则应用到脑损伤后运动障碍的康复治疗中。

第二，把治疗与功能性活动特别是日常生活活动结合起来，在治疗环境中学习动作，在实际环境中使用已经掌握的动作并进一步发展技巧性动作。

第三，按照头—尾、近端—远端的神经和运动发育顺序治疗，将治疗变成学习和控制动作的过程，在治疗中强调先做等长练习，后做等张练习；先练习离心性控制，再练习向心性控制；先掌握对称性的运动模式，后掌握不对称性运动模式。

第四，治疗中应用多种感觉刺激，包括躯体、语言、视觉等，并认为重复强化训练对动作的掌握、运动控制及协调具有十分重要的作用。

第五，工作方式上，强调早期治疗、综合治疗以及各相关专业的全力配合，如物理治疗、作业治疗、言语治疗、心理治疗以及社会工作者等的积极配合；重视患者及其家属的主动参与，这是治疗成功与否的关键因素。

（二）运动再学习疗法及其特点

运动再学习疗法（motor relearning programme，MRP）是把中枢神经系统损伤后运动功能的恢复视为一种再学习或再训练过程的治疗方法。运动再学习疗法是在总结神经生理疗法优点和不足的基础上，利用了学习和动机的理论以及人类运动科学和运动技能获得的研究成果，提出的对中枢性损伤患者进行再教育，以恢复其运动功能的治疗方法。运动再学习疗法的特点如下：

第一，以神经生理学、运动科学、生物力学、行为科学等为理论基础，以脑损伤后脑的可塑性和功能重组为理论依据。

第二，治疗是一个再学习的过程，任何有组织的活动都是反复实践的结果，学习是一种反复实践并最后变成习惯和经验的过程。认为实现功能重组的主要条件是需要进行针对性的练习活动，练习得越多，功能重组就越有效，特别是早期练习相关的运动。

第三，中枢性损伤后运动恢复的再学习过程，除了用神经生理学观点指导外，还应结合生物力学、肌肉生物学和行为科学的理论，充分利用现代运动学习的信息加工理论的指导。

第四，运动再学习疗法主张充分利用通过多种反馈（视、听、皮肤、体位、手的引导）来强化训练效果，充分利用反馈在运动控制中的作用。

其他相关疗法包括引导式教育、Vojta法、感觉统合训练等。

三、物理因子疗法及其特点

物理因子疗法又称理疗，是指以物理因子如温热（热）、电、声、光（红外线、紫外线、激光）、水、磁、冷（利用冰、冷水等）等进行治疗的方法。物理因子治疗的历史悠久，手段丰富多样，临床应用极为广泛，是物理治疗学的重要内容，也是康复医学的重要治疗手段。常用的物理因子疗法包括直流电疗法、低频电疗法、中频电疗法、高频电疗法、光疗法、超声波疗法、传导热疗法、压力疗法、磁疗法、水疗法、冷疗法与冷冻疗法、生物反馈疗法等。物理因子疗法的特点如下：

第一，物理因子疗法范围极广，包括多种自然物理因子及人工物理因子的应用。

第二，物理因子疗法作用广泛、副作用少、见效快、疗效持久，且在正确应用条件下对患者不会造成损伤及痛苦。

第三，相对于其他康复疗法而言，物理因子疗法对单一器官或组织的针对性更强。

第四，临床和实验研究表明，物理因子疗法与药物科学的综合应用具有显著的协同作用，从而显著提高疗效。

第五，物理因子疗法在临床运用广泛，可用于炎症性疾病、创伤性疾病、功能性疾病、疼痛性疾病、血管痉挛及末梢循环障碍性疾病、变态反应性疾病、多种皮肤病等。

四、中国传统康复疗法及其特点

中国传统康复疗法是以中医理论为基础，运用针灸、推拿、传统功法训练等进行治疗的方法。中国传统康复疗法的历史悠久、手段独特、方式多样，广为中国百姓所接受，近年来也传播于海外，受到世界认同。中国传统康复疗法是具有中国特色的康复疗法，也是现代康复医学的重要补充。常用的中国传统康复疗法包括针灸、推拿、传统功法训练、中药熏蒸、穴位敷贴、中药离子导入等。中国传统康复疗法的特点如下：

第一，中国传统康复疗法以中医基础理论为指导，具有十分鲜明的学术特点。

第二，中国传统康复疗法历史悠久，是千百年来中国医生在临床实践基础上的经验总结，操作简单、使用方便、掌握容易、价格低廉。

第三，中国传统康复疗法作用广泛、起效快捷、疗效持久，副作用少。

第四，中国传统康复疗法远播海外，逐渐受到西方主流医学的重视；有关中国传统康复疗法的科学研究成果在世界权威杂志的报道与日俱增，彰显传统康复疗法，逐渐被世界医学所接受。

第三节　物理治疗方法的发展与展望

现代物理学促进了医学的发展，同时也使古老的物理疗法得以不断完善，并充实了丰富的内容。

远在 17 世纪产生了静电疗法；在 18 世纪产生了直流电疗法；在 18 世纪下半叶日光疗法有了进一步发展；在 19 世纪产生了感应电疗法、直流—感应电诊断（古典式电诊断）、直流电药物导入疗法、达松伐电疗法（长波疗法）同时产生并迅速发展了现代光疗中的红外线疗法和紫外线疗法；20 世纪以来由于科学技术的飞跃发展，理疗技术、理疗在医学中的应用和作用原理研究获得了全面显著的发展——在 20 世纪上半叶产生了中波、短波、超短波、微波、超声等物理疗法；自 20 世纪 50 年代以来，低、中频电疗法有了新的发展，水疗、磁疗等进而受到重视，并在应用技术方面有了发展提高；特别是在 20 世纪 60 年代实现的激光技术对全部科学（包括医学在内）的发展正在发挥着日益重大作用，激光疗法已成为现代光疗学的重要组成部分；除此之外，在 70 年代获得显著发展的射频治癌和光敏诊治癌症技术受到了世界上许多国家的重视。

我国作为世界文明古国，虽然在运用物理疗法方面有着悠久的历史，但在中华人民共和国成立前，物理治疗仅在极少数大医院开展。1949年中华人民共和国成立后，党和政府极为重视广大人民群众的卫生保健事业，在较短的时间内，医疗卫生工作显著发展，同时理疗学专业也受到了重视。至20世纪50年代后期，现代理疗学专业在我国从无到有，取得了全面的发展。1958年5月成立了中华医学会理疗学会筹委会。1978年中华医学会理疗学会正式成立，创建了《中华理疗杂志》与《中华物理学杂志》。20世纪80年代以后，我国相继成立了中华医学会物理医学与康复学会、中国康复医学会、中国残疾人康复协会等学术团体，出版了《中华物理医学与康复杂志》《中国康复》《中国康复医学杂志》《中国康复医学理论与实践》等专业杂志。

进入21世纪，随着医学模式的变化，康复医学的重要性日益突出，以及医学科技进步等各方面因素的影响，物理治疗学的发展将会迎来新的契机。

第七章　物理治疗之运动疗法

运动治疗是根据疾病特点和患者的功能情况，借助治疗者的手法、治疗器械或患者自身进行，通过针对性的运动方式，进行全身或局部的运动以达到治疗目的的方法。本章内容包括关节活动术与关节松动术、肌肉训练技术、体位转移技术、肌肉牵伸技术、平衡与协调技术、步行功能训练、心肺功能训练。

第一节　关节活动术与关节松动术

一、关节活动技术

利用各种方法维持和恢复因组织粘连或肌肉痉挛等多种因素导致的关节功能障碍的运动治疗技术，称为关节活动技术，包括手法技术，利用设备的技术，利用患者自身体重、肢体位置和强制运动的训练等[1]。

（一）关节的构成

1. 关节的基本构造

（1）关节面：每个关节至少有两个相互对应的关节面，有的关节面一端呈球形，称关节头，而对应的一端呈凹面形，称关节窝。关节面由光滑的关节软骨构成，有利于关节的活动。

（2）关节囊：附着于关节面周缘及附近骨上，密封关节腔。分为两层，外层为纤维层，厚而坚韧，由致密的纤维结缔组织构成，有丰富的血管和神经。内层为滑膜层，薄而柔润，

---

[1]　燕铁斌. 物理治疗学［M］. 北京：人民卫生出版社，2018.

由疏松结缔组织构成。有的滑膜层形成滑膜皱襞，起到补充关节空隙和分泌润滑液的作用；有的向外膨出成为滑液囊。

（3）关节腔：由关节囊和关节面所围成的腔隙叫关节腔。腔内有滑液。腔内压力为负压，对稳定关节起着重要作用。

2. 关节的辅助结构

（1）关节盘：由纤维软骨构成，常似圆盘状或半月状，中间薄周边厚，位于两关节之间，周缘与关节囊结合，具有减轻冲撞和震动的作用。

（2）关节盂缘：是附着在关节窝周围的纤维软骨环，有增大关节面、加深关节窝、使关节更加稳固的作用，肩、髋关节均有之。

（3）滑膜皱襞：起着补充关节空隙和分泌润滑液的作用。

（4）关节韧带分布在关节周围或关节内。具有连接两关节骨，限制关节运动的作用。

（二）关节活动的类型与功能

1. 关节活动的类型

关节活动依用力程度的不同分为主动关节活动、主动—助力关节活动和被动关节活动三种类型。

（1）主动关节活动：作用于关节的肌肉随意收缩使关节运动时通过的运动弧过程为主动关节活动。

（2）主动—助力关节活动：作用于关节的肌肉随意收缩，外加一定助力使关节运动通过的运动弧过程为主动—助力关节活动。

（3）被动关节活动：完全由外力使关节活动通过的运动弧过程为被动关节活动。

2. 关节的活动度和稳定性

关节的功能取决于其活动度和稳定性：一般情况下，稳定性大的关节活动度小。上肢关节有较大的活动度，而下肢关节有较大的稳定性。影响关节活动度和稳定性的因素有：

（1）构成关节两个关节面的弧度之差：差别大时活动度大，稳定性低；差别小时则相反。

（2）关节囊的厚薄与松紧度：关节囊薄而松弛，则关节的活动度大，反之则小。

（3）关节韧带的强弱与多少：关节韧带弱而少，则关节的活动度大，反之则小。

（4）关节周围肌群的强弱与伸展性：一般来说，骨骼和韧带对关节的静态稳定起主要作用，肌肉拉力对动态稳定起主要作用。

（三）关节活动的改善技术与方法

1. 主动运动

适应面广，不受场地限制，患者主动用力收缩肌肉完成的关节运动或动作，以维持关节活动范围的训练。主要用于治疗和防止关节周围软组织挛缩与粘连，保持关节活动度，但在重度粘连和挛缩时治疗作用不太明显。最常用的是各种徒手体操。根据关节活动受限的方向和程度，设计一些有针对性的动作，可以个人练习，也可以把有相同关节活动障碍的患者分组集体练习。

（1）设备与用具。徒手、各种关节活动器具和设备。

（2）操作方法与步骤。①根据患者情况选择进行单关节或多关节、单方向或多方向的运动；根据病情选择体位，如卧位、坐位、跪位、站位和悬挂位等。②在康复医师或治疗师指导下由患者自行完成所需的关节活动；必要时，治疗师的手可置于患者需要辅助或指导的部位。③主动运动时动作宜平稳缓慢，尽可能达到最大幅度，用力至引起轻度疼痛为最大限度。④关节的各方向依次进行运动。⑤每一动作重复 10 ~ 30 次，2 ~ 3 次 / 天。

2. 主动助力运动

在外力辅助下，患者主动收缩肌肉完成的运动或动作。助力可由治疗师、患者健肢、器械、引力或水的浮力提供。这种运动常是由被动运动向主动运动过渡的形式，其目的是逐步增强肌力，建立协调动作模式。

常用的有器械练习和滑轮练习。

（1）器械练习是利用器械为助力，借助杠杆原理，带动活动受限的关节活动。应用时应根据病情及治疗目的，选择相应的器械，如肩轮、肩梯、体操棒、火棒、肋木，以及针对四肢不同关节活动障碍而专门设计的练习器械，如肩关节练习器、肘关节练习器、踝关节练习器等。如肩梯训练，患者靠近肩梯站立，利用手指向上方做攀缘动作，逐步扩大肩关节的活动范围。

（2）滑轮练习主要用于伸展患侧的挛缩组织，改善关节的活动范围，利用滑轮和绳索，以健侧肢体帮助患侧肢体活动。如^关节的上举训练，患者取坐位，通过滑轮用健侧肢体带动患侧受限的关节进行屈曲、伸展等活动。^

（3）设备与用具。肩梯、体操棒、滑板、滑轮装置等。

（4）操作方法与步骤：①由治疗师或患者健侧肢体徒手或通过棍棒、绳索和滑轮等装置帮助患肢主动运动，兼有主动运动和被动运动的特点。②训练时，助力可提供平滑的运动；助力常加于运动的开始和终末，并随病情好转逐渐减少。③训练中应以患者主动用力为主，并作最大努力；任何时间均只给予完成动作的最小助力，以免助力替代主动用力。④关节的各方向依次进行运动。⑤每一动作重复 10 ~ 30 次，2 ~ 3 次 / 天。

3. 被动运动

被动运动可保持肌肉的生理长度和张力，维护关节正常形态和功能，维持关节的正常活动范围，特别对于治疗轻度关节粘连或肌痉挛，是不可缺少的方法之一；而对于肌肉瘫痪的患者，在神经功能恢复前进行关节的被动运动，可以达到维持关节正常活动范围的目的。被动运动根据力量来源不同分为两种：一种是由经过专门培训的治疗人员完成的被动运动，如关节可动范围内的运动和关节活动技术；一种是借助外力或器具由患者自己完成的被动运动，如关节功能牵引、持续性被动活动等。

常用的有徒手被动关节活动训练和器械被动关节活动训练。

（1）徒手被动关节活动训练

患者自身或在治疗师帮助下完成关节运动，以维持和增大关节活动范围的训练方法。

设备与用具：不需要设备。

操作方法与步骤：①患者取舒适、放松体位，肢体充分放松；②按病情确定运动顺序，由近端到远端（如肩到肘，髋到膝）的顺序有利于瘫痪肌的恢复；由远端到近端（如手到肘，足到膝）的顺序有利于促进肢体血液和淋巴回流；③固定肢体近端，托住肢体远端，避免代偿运动；④动作缓慢、柔和、平稳、有节律，避免冲击性运动和暴力；⑤操作在无痛范围内进行，活动范围逐渐增加，以免损伤；⑥用于增大关节活动范围的被动运动可出现酸痛或轻微的疼痛，但可耐受；不应引起肌肉明显的反射性痉挛或训练后持续疼痛；⑦从单关节开始，逐渐过渡到多关节；不仅有单方向，而且应有多方向的被动活动；⑧患者感觉功能不正常时，应在有经验的治疗师指导下完成被动运动；⑨每一动作重复 10～30 次，2～3 次/天。

（2）器械被动关节活动训练。

利用专用器械使关节进行持续较长时间缓慢被动运动的训练方法。

设备与用具：对不同关节进行连续被动运动训练，可选用各关节专用的连续被动运动训练器械，包括针对下肢、上肢、甚至手指等外周关节的专门训练设备。

操作方法与步骤：①开始训练的时间：可在术后即刻进行，即便手术部位敷料较厚时，也应在术后 3 天内开始；②将要训练的肢体放置在训练器械的托架上，固定；③开机，选择活动范围、运动速度和训练时间；④关节活动范围：通常在术后即刻常用 20°～30° 的短弧范围内训练；关节活动范围可根据患者的耐受程度每日渐增，直至最大关节活动范围；⑤确定运动速度：开始时运动速度为每 1～2 分钟一个运动周期；⑥训练时间：根据不同的程序，使用的训练时间不同，每次训练 1～2 个小时，也可连续训练更长时间，根据患者的耐受程度选定，1～3 次/天；⑦训练中密切观察患者的反应及连续被动运动训练器械的运转情况；⑧训练结束后，关机，去除固定，将肢体从训练器械的托架上放下。

（四）关节活动技术的临床应用

1. 适应证

（1）主动和主动－辅助关节活动度练习。患者可主动收缩肌肉，有或无辅助条件下可活动身体的该部分；肌肉较弱（低于3级）采用主动－辅助关节活动度练习；有氧练习时，多次重复的主动或主动－辅助关节活动度练习改善心血管和呼吸功能。

（2）被动关节活动度练习。患者不能主动活动身体的该部分，昏迷、麻痹、完全卧床休息、存在炎症反应、关节挛缩粘连松解术后四肢骨折切开复位内固定术后、肌痉挛、主动关节活动导致疼痛等。

（3）特殊情况。身体的某一部分处于制动阶段，为保持其上下相邻关节的功能，并为制动关节活动做准备；卧床患者避免循环不良、骨质疏松和心肺功能的降低。

2. 禁忌证

各种原因所致的关节不稳定、关节内未完全愈合的骨折、关节急性炎症或外伤所致的肿胀、骨关节结核和肿瘤、运动造成该部位新的损伤、运动导致疼痛、炎症等症状加重等。

二、关节松动技术

关节松动技术（joint mobilization）是现代康复治疗技术中的基本技能之一，是治疗师在患者关节活动允许范围内完成的一种手法操作技术，临床上用来治疗关节因力学因素导致的功能障碍如疼痛、活动受限或僵硬（活动受限或僵硬与疼痛的顺序是否需要调整）等，具有针对性强、见效快、患者痛苦小，容易接受等特点。

（一）手法操作时关节的运动类型

关节松动技术常用关节的生理运动和附属运动作为手法操作的基本运动类型。

（1）生理运动（physiological movement）是指关节在生理范围内完成的活动。如关节的屈/伸、内收/外展、旋转等。生理运动可以由患者主动完成，也可以由治疗师被动完成，在关节松动技术操作中，生理运动就是一种被动运动。

（2）附属运动（accessory movement）是指关节在允许范围内完成的活动，附属运动是维持关节正常活动不可缺少的一种运动，一般不能通过关节的主动活动来完成，而需要由其他人或健侧肢体的帮助才能完成。例如，滑动、滚动、分离（包括垂直分离和水平分离）或牵引等，均属于附属运动中常用的手法。应用举例，一个人不能主动地使脊柱任何一个相邻的关节（如颈椎）发生分离，但他人可以通过类似于牵引的方式比较容易地完成上述活动；又如，一个人也不能主动地使掌指关节发生轴向分离，但借助于健侧手的帮助，可以，容易地完成掌指关节的轴向分离。这些活动都属于关节的附属运动。

（3）生理运动与附属运动的关系。两者关系密切。当关节因疼痛、僵硬而限制了活动时，其关节的生理运动和附属运动都有可能受到影响。如果生理运动恢复后，关节仍有疼痛或僵硬，则可能关节的附属运动尚未完全恢复正常治疗时通常在改善关节的生理运动之前，先改善关节的附属运动；而关节附属运动的改善，又可以促进关节生理运动的改善。

（二）关节松动技术的手法等级

与传统医学中的手法治疗相比，关节松动技术的最大特点是对操作者施加的手法进行分级。这种分级具有一定的客观性，不仅可以用于记录治疗结果，也可以用于临床研究。

1. 分级标准

手法分级是以关节活动的可动范围为标准，根据手法操作时活动（松动）关节所产生的范围的大小，将关节松动技术分为 4 级。

Ⅰ级：治疗师在关节活动允许范围内的起始端，小范围、节律性地来回推动关节。

Ⅱ级：治疗师在关节活动允许范围内，大范围、节律性地来回推动关节，但不接触关节活动的起始端和终末端。

Ⅲ级：治疗师在关节活动允许范围内，大范围、节律性地来回推动关节，每次均接触到关节活动的终末端，并能感觉到关节周围软组织的紧张。

Ⅳ级：治疗师在关节活动的终末端，小范围、节律性地来回推动关节，每次均接触到关节活动的终末端，并能感觉到关节周围软组织的紧张。

2. 手法等级选择

治疗时根据关节在附属运动或生理运动时是以疼痛为主还是以僵硬为主来选择手法的等级：

一般而言，Ⅰ、Ⅱ级手法适用于治疗因疼痛而引起的关节活动受限；Ⅲ级手法适用于治疗关节疼痛并伴有关节僵硬；Ⅳ级手法适用于治疗关节因周围组织粘连、挛缩而引起的关节活动受限。手法分级范围随着关节可动范围的大小而变化，当关节活动范围减小时，分级范围相应减小，当治疗后关节活动范围改善时，分级范围也相应增大。

（三）治疗作用

1. 缓解疼痛

当关节因肿胀或疼痛不能进行全范围活动时，关节松动可以通过活动关节促进关节液的流动，增加关节软骨和软骨盘无血管区的营养，从而缓解疼痛。同时可以防止因关节活动减少而引起的关节退变，这些是关节松动的力学作用，关节松动的神经学作用表现在关节松动可以抑制脊髓和脑干致痛物质的释放，提高痛阈。

2. 改善关节活动范围

动物实验及临床均发现，关节不活动可以引起组织纤维增生，关节内粘连，肌腱、韧带和关节囊挛缩。关节松动技术，特别是Ⅲ、Ⅳ级手法，由于直接牵伸了关节周围的软组织，因此，可以保持或增加关节周围软组织的伸展性，改善关节的活动范围。

3. 增加本体反馈

本体感受器位于关节周围的韧带、肌腱和关节囊，关节松动由于直接活动了关节、牵伸了关节周围的韧带、肌腱和关节囊，因此，可以提高关节本体感受器的敏感度，主要是下列本体感觉信息：关节的静止位置和运动速度及其变化，关节运动的方向，肌肉张力及其变化。

（四）临床应用

（1）适应证。任何由于力学因素（非神经性）引起的关节功能障碍，包括关节疼痛、肌肉紧张；可逆性关节活动降低；进行性关节活动受限；功能性关节制动。对进行性关节活动受限和功能性关节制动，关节松动技术的主要作用是维持现有的活动范围，延缓病情发展，预防因不活动引起的其他不良影响。

（2）禁忌证。关节活动已经过度、外伤或疾病引起的关节肿胀（渗出增加）、关节的急性炎症、恶性疾病以及未愈合的骨折。

（五）操作程序

（1）患者体位。

治疗时，患者应处于一种舒适、放松、无疼痛的体位，通常为卧位或坐位，尽量暴露所治疗的关节并使其放松，以达到关节最大范围的被松动。

（2）治疗师位置及操作手法。

治疗时，治疗师应靠近所治疗的关节，一侧手固定关节的一端，一侧手松动另一端。本节中除特别说明，凡是靠近患者身体的手称内侧手；远离患者身体的手称外侧手；靠近患者头部一侧的手为上方手；靠近患者足部一侧的手为下方手，其他位置术语与标准解剖位相同，即靠近腹部为前，靠近背部为后，靠近头部为上，靠近足部为下。

（3）治疗前评估。

手法操作前，对拟治疗的关节先进行评估，分清具体的关节，找出存在的问题（疼痛、僵硬）及其程度。根据问题的主次，选择有针对性的手法。当疼痛和僵硬同时存在时，一般先用小级别手法（Ⅰ、Ⅱ级）缓解疼痛后，再用大级别手法（Ⅲ、Ⅳ级）改善活动。治疗中要不断询问患者的感觉，根据患者的反馈来调节手法强度。

（4）手法应用技巧。

手法操作的运动方向：操作时手法运用的方向主要是根据关节的解剖结构和治疗目的（如缓解疼痛或改善关节活动范围），可以平行于治疗平面，也可以垂直于治疗平面。

手法操作的幅度：治疗疼痛时，手法应达到痛点，但不超过痛点；治疗僵硬时，手法应超过僵硬点。操作中，手法要平稳，有节奏。不同的松动速度产生的效应不同，小范围、快速度（如Ⅰ级手法）可抑制疼痛；大范围、慢速度（如Ⅲ级手法）可缓解紧张或挛缩。

手法操作的强度：不同部位的关节，手法操作的强度不同。一般来说，活动范围大的关节如髋关节、胸腰椎，手法的强度要大于活动范围小的关节，如手腕部关节和颈椎关节。

治疗时间：每次治疗时一种手法可以重复 3 ~ 4 次，治疗的总时间在 15 ~ 20 分钟。根据患者对治疗的反应，可以每天或隔天治疗 1 次。

治疗反应：治疗后一般症状有不同程度的缓解。如有轻微的疼痛多为正常的治疗反应，通常在 4 ~ 6 小时后应消失。如第二天仍未消失或较前加重，提示手法强度太大，应调整强度或暂停治疗一天。如果经 3 ~ 5 次的正规治疗，症状仍无缓解或反而加重，应重新评估，调整治疗方案。

需要指出的是关节松动技术不能改变疾病的病理过程，如类风湿关节炎和损伤后的炎症反应。在这些情况下，关节松动的主要作用是缓解疼痛，维持现有关节的活动范围以及减少因力学因素引起的活动受限。

第二节　肌肉训练技术

肌力训练技术，是指在康复过程中，通过主动或被动运动的方式，采用不同的肌肉收缩形式恢复或增强肌肉力量的训练：肌力训练在临床中具有防治各种肌肉萎缩、促进神经损伤后肌力恢复以及矫治关节畸形、维持关节稳定等重要意义[1]。此外，肌力训练也是预防运动损伤、提高平衡和协调能力的基础：肌力训练使人体的相对力量增加，提高肌肉的收缩速度和爆发力。肌力训练是增强肌力的主要方法，肌力下降者常常通过肌力训练恢复至正常肌力，不能达到正常者也可以通过肌力训练达到代偿、增强运动能力的目的。肌力训练的具体技术和方法有多种，如助动运动、主动运动及抗阻训练等。

---

① 张宏、姜贵云．物理治疗学［M］．北京：人民卫生出版社，2019．

一、肌肉生理学的相关概念

（1）肌力（muscle strength）。指肌肉一次收缩所能产生的最大力量，又称绝对肌力。

（2）肌肉耐力（muscle endurance）。指肌肉持续地维持收缩，或多次反复收缩的能力，其大小可以用从肌肉开始收缩到出现疲劳时已收缩了的总次数或所经历的时间来衡量；影响耐力的因素有肌纤维的类型、肌红蛋白的储备、酶的作用及肌力的大小等；耐力与所进行的运动强度也有一定的关系，即运动强度越大，肌肉耐力就越小。

（3）助力训练（assisted exercise）。指在外力的辅助下，通过患者主动的肌肉收缩来完成运动或动作的一种训练方法。辅助力量可由治疗师、患者的健肢提供，亦可由器械、引力或水的浮力等提供，主要适用于肌力 1～3 级的患者进行肌力训练。

（4）主动训练（active exercise）。指通过患者主动的肌肉收缩来完成运动的一种训练方法。运动时既不需要助力，亦不用克服外来阻力。主要适用于肌力 3 级以上的患者进行肌力训练。

（5）抗阻训练（resistance exercise）。指患者在肌肉收缩过程中，需要克服外来阻力才能完成运动的一种训练方法。抗阻训练对增强肌力最为有效。主要适用于肌力 3 级以上的患者进行肌力训练。渐进抗阻训练（progressive resistance exercise）是一种逐渐增加阻力的训练方法，肌力增强时，负荷量也随之增加。

（6）悬吊训练（suspension exercise）。是助力训练的一种，指利用绳索、挂钩、滑轮等简单装置，将运动的肢体悬吊起来，以减轻肢体的自身重量，然后在水平面上进行训练。这种训练方法可节省治疗师的体力消耗。

（7）等长训练（isometric exercise）。指肌肉收缩时，肌纤维的长度保持不变，也不产生关节活动，但肌肉能产生较大张力的一种训练方法，又称静力性训练。在肌肉和骨关节损伤后的训练初期，为了避免对损伤部位造成不良影响，常利用此种运动方法进行肌力的增强训练，如站"马步"或半蹲位训练股四头肌、外固定情况下的关节周围肌肉的收缩训练等。可用于肌力为 2～5 级的患者。

（8）等张训练（isotonic exercise）。指肌肉收缩时，肌纤维的张力保持不变，而肌纤维的长度发生改变，并产生关节活动的一种训练方法人类肢体的大部分日常活动都属于等张收缩。根据肌肉训练过程中肌肉纤维长度的不同改变，又将等张训练分为向心性收缩与离心性收缩两种不同的肌肉训练方式。

（9）等速训练（isokinetic exercise）。指利用等速仪器，根据运动过程中患者肌力大小的变化，由机器提供相匹配的阻力，使整个关节按照预先设定的速度进行运动的一种训练方法，又称可调节抗阻训练或恒定速度训练。等速训练也分为向心性训练与离心性训练两种不同的训练方式。

二、肌力下降的原因分析

（一）年龄增加

肌肉力量在儿童少年时期随年龄的增长而逐年增强，25 岁以后逐渐下降，下肢较上肢下降更快，如股四头肌早期即有下降，这与身体重量有关，如体重较重的人下肢肌力下降较缓，因需要经常大力收缩来维持。通常情况下，65 岁时只有 25 岁时力量的 60%。

（二）失用性肌肉萎缩

失用性肌肉萎缩是指由于制动及无功能状态导致以生理功能衰弱为主要特征的综合征。失用性萎缩、失神经性肌肉萎缩和缺血性肌肉萎缩是临床中的常见类型。由于肌肉活动减少，肌原蛋白含量降低，从而导致肌纤维萎缩和肌肉力量的减退，常见于骨关节疾病、骨关节损伤术后和长期卧床的患者。在完全卧床休息的情况下，正常人的肌力每周减少 10%～15%，每天减少约 1%～3%。如卧床休息 1 个月，肌力可减少 50%，同时肌肉出现失用性萎缩，以股四头肌、踝背伸肌萎缩最为明显；肌肉耐力亦逐渐减退，肌肉容积缩小，肌肉松弛，肌力和肌肉耐力下降。失用性萎缩通过适当的运动训练，肌肉的容积可以恢复，肌力和肌肉耐力可逐渐恢复。如果长期制动，关节韧带得不到牵拉而逐渐缩短，以及关节周围肌肉失去弹性，形成挛缩畸形，如手指屈肌痉挛性短缩、足下垂合并足内翻等。

（三）神经系统疾病

无论是中枢神经损伤，还是周围神经损伤，都会影响到受损神经所支配的肌肉的募集和收缩。如脑卒中、颅脑外伤等由于中枢神经受损可引起偏侧肢体的肌肉瘫痪或肌力下降；臂丛神经损伤后上肢肌肉瘫痪或肌力下降。

（四）肌源性疾病

肌源性肌力下降主要是因肌营养不良、多发性肌炎等疾病所致。进行性肌营养不良主要表现为四肢近端与躯干的肌力下降与肌肉萎缩；多发性肌炎主要表现为对称性四肢近端肌群、颈屈肌和咽肌等出现肌力下降。

三、肌力训练技术的训练方法和分类

（一）按照训练目的划分

按照训练目的可分为增强肌力训练和增强肌肉耐力训练。如果训练强度不同，参与运动的肌纤维数量亦不同，肌肉训练的效果也不同。当收缩强度为最大强度的40%时，运动单位募集率较低，且主要募集Ⅰ型肌纤维，肌肉耐力增强效果明显；收缩强度逐步增大时，运动单位的募集率也随之增高，Ⅱa、Ⅱb型纤维也开始参与运动，此时对增强肌力有效。1RM（repetition maximum）是指完成一个负重所能承受的最大重量。比如5RM是指采用一个重量在完成5次动作之后就再也无法成功完成第6次这个重量。当康复目标为提升肌力时，应加大负荷量至1RM的40%以上，以募集更多的肌纤维参与活动，同时进行短时、快速地收缩训练；而以增强耐力为目的时，应采用负荷量不高于IRM的40%，延长训练时间，并反复收缩或持续收缩。

（二）按照肌力大小划分

按照肌力大小可分为被动训练、助力训练、主动训练、抗阻力训练、渐进抗阻训练等运动方法。0~1级肌力时，可采用以传递神经冲动为目的的被动训练；1~3级肌力时，可采用助力训练；3级以上肌力，可行主动训练；4~5级肌力时，可行抗阻训练。

（三）按照肌肉收缩的方式划分

分为等长训练等张训练和等速训练。肌力康复训练时，应根据不同的康复目标和患者的自身情况，选择不同的肌肉收缩形式和辅助手段。等长收缩常用于骨关节损伤、骨关节病的早期康复，如制动期、关节炎症疼痛期，用以维持或恢复肌力。等张收缩适用范围广，可在全关节范围进行活动，等速训练则是高效的肌力训练方法，需要借助专门设备来进行训练。

第三节　体位转移技术

一、体位转移及其类型

体位转移（transfer）即人体姿势转换和位置移动的过程，如翻身、床上移动、站起与

坐下等。正常人在日常生活及工作中每天要完成的各种体位转移活动有上千次之多，并可在潜意识状况下轻而易举地完成。但对瘫痪者而言，轻者不能顺利完成，重者则完全不能完成。为了帮助瘫痪者早日自理、回归家庭、回归社会，转移训练是不可缺少的。针对不同的瘫痪者转移的方法也不尽相同。

根据患者是否需要帮助以及需要帮助的程度，体位转移技术分为：独立转移、辅助转移和被动转移三大类。

（1）独立转移是指患者独自完成、不需他人帮助的转移方法。

（2）辅助转移是指由治疗师或护理人员协助的转移方法。

（3）被动转移即搬运，是指患者因瘫痪程度较重而不能对抗重力完成独立转移及辅助转移时，完全由外力将患者整个抬起从一个地方转移到另一个地方。一般分为人工搬运和机械搬运。人工搬运至少需要两个人，机械搬运即借助各种器械（如升降机）进行转移。无论人工还是机械搬运，都有帮助者介入，也需要被帮助者配合。

二、体位转移技术的基本原则

转移时应遵循以下基本原则：

第一，治疗师或护理人员应熟知患者病情，以免对患者造成继发损伤和不必要的疼痛。如应知道患者有什么缺陷，体形、体重、瘫痪程度和认知力如何，需要何种方法和多大力度的帮助，没有把握时不要单独帮助患者转移。

第二，转移前治疗师或护理人员必须准备好必要的设施、器械，保证空间通畅，有多种转移方法可供选择时，以最安全、最容易的方法为首选。

第三，相互转移的两个平面的物体应稳定。例如轮椅转移时必须先制动手闸，活动床转移时应先锁住床的脚轮，椅子转移时应将其置于最稳定的位置。

第四，转移时应注意安全，避免家具或轮椅大轮、脚踏板碰伤肢体或臀部。如感觉减退的偏瘫侧上肢悬垂于轮椅大轮上。

第五，给患者的指令应简单、明确，与患者沟通时注意语言、文化差异，以便患者能正确理解、接收和执行。

以下三种转移方法的选择没有绝对的原则：一是患者能够独立转移时则尽量不要帮助，能提供少量帮助时则不要提供大量帮助，而被动转移作为最后选择的转移方法。二是患者残疾较重或存在认知障碍时不要勉强训练其独立转移活动。三是转移距离过远时难以依靠一个人的帮助，转移频繁时不便使用升降机。

第四节　肌肉牵伸技术

牵伸技术（stretching）是运用外力拉长短缩或挛缩的软组织，做关节活动范围内的轻微超过软组织阻力的运动，恢复关节周围软组织的伸展性、降低肌张力、改善关节活动范围的技术。牵伸技术是临床治疗各种软组织挛缩或短缩导致关节功能障碍的常用技术和方法之一，具有操作简便、安全、有效等特点。

牵伸分类法众多，根据牵伸力量的来源分为手法牵伸、器械牵伸和自我牵伸；根据牵伸肌群分为屈肌群牵伸和伸肌群牵伸；根据牵伸强度分为低强度牵伸和高强度牵伸；根据牵伸力量来源和参与方式分为被动牵伸、主动牵伸和神经肌肉抑制技术；根据牵伸时间分为长时间牵伸和短时间牵伸，持续牵伸和间歇牵伸；根据牵伸部位分为脊柱牵伸和四肢牵伸。

一、牵伸的主要作用

（一）利于改善关节活动范围

由于疾病使身体某些部位长期制动，难免出现肌肉紧张和软组织挛缩等症状：就正常人而言，长期坐位工作学习和不良的生活习惯，不能经常进行肌肉的伸展性锻炼，也会引起肌肉紧张和轻微的挛缩，特别是腘绳肌、股直肌等，因此，早期、正确的自我牵伸锻炼和治疗尤为重要，它可以有效防治皮肤、皮下组织、肌肉、肌腱、韧带和关节囊等软组织挛缩，保持或者恢复关节的正常活动范围。

（二）有效防止组织发生不可逆性挛缩

观察发现，创伤后固定关节 4 天，软组织就可见挛缩现象。初期可采用主动抑制技术，通过反射机制使紧张的肌肉松弛，尽量避免被动牵伸，以免增加疼痛和肌肉紧张度；待肌肉紧张明显好转后，采用被动牵伸技术进一步拉长挛缩的肌肉，恢复生理性肌力平衡，增加活动范围。研究同时发现，挛缩存在的时间越长，正常肌肉组织被粘连组织、瘢痕组织取代的就越多，改善和恢复也就更困难。

（三）利于调整肌张力，提高肌肉的兴奋性

姿势异常或制动等原因使肌肉、肌腱的弹性回缩力和伸展性降低，而导致肌肉萎缩，临床上通过牵伸刺激肌肉内的感受器——肌梭，来调节肌张力和改善肌力。对于中枢性疾患所致的肌张力增高和肌痉挛，导致关节活动受限，也可以通过缓慢持续的牵伸来降低肌张力，保持肌肉的静息态长度，改善或者重新获得软组织的伸展性。对于肌张力低下的肌群，通过适当地静态牵伸延长肌肉，可以直接或间接反射性地提高肌肉的兴奋性，增强肌力。另外，牵伸可以减少肌肉劳损的发生，持续被动牵伸较静态牵伸更为有效。

（四）防治黏连，缓解疼痛，防止肌力失衡

制动使韧带等纤维组织基质中水分减少，黏弹性减弱，纤维之间润滑作用降低；同时纤维与纤维之间的距离缩小，接触时间延长，致使化学横键形成，造成纤维之间的粘连；若同时存在组织炎症水肿，常有新生细纤维形成，排列紊乱，任意与原有纤维多处粘连，横截面积增加，限制其相对滑动。牵伸技术可使结缔组织在牵伸应力作用下逐渐延长，应力作用能促进胶原纤维的合成并能使胶原纤维沿其纵轴重新排列，防治粘连，缓解疼痛，防止肌力失衡。

（五）有效预防软组织损伤

健康教育方面，针对日常生活工作和从事某项体育运动的特点，在活动前，应预先对关节和软组织进行相应的牵伸活动，以增加关节的灵活性和柔韧性，降低肌肉和肌腱等软组织损伤的发生率。

二、肌肉牵伸的种类与方法

（一）被动牵伸

（1）手法牵伸。顾名思义，是治疗师徒手对紧张或挛缩的组织及活动受限的关节进行牵伸，通过控制牵伸参数（体位、方向、速度、强度和时间等），来消除组织紧张、增加挛缩组织的长度和改善关节活动范围。由于其操作简单、方便、安全和有效，是目前临床最为常用的治疗方法之一。相较于关节的被动活动，两者的区别在于：手法牵伸旨在使受累关节活动范围增大；而关节的被动活动是指关节本身活动并未受限、在可利用的范围内进行运动，目的是维持关节现有的活动范围，但无明显增加关节活动范围的作用。

（2）机械牵伸。鉴于手法牵伸的强度和时间局限性，临床上常借助重量牵引、滑轮系统和夹板等机械装置来持续给予小强度的外部力量，以便较长时间作用于短缩组织，提高

疗效。牵伸时间至少 20 分钟，甚至数小时；牵伸强度视患者的具体情况而异。

（3）自我牵伸。是指患者为扩大关节活动范围，自己将身体部位移动至某一位置所进行的一种肌肉伸展性训练，以自身重量、体位改变和肢体运动等为动力来源，牵伸强度和持续时间大体与手法牵伸相同。正确指导患者处于固定而舒适的体位进行自我牵伸，合理调节牵伸参数尤为重要，是临床巩固疗效的措施之一。

（二）主动抑制

为使牵伸的阻力最小化，在肌肉牵伸前，嘱患者有意识地主动放松该肌肉，使肌肉收缩受到自己主动的抑制，此法称主动抑制。该技术只能放松肌肉组织中具有收缩性的结构，对结缔组织没有作用。临床上主要用于神经肌肉支配完整，而且患者能够自主控制的情况下；对由于神经肌肉功能障碍所致痉挛和瘫痪的患者作用不大。

1. 收缩－放松法

操作步骤：①置拟牵伸的肌肉于舒适的拉长位置；②进行等长抗阻收缩约 10 秒，使肌肉感觉疲劳；③主动放松该肌肉；④治疗师被动活动肢体，通过增加活动范围来牵伸肌肉；⑤休息几秒钟后，重复上述过程 1 ~ 2 次。

操作时注意事项：①强调在无痛状态下，完成紧张肌肉的等长抗阻收缩；②对于等长抗阻收缩的强度，并不一定需要最大强度；③较长时间的中等强度等长抗阻收缩就可有效抑制紧张肌肉，同时也便于治疗师控制。

示范举例：踝跖屈肌牵张。①患者取仰卧位，主动踝背伸至适当位置，使跖屈肌紧张；②治疗师一手置于小腿远端固定，另一手放在足底，向足背方向施加阻力；患者跖屈抗阻等长收缩约 10 秒；③主动放松跖屈肌；④治疗师被动将患者的踝关节背伸，拉长跖屈肌。

2. 收缩－放松－收缩法

操作步骤：①~③步骤与"收缩－放松法"相同；④紧张肌肉的诘抗肌主动做向心性肌肉收缩，使受累肢体的关节活动范围增加。

操作时注意事项：同"收缩－放松法"。

示范举例：踝跖屈肌牵张。①~③步骤同"收缩－放松法"；④主动做踝关节背伸运动来增加踝关节活动范围。

3. 拮抗肌收缩法

操作步骤：①将紧张的肌肉被动拉长至一个舒适的位置；②紧张肌肉的拮抗肌做等张收缩；③对收缩的拮抗肌施加轻微阻力，但允许关节运动，此时由于交互抑制的作用，紧张的肌肉因而被放一松。

操作时注意事项：避免施加太大的阻力，以免导致紧张肌肉的张力扩散，反而限制了关节运动或引起疼痛。

示范举例：治疗踝跖屈疼痛或紧张。①患者取坐位或仰卧位，自行将踝关节放在一个舒适的位置；②主动行踝关节背伸；③治疗师在踝关节背伸同时，于足背处施加轻微阻力，允许关节运动，此时踝跖屈肌被放松。

（三）其他治疗方法

（1）冷热疗法。众所周知，热疗可以增加组织的伸展性，降低治疗中发生损伤的可能性，加热后的肌肉更容易被牵伸常用的方法有超声波疗法和蜡疗等，超声波疗法可以降低挛缩肌肉和结缔组织张力以及感觉神经兴奋性，缓解疼痛和痉挛；还可以使坚硬的结缔组织变软、延长。蜡疗则可以使皮肤保持柔软有弹性，防止皮肤过度松弛和形成皱褶，提高皮肤紧张度；对瘢痕、肌腱挛缩等有软化和松解作用，并能减轻因瘢痕挛缩引起的疼痛：同时，也有人建议在牵伸后予以局部冷敷，减轻软组织牵伸后的肌肉疼痛，改善关节活动范围。

（2）手法按摩。尤其是深部手法按摩，能够改善局部的血液循环，降低肌紧张。一般选择在热疗后进行按摩，软组织的伸展性将进一步提高，便于下一步进行肌肉牵伸。

（3）夹板和支具。由于肌肉的弹性和黏滞性，被牵伸的软组织会产生一定程度的反弹；为使肌肉保持在最大有效长度，可在牵伸之后应用夹板或支具进行长时间持续的牵伸，能有效地起到牵伸挛缩部位和增加关节活动范围的作用。一般来说，夹板常用于上肢，支具主要用于躯干和下肢。

三、肌肉牵伸的一般程序

（一）肌肉牵伸前的评估

牵伸前，康复医师和治疗师必须对患者进行规范系统的临床检查，了解受累关节的发病原因、性质以及功能状况，再依据相关的评定量表来评估，制定合理的治疗计划。

（二）选择牵伸方法

积极与患者沟通，让其尽量保持在舒适、放松的体位；被牵伸部位应处在抑制反射、易于牵伸的肢体位置；充分暴露牵伸部位，如有可能应去除绷带、夹板或衣服。根据引起关节活动受限的原因，选择最有效的治疗方法。如果功能受限的主要原因是由于软组织挛缩引起的，可选用肌肉牵伸技术；如果是关节本身的原因导致功能受限，则选用关节松动术或两者同时兼顾。

（三）采用相应的技术参数

（1）患者体位。一般选择卧位或坐位，尽可能暴露治疗的部位，便于将关节牵伸至最大的活动范围。

（2）牵伸方向。牵伸力的方向应与肌肉紧张或挛缩的方向相反。先施以小强度，主动牵伸软组织结构，在可控制的关节活动范围内活动；缓慢移动肢体至受限的关节活动范围的终末端；固定近端、运动远端肢体，以增加肌肉长度和关节活动范围。

（3）牵伸强度。强调在无痛或微痛的范围内实施操作，避免造成医源性损伤。临床实践证明，低强度、长时间的持续牵伸效果优于高强度、短时间的牵伸。

（4）牵伸时间。被动牵伸持续时间一般为每次 10 ~ 15 秒，也可达 30 ~ 60 秒，重复 10 ~ 20 次，反复使被牵伸肌肉在长度上延伸、局部有紧张牵拉感；每次间隔时间为 30 秒左右，同时配以轻手法按摩放松软组织，利于组织修复并缓解治疗反应。机械性牵伸每次 15 ~ 20 分钟。住院病人视病情 1 ~ 2 次 / 曰，门诊病人每日 1 次；治疗 10 次为一个疗程，一般需行 3 ~ 5 个疗程。如果规范治疗一周后仍无明显疗效或者症状加重，应该重新评估，适当调整牵伸参数或改用其他治疗方法。

（四）与患者积极沟通

分析疾病的发生原因，预测疾病可能带来的不利后果，强调治疗的目的和重要性，获得患者的充分了解和信任。

第五节　平衡与协调技术

平衡和协调都属于运动功能的范畴。许多疾病都会导致平衡和协调功能障碍，而最常见的是中枢神经系统的疾病，如脑卒中、脑外伤、小儿脑瘫、脊髓损伤、帕金森病等。临床上如果发现平衡和协调功能出现障碍，就要对其进行积极的治疗。

一、平衡训练

平衡（balance equilibrium）是指物体所受到来自各个方向的作用力与反作用力大小相等，物体处于一种稳定的状态（即牛顿第一定律）。人体平衡比自然界物体的平衡复杂得多，平衡是指身体所处的一种姿势状态，并能在运动或受到外力作用时自动调整并维持姿势的一种能力。

人体平衡可以分为以下两大类：

（1）静态平衡：指的是人体或人体某一部位处于某种特定的姿势，例如坐或站等姿势时保持稳定的状态。

（2）动态平衡：包括两个方面：①自动态平衡：指的是人体在进行各种自主运动，例如由坐到站或由站到坐等各种姿势间的转换运动时，能重新获得稳定状态的能力；②他动态平衡：指的是人体对外界干扰，例如推、拉等产生反应、恢复稳定状态的能力。

（一）平衡的评定

平衡的评定包括主观评定和客观评定两个方面。主观评定以观察和量表为主，客观评定主要是指平衡测试仪评定。

（1）观察法。观察坐、站和行走等过程中的平衡状态。

（2）量表法。虽然属于主观评定，但由于不需要专门的设备，评定简单，应用方便，临床仍普遍使用。信度和效度较好的量表主要有 Berg 平衡量表（Berg balance scale），Tinnetti 量表、Brunel 平衡量表、脑卒中患者姿势评定量表（PASS），以及"站起－走"计时测试（the timed "up&go" test）等。

（3）平衡测试仪。平衡测试仪是近年来国际上发展较快的定量评定平衡能力的一种测试方法，其种类包括 Balance Performance Monitor（BPM），Balance Master，Smart Balance，Equitest 等。平衡测试仪能精确地测量人体重心位置、移动的面积和形态，评定平衡功能障碍或病变的部位和程度，其结果可以保存，不仅可以定量评定平衡功能，还可以明确平衡功能损害的程度和类型，有助于制订治疗和康复措施，评价治疗和康复效果，同时，平衡测试仪本身也可以用作平衡训练，因此，临床应用范围广泛。

（二）平衡训练的影响因素

（1）支撑面积。支撑面积是指人坐位时与接触物之间的面积或站立时两足之间的面积，此面积越大，越有利于平衡，反之，则不利于平衡。此外，接触面的平整以及良好的接触都有利于平衡。

（2）平衡的条件。经过人体重心所做的垂线，必须落在支撑面之上才有可能保持平衡，否则将不利于平衡。平衡状态的优劣，可用重心与支撑面中心的连线同经过支撑面中心所做的垂线所形成的夹角的大小来评定，此夹角越小，平衡越佳，反之则越差。

（3）稳定极限。稳定极限是指在不失衡的条件下，重心在支撑点上方摆动时所容许的最大角度，其大小取决于支撑面的大小和性质，大、硬、平整时稳定极限大，小、软、不平时稳定极限则小。

（4）摆动的频率。摆动的频率越低，平衡越好，摆动的频率越高，则越易失去平衡。

（5）与平衡有关的感觉的作用。视觉、本体感觉、前庭感觉与平衡有重要关系。正常在睁眼时控制平衡以本体感觉和视觉为主，反应灵敏，而在闭目时则需依靠前庭感觉，但反应不如躯体感觉、视觉灵敏。

（6）与平衡有关的运动控制系统。主要有牵张反射、不随意运动和随意运动三个系统。

（三）平衡训练的一般原则

1. 安全性原则

训练平衡功能的原则是在监护下，先将患者被动地向各个方向移动到失衡或接近失衡的点上，然后让他自行返回中位或平衡的位置上。训练中要注意从前面、后面、侧面或在对角线的方向上推或拉患者，让他达到或接近失衡点；要密切监控以防出现意外，但不能扶牢患者，否则患者因无须做出反应而失去效果；一定要让患者有安全感，否则因害怕而诱发全身痉挛出现联合反应，加重病理模式。

2. 循序渐进原则

第一，支撑面积由大到小。训练时支撑面积逐渐由大变小，即从最稳定的体位逐步过渡到最不稳定的体位。开始时可以在支撑面积较大或使用辅助器具较多的体位进行训练，当患者的稳定性提高后，则减小支撑面积或减少辅助器具的使用。例如，开始时进行坐位训练，再逐步过渡至站位，站位训练时两足之间距离逐渐变小至并足，然后单足站立再到足尖站立，逐渐增加平衡训练的难度。

第二，稳定极限由大变小。支撑面越大、越硬、越平整，则稳定极限越大，越容易保持平衡。因此开始训练时除了支撑面由大变小外，还应由硬而平整的支撑面逐步过渡到软而不平整的支撑面下进行。

第三，从静态平衡到动态平衡。首先恢复患者保持静态平衡的能力，即能独自坐或独自站立。静态平衡需要肌肉的等长收缩，因此，可以通过训练维持坐或站立的躯干肌保持一定的肌张力来达到静态平衡当患者具有良好的静态平衡能力之后，再训练动态平衡。动态平衡需要肌肉的等张收缩在动态平衡的训练过程中，要先训练他动态平衡，即当患者能保持独自坐或独自站立时，治疗人员从前面、后面、侧面或在对角线的方向上推或拉患者，将患者被动地向各个方向推动，使其失去静态平衡的状态，以诱发其平衡反应，然后让患者回到平衡的位置上。他动态训练中要掌握好力度，逐渐加大，以防出现意外：当患者对他动态平衡有较好的反应后，最后训练自动态平衡。即让患者在坐位和站立位上完成各种主动或功能性活动，活动范围由小到大。最后再次进行他动态平衡训练，此时给予患者的干扰较大，增加其对抗干扰的能力。

第四，逐渐增加训练的复杂性。平衡反应的训练可在床、椅、地面等稳定的支撑面上，也可在摇板、摇椅、滚筒、大体操球等活动的支撑面上。一般先在稳定的支撑面上，后在活动的支撑面上。为增加难度，可在训练中增加上肢、下肢和躯干的扭动等。

第五，从睁眼到闭眼。视觉对平衡功能有补偿作用，因而开始训练时可在睁眼状态下进行，当平衡功能改善后，可增加训练难度，在闭眼状态下进行。

3. 个体化原则

因人而异，制订个体化训练方案。每个患者的病因不同，平衡功能障碍的类型以及严重程度均不相同，因此要坚持个体化原则。

4. 综合性训练原则

平衡功能障碍一般不是孤立存在的，患者可能同时有其他功能障碍，如肌力下降、肌张力异常或言语、认知功能障碍等，需同时进行治疗，综合康复。

（四）平衡训练方法

1. 仰卧位训练

此种体位下的平衡训练主要适合于偏瘫患者。平衡训练的主要内容是躯干的平衡训练，所采用的训练方法是桥式运动。

桥式运动的目的：训练腰背肌和提高骨盆的控制能力，诱发下肢分离运动，缓解躯干及下肢的痉挛，提高躯干肌肌力和平衡能力。故应鼓励患者在病情稳定后尽早进行桥式运动。

桥式运动的方法：患者仰卧位，双手放于体侧，或双手交叉手指相握，胸前上举，注意患手大拇指放在最上面，以对抗拇指的内收和屈曲，下肢屈曲支撑于床面，患者将臀部抬离床面，尽量抬高，即完成伸髋、屈膝、足平踏于床面的动作。因完成此动作时，人体呈拱桥状，故而得名"桥式运动"。双侧下肢同时完成此动作为双桥运动，单侧下肢完成此动作为单桥运动。

桥式运动的训练方法：当患者不能主动完成抬臀动作时，可给予适当的帮助。治疗师可将一只手放在患者的患膝上，然后向前下方拉压膝关节，另一只手拍打患侧臀部，刺激臀肌收缩，帮助患髋伸展。在进行桥式运动时，患者两足间的距离越大，伸髋时保持屈膝所需的分离性运动成分就越多。随着患者控制能力的改善，可逐渐调整桥式运动的难度，如由双桥运动过渡到单桥运动。

2. 前臂支撑下俯卧位训练

此种训练体位主要适合截瘫患者，是上肢和肩部的强化训练及持拐步行前的准备训练。

（1）静态平衡训练。患者取俯卧位，前臂支撑上肢体重，保持静态平衡。开始时保持的时间较短，随着平衡功能的逐渐改善，保持时间达到 30 分钟后，则可以再进行动态平衡训练。

（2）他动态平衡训练。患者取俯卧位，前臂支撑上肢体重，治疗师向各个方向推动患者的肩部。训练开始时推动的力要小，使患者失去静态平衡的状态，又能够在干扰后恢复到平衡的状态，然后逐渐增加推动的力度和范围。

（3）自动态平衡训练。患者取俯卧位，前臂支撑上肢体重，自己向各个方向活动并保持平衡。

3. 肘膝跪位训练

此种训练体位适合截瘫患者、运动失调症和帕金森病等具有运动功能障碍的患者。

（1）静态平衡训练。患者取肘膝跪位，由肘部和膝部作为体重支撑点，在此体位下保持平衡。保持时间如果达到 30 分钟，再进行动态平衡训练。

（2）他动态平衡训练。患者取肘膝跪位，治疗师向各个方向推动患者，推动的力度和幅度逐渐由小到大。

（3）自动态平衡训练。患者取肘膝跪位。

整体活动：患者自己向前、后、左、右各个方向活动身体并保持平衡，也可上、下活动躯干并保持平衡。

肢体活动：然后可指示患者将一侧上肢或下肢抬起并保持平衡，随着稳定性的增强，再将一侧上肢和另一侧下肢同时抬起并保持平衡，如此逐渐增加训练的难度和复杂性。

4. 坐位训练

对于截瘫的患者，在进行平衡训练时应该由前臂支撑下的俯卧位、肘膝跪位、双膝跪位、半跪位逐渐到坐位和站位。

偏瘫患者早期多由于不能保持躯干的直立而不能保持坐位平衡，截瘫的患者如果躯干肌肉瘫痪或无力也难以保持坐位平衡，还有许多其他疾患如帕金森病等也会引起坐位平衡障碍，这些情况均需要进行坐位平衡训练。坐位平衡训练主要包括长坐位平衡训练和端坐位平衡训练，前者多适用于截瘫患者，后者多适用于偏瘫患者。

（1）长坐位平衡训练。

临床中患者会根据自身的残疾情况而选用最舒适的坐姿。一般来说截瘫患者多采用长坐位进行平衡功能训练。

静态平衡训练：患者取长坐位，前方放一面镜子，治疗师于患者的后方，首先辅助患者保持静态平衡，逐渐减少辅助力量，待患者能够独立保持静态平衡 30 分钟后，再进行动态平衡训练。

他动态平衡训练：患者取长坐位。患者坐于治疗床上，治疗师向侧方或前、后方推动患者，使患者离开原来的起始位，开始时推动的幅度要小，待患者能够恢复平衡，再加大推动的幅度。患者也可坐于平衡板上，治疗师向各个方向推动患者。

自动态平衡训练：患者取长坐位。可指示患者向左右或前后等各个方向倾斜，躯干向左右侧屈或旋转，或双上肢从前方或侧方抬起至水平位，或抬起举至头顶，并保持长坐位平衡。当患者能够保持一定时间的平衡，就可以进行下面的训练。

触碰物体训练：治疗师位于患者的对面，手拿物体放于患者的正前方、侧前方、正上方、侧上方、正下方、侧下方等不同的方向，让患者来触碰治疗师手中的物体。

抛球、接球训练：可进一步增加患者的平衡能力，也可增加患者双上肢和腹背肌的肌力和耐力。在进行抛接球训练时要注意从不同的角度向患者抛球，同时可逐渐增加抛球的距离和力度来增加训练的难度。

5. 端坐位平衡训练

偏瘫患者多采用端坐位平衡训练。能很好地保持端坐位平衡，才能进行站立位的平衡训练，为步行做好准备。

由于脑卒中的偏瘫患者多年老体弱，突然从卧位坐起，很容易发生体位性低血压，患者出现头晕、恶心、血压下降、面色苍白、出冷汗、心动过速、脉搏变弱等，严重的甚至休克。为预防突然体位变化造成的反应，可先进行坐起适应性训练，先将床头摇起30°，开始坐起训练，并维持15 ~ 30分钟。观察患者的反应，2 ~ 3天未有明显异常反应者即可增加摇起的角度，一般每次增加15°，如此反复，逐渐将床摇至90°如患者在坐起时感觉头晕、心率加快、面色苍白等应立即将床摇平，以防止体位性低血压。对一般情况良好的患者，可直接利用直立床，调整起立的角度，帮助患者达到站立状态。当患者经过坐起适应性训练后，则可以进行下面的训练。

（1）静态平衡训练：患者取端坐位，开始时可辅助患者保持静态平衡，待患者能够独立保持静态平衡一定时间后，再进行动态平衡训练。

（2）他动态平衡训练：患者取端坐位。患者坐于治疗床上，治疗师向各个方向推动患者，推动的力度逐渐加大，患者能够恢复平衡和维持坐位，然后患者可坐于治疗板上及训练球上，治疗师向各个方向推动患者。这样提供的是一个活动的或活动而软的支撑面，更难保持平衡，从而增加了训练的难度。

（3）自动态平衡训练：患者取端坐位，治疗师可指示患者向各个方向活动，侧屈或旋转躯干，或活动上肢的同时保持端坐位平衡。治疗师位于患者的对面，手拿物体放于患者的各个方向，让患者来触碰。治疗师从不同的角度向患者抛球，并逐渐增加抛球的距离和力度。

二、协调训练

协调（coordination）是指人体产生平滑、准确、有控制的运动的能力。所完成运动的质量应包括按照一定的方向和节奏，采用适当的力量和速度，达到准确的目标等几个方面。协调与平衡密切相关协调功能障碍又称为共济失调（dystaxia）。

（一）协调的类型

小脑、脊髓和锥体外系共同参与而完成精确的协调运动，因此根据中枢神经系统的病变部位不同而将共济失调分为以下三个类型：小脑性共济失调、大脑性共济失调和感觉性共济失调。

1. 小脑性共济失调

小脑是重要的运动调节中枢，其主要功能是维持身体的平衡、调节肌张力和随意运动，因此小脑的损伤除了出现平衡功能障碍外，还可出现共济失调。共济失调是小脑病变的主要症状，急性小脑病变（如脑卒中、炎症）因无代偿，临床症状较慢性病变更为明显。小脑半球损害导致同侧肢体的共济失调，患者由于对运动的速度、力量和距离的控制障碍而产生辨距不良和意向性震颤，上肢较重，动作越接近目标震颤越明显，并有快速及轮替运动异常，字越写越大（大写症）；在下肢则表现为行走时的酩酊步态。

2. 大脑性共济失调

额桥束和颞枕桥束是大脑额、颞、枕叶与小脑半球的联系纤维，其病变可引起共济失调，但较小脑病变的症状轻。可包括以下几种类型：

（1）额叶性共济失调：见于额叶或额桥小脑束病变。表现类似小脑性共济失调，如平衡障碍、步态不稳、对侧肢体共济失调，肌张力增高、腱反射亢进和出现病理征，伴额叶症状如精神症状、强握反射等。

（2）顶叶性共济失调：对侧肢体出现不同程度共济失调，闭眼时明显，深感觉障碍不明显或呈一过性。

（3）颞叶性共济失调：较轻，表现为一过性平衡障碍，早期不易发现。

3. 感觉性共济失调

脊髓后索的病变会造成深感觉障碍，从而引起感觉性共济失调此类患者的协调障碍主要表现为站立不稳，行走时迈步不知远近，落脚不知深浅，踩棉花感，并需要视觉补偿，常目视地面行走，在黑暗处则难以行走。检查时会发现震动觉、关节位置觉缺失，闭目难立征（Romberg's sign）阳性。

（二）协调的维持机制与评定

1. 协调的维持机制

简单来说，保持人体协调需要三个环节的参与：感觉输入、中枢整合和运动控制。但与平衡有所不同，协调的感觉输入主要包括视觉和本体感觉，而前庭觉所起的作用不大；中枢的整合作用依靠大脑反射调节和小脑共济协调系统，其中小脑的协调系统起到更为重要的作用，小脑的损伤除了出现平衡功能障碍外，还可出现共济失调；运动控制要依靠肌群的力量。

以上三个环节共同作用，就可以保证协调功能的正常，无论哪一个出现问题，都会导致协调功能障碍。

2. 协调的评定

协调的评定主要是观察被测试对象，在完成指定的动作中有无异常。主要包括指鼻试验、指－指试验、轮替试验、示指对指试验、拇指对指试验、握拳试验、拍膝试验、跟－膝－胫试验、旋转试验和拍地试验等。这些试验主要观察动作的完成是否直接、精确，时间是否正常，在动作的完成过程中有无辨距不良、震颤或僵硬，增加速度或闭眼时有无异常。评定时还需要注意共济失调是一侧性或双侧性，什么部位最明显（头、躯干、上肢、下肢），睁眼、闭眼有无差别。

（三）协调训练的方法

协调功能训练的方法与平衡功能训练方法基本相同，二者的区别在于侧重点不同。平衡功能的训练侧重于身体重心的控制，以粗大动作、整体动作训练为主；协调功能训练侧重于动作的灵活性、稳定性和准确性，以肢体远端关节的精细动作、多关节共同运动的控制为主，同时强调动作完成过程的质量，例如动作的完成是否正确、准确、在完成过程中有没有出现肢体的震颤等。协调功能评定的方法如指鼻试验、轮替试验等，这些动作既可以用来进行评定，同时也可以用来进行协调训练：具体的训练方法主要包括轮替动作的练习和定位的方向性动作练习两个方面。

1. 上肢协调训练

上肢协调训练包括轮替动作的练习和定位的方向性动作练习。

（1）轮替动作练习主要根据关节的活动方向而进行。

双上肢交替上举：左、右侧上肢交替举过头顶高度，手臂尽量保持伸直，并逐渐加快练习的速度、双上肢交替摸肩上举：左、右侧上肢交替屈肘、摸同侧肩，然后上举。

双上肢交替前伸：上肢要前伸至水平位，并逐渐加快速度。

交替屈肘：双上肢起始位为解剖位，然后左、右侧交替屈肘，手拍同侧肩部。逐渐加快速度。

前臂旋前、旋后：肩关节前屈 90°，肘伸直，左右侧同时进行前臂旋前、旋后的练习。或一侧练习一定时间，再换另一侧练习。

腕屈伸：双侧同时进行腕屈伸练习，或一侧练习一定时间，再换另一侧练习。

双手交替掌心拍掌背：双手放于胸前，左手掌心拍右手掌背，然后右手掌心拍左手掌背，如此交替进行，逐渐加快速度。

（2）方向性动作练习包括以下方面：

指鼻练习：左、右侧交替以示指指鼻，或一侧以示指指鼻，反复练习一定时间，再换另一侧练习。

对指练习：双手相应的手指互相触碰，由拇指到小指交替进行；或左手的拇指分别与其余四个手指进行对指，练习一定时间，再换右手，或双手同时练习。以上练习同样要逐渐加快速度。

指敲桌面：双手同时以 5 个手指交替敲击桌面，或一侧练习一定时间，再换另一侧练习。

其他：画画、下跳棋等，或使用套圈板、木插板进行作业治疗

2. 下肢协调训练

下肢协调训练包括轮替动作的练习和定位的方向性动作练习。

（1）轮替动作。

交替屈髋：仰卧于床上，膝关节伸直，左右侧交替屈髋至 90°，逐渐加快速度。

交替伸膝：坐于床边，小腿自然下垂，左右侧交替伸膝 3

坐位交替踏步：坐位时左右侧交替踏步，并逐渐加快速度。

拍地练习：足跟触地，脚尖抬起做拍地动作，可以双脚同时或分别做。

（2）整体动作。

原地踏步走：踏步的同时双上肢交替摆臂，逐渐加快速度。

原地高抬腿跑：高抬腿跑的同时双上肢交替摆臂，逐渐加快速度。

其他：跳绳、踢毽子等。

协调训练开始时均在睁眼的状态下进行，当功能改善后，可根据具体情况，将有些训练项目改为闭眼状态下进行，以增加训练的难度，如：指鼻练习、对指练习等。

第六节 步行功能训练

步行（Walking）是指通过双脚的交互移动来安全、有效地转移人体的一种活动，是上肢、躯干、骨盆、下肢各关节及肌群的一种规律、协调的周期性运动。步态（Gait）是步行的行为特征，是一个人行走时的表现形式，又称行走模式。正常人的行走模式虽然不同，各有特点，但并不需要特别关注。然而步行的控制却十分复杂，包括中枢命令、身体平衡和协调控制，涉及下肢各关节和肌肉的协同运动，也与上肢和躯干的姿态有关，任何环节的失调都可能影响步态。临床步态分析是研究步行规律的检查方法，包括临床分析、运动学分析、仪器分析，可以帮助人们用来揭示步态异常的关键环节和影响因素。

一、步行的基本概念

（一）自然步态

人在正常自然的条件下移动身体，交替迈出脚步的定型姿态称为自然步态。人在学会步行以后，首先是在父母或其他人的保护下完成步行，经过不断强化，最后形成动力定型。这种皮质动力定型的形成使皮质活动变得容易和自动化，同时使皮质活动更加迅速和精确，从而减轻皮质的工作负担，使得正常人的走路不用刻意思考。当然当动力定型形成得非常巩固的时候，改变也是非常困难的，所以在步态训练时，一旦发现错误动作，一定要及时纠正，防止动力定型的形成，

自然步态的基本要素包括：合理的步行周期、步长、步宽、步频、足偏角；躯干平衡稳定；降低能量消耗及省力等。

自然步态的生物力学因素包括：具有控制人体向前运动的肌力或机械能；当足触地时能缓冲对下肢各关节的撞击力；充分的廓清；髋膝踝合理的关节运动等。

（二）步行周期

步行周期（Gait Cyde）是指完成一个完整步行过程所需要的时间，即指一条腿向前迈步该足跟着地时起，至该足跟再次着地时止所用的时间，称为一个步行周期。在每个步行周期中，每一侧下肢都要经历一个与地面由接触到负重，再离地腾空向前挪动的过程，因此，

根据下肢在步行时的位置，又可分为支撑相和摆动相。

支撑相（Stance Phase）指下肢接触地面和承受重力的时间，即指从足跟着地到足趾离地的过程，占整个步行周期的60%。支撑相大部分时间是单足支撑，小部分时间是双足支撑。双支撑相的时间与步行速度成反比。步行障碍时往往首先表现为双支撑相时间延长，以增加步行的稳定性。

摆动相（Swing Phase）指足趾离开地面腾空向前迈步到该足再次落地之间的时间，占整个步行周期的40%。

（三）肌肉活动

肌肉收缩是人体活动的动力的基础因素在神经系统控制下，骨骼肌通过肌腱附着于骨骼上，通过神经系统的调控产生收缩，牵动骨骼产生围绕关节的各种运动，骨骼肌的运动特点是受人的意志支配，所以运动时的主要核心就是肌肉收缩，其他器官、系统的活动都是围绕并保证这一核心的活动而发生的。步行控制与肌肉收缩和关节运动具有复杂的关联。肌肉活动具有步行速度及环境依赖性。步态异常与肌肉活动的异常通常有密切关联。步行时下肢各肌群在不同的步行周期参与工作，在站立相早期主要是臀大肌、腘绳肌、股四头肌向心性收缩，胫前肌离心性收缩，控制伸髋、伸膝和足平放速度；小腿三头肌的离心性收缩主要是控制小腿前倾，对抗踝关节背屈，推动身体重心向上向前运动；臀中肌、臀小肌等外展肌群主要在站立相早期工作，以稳定骨盆向对侧倾斜5°；腘绳肌主要在摆动相中期屈膝伸髋以减速，当足跟着地后与股四头肌协同工作，控制膝屈曲在15°以内。动态肌电图对于这些问题的鉴别起关键作用。因此动态肌电图或表面肌电图是步态分析不可缺少的组成。

二、步态分析

步态是人体结构与功能、运动调节系统、行为及心理活动在行走时的外在表现。任何环节的失调都可能影响步态，任何神经、肌肉及骨关节疾患均可导致步行功能障碍。

步态分析（Gait Analysis，GA）是利用力学概念和已掌握的人体解剖、生理学知识对人体行走功能的状态进行客观的定性分析和（或）定量分析，并为临床及康复治疗进行有益的指导和疗效评价。分析方法分为临床分析和实验室分析两个方面。

（一）临床步态分析

旨在通过生物力学和运动学手段，揭示步态异常的关键环节和影响因素，协助康复评估和治疗，协助临床诊断、疗效评估、肌力研究等，包括观察法和测量法。观察法为定性分析，一般采用目测的方法获得第一手资料，然后根据经验进行分析；测量法是一种简单定量分析方法，常用足印法测定时间参数、距离参数。

1. 观察法

观察法是采用肉眼观察并分析步行中人体运动的形式与姿势情况。一般采用自然步态，即最省力的步行姿态。观察包括前面观、侧面观和后面观。需要注意全身姿势和步态，包括步行节律、稳定性、流畅性、对称性、重心偏移、手臂摆动、诸关节姿态与角度、患者神态与表情、辅助装置（矫形器、助行器）的作用等。在自然步态观察的基础上，可以要求患者加快步速减少足接触面（跂足或足跟步行）或步宽（两足沿中线步行），以凸显异常；也可以通过增大接触面或给予支撑（足矫形垫或矫形器），以改善异常，从而协助评估。观察内容及要点如下：

（1）人体正常姿势：侧面观和背面观。

（2）步态的总体状况：包括步行节奏、对称性、流畅性、身体重心的偏移、躯干倾斜、上肢摆动、患者神态表情、辅助器具（矫形器、＞助行器、假肢）的使用等。

（3）侧面观察步态：包括两个方面。识别步行周期的时相与分期及其特点，如支撑相的足首次着地及方式、全足着地、支撑相中期、足跟离地以及足尖离地；摆动初期、摆动中期以及摆动末期。观察骨盆、髋、膝、踝及足趾关节角度在步行周期中不同阶段的变化。

（4）正面观察步态：主要观察髋关节内收、外展和内旋、外旋，骨盆运动及身体重心的变化等。观察顺序：①由远端至近端，即从足趾、踝关节开始，依次观察膝、髋关节、骨盆及躯干；②按步行周期的顺序观察，即从首次着地动作为起点，先观察矢状面，包括对双侧的观察，如从左侧和右侧或健侧和患侧分别进行观察再从冠状面观察患者的行走特征；③目测观察后，就患者在负重、单腿支撑以及迈步等环节中存在的主要问题要进行总结，归纳分析出原因后果。

2. 测量法

测量法（足印法）即让受试者在足底涂上白色粉末，然后在步行通道上（一般为4～6m）行走，用秒表记录步行时间，通过足迹测量有关步行距离和时间参数，再进行运动学分析，并根据被检查者的步态特征，如步长、跨步长、步频、站立相和迈步相等在步行周期中分别所占时间以及步行速度等，为治疗师制定治疗计划和评价治疗效果提供数据：

（1）检测程序：①在受试者足底涂上白色粉末；②受试者在行走若干步后，从一侧足跟着地时开始计时；③走完全程后于同一侧足跟着地时停止计时；④记录及计算平均步行周期时间；⑤测量行走距离；⑥测量左右步长；⑦判断步态是否对称；⑧测量跨步长；⑨测量步宽；⑩计算步频、步行速度。

（2）结果判定：①步长（step length）：是指行走时一足跟着地至对侧足跟着地的平均距离，也称单步长。自然步速时，正常人约为 50～80cm，左、右步长基本相等，它反映步态的对称性与稳定性。②步长时间（step time）：指一足着地至对侧足着地的平均时间。③步幅（stride length）也可称为跨步长（国内亦有人称之为复步长）：是指一足着地至同一足再次着地之间的距离正常人的步幅即跨步长是步长的两倍，约为 100～160cm。④步宽（walking base）：指两脚跟中心点或重力点之间的水平距离，也有采用两足内侧缘或外侧缘之间的最短水平距离。正常人约为 5～10cm。步宽也称之为支撑基础（supporting base），反映行走时身体的稳定性⑤步频（cadence）：是指单位时间内行走的步数，以步数/分钟表示。也可采用步频 =60（s）+ 步长平均时间（s）计算。正常人平均自然步速时的步频约为 95～125 步/分钟左右。步频的快慢反映了步态的节奏性。⑥步行周期（cycle time）：指平均步幅时间（stride time），相当于支撑相与摆动相之和。⑦步速（velocity）：是指单位时间内行走的距离称为步行速度，以 m/s 表示。步速 = 步幅 + 步行周期。正常人平均自然步速约为 1.2 米/秒左右。⑧足偏角（toe out angle）指贯穿整个足底的中心线（足跟中点到第二足趾连线）与前行方向之间所形成的夹角，正常人足角约 7°～8°，左右足分别计算。

（3）注意事项：①正式检查前，让患者试行至自然行走方式再测试；②受试者每一次行走至少要包含 6 个步行周期，每侧足不少于 3 个连续的足印；③如受试者步态不稳，行走中要注意监护，防止跌倒。

3. 临床观察的局限性分析

（1）时间局限：步行时因有一定的速度，单凭肉眼观察，很难在同一时间对步行者所有部位的活动都观察到，特别是瞬间的变化情况，很难准确地在短时间内完成多部位、多环节的分析，如在摆动相时髋、膝、踝关节的角度变化等。

（2）空间局限：目测步态检查，主要是通过检查者的肉眼进行的，由于视觉的局限性，不可能对人的步态进行三维观察，也带来一定的局限性。

（3）记忆局限：人的记忆能力是有限的，特别不可能对所有长期进行步态训练的患者的变化情况进行客观和全面的对比分析。

（4）思维局限：观察结果的分析与观察者本人的观察能力、临床经验、解剖及生理学基础知识均密切相关，检查者的个人水平，直接影响评估结果的客观性和准确性。

此外，患者的精力和体力也可能无法耐受反复的行走观察，直到检查者完成对步态的分析。因此，可借助摄像机记录下步行的过程，从而提高分析的客观性、可靠性。

（二）实验室分析

三维步态分析是现代实验室所采用的数字化的、高科技的步态分析系统，集运动学分析和动力学分析于一体，是现代步态评定的必备手段。

运动学分析（kinematics）是一种定量的描述性分析过程，是研究步行时肢体运动时间和空间变化规律的科学方法，主要包括：人体重心分析、廓清机制、步行时间—空间测定和肢体节段性运动测定。

动力学分析（kinetics）是指对人的步态特征进行成因学分析，如人体的重力与地面反作用力、关节力矩、肌肉收缩力等力学分析及机械能转换与守恒、功与功率等的分析。是对步行时的作用力和反作用力强度、方向及时间的研究方法。牛顿第三定律是动力学分析的理论基础。

·动态肌电图或表面肌电图（surface EMG）动态肌电图指在活动状态同步检测多块肌肉电活动的测定方法，揭示肌肉活动与步态的关系，是临床步态分析必不可少的环节。表浅肌肉一般采用表面电极，置放于接近肌腹与相邻肌肉距离最远的部位。深部肌肉可以采用植入式线电极，其导线表面有绝缘物质覆盖，导线两端裸露，一端与肌肉接触，另一端与肌电图仪连接。

三、步行训练的条件与影响因素

（一）步行满足的条件

人类正常、自然的步行，需要满足如下条件：

1. 肌力

肌力是完成关节运动的基础，包括核心稳定肌和整体运动肌。运动系统的主要功能就是产生力，并且传递或分解力。通常软骨应对轴向压力，韧带、小关节、局部稳定肌应对剪切力。为了保证步行周期的支撑相稳定，单侧下肢必须有足够的肌力与负重能力，保证能够支撑体重的 3/4 以上。以 60 千克体重的正常成人为例，单腿必须能支撑 45 千克以上的体重。或者双下肢的伸肌（主要是指股四头肌、臀大肌等）应达 3 级以上，这样才能保证另一下肢能够从容完成向前摆动的动作。

2. 平衡能力

步行时人的身体重心随着步行的速度不同，进行着复杂的加速与减速运动，为了保持平衡，人体重心必须垂直地落在支撑面的范围内，所以平衡能力是步行得以完成的基本保证。不同的步行环境对平衡有不同的要求，如果只是在室内的步行，平衡能力只需 2 级；一旦进行室外步行，则平衡能力必须达到 3 级。

3. 协调能力及肌张力均衡

协调是多组肌群共同参与并相互配合，平稳、准确和控制良好的运动能力。步行中为了保证双下肢各关节在步行周期的各个不同时期发挥正常作用，双侧上、下肢的肌肉主要是指引起各关节运动的主动肌、固定肌以及协同肌和拮抗肌之间，能协调配合，特别是主缩肌与拮抗肌之间的肌张力和肌力的协调匹配，保证了下肢各关节在步行时有足够的活动度，能正常运动，从而形成正常的自然步态。

4. 感觉功能及空间认知功能

感觉是运动的基础，任何运动都是在感觉反馈的基础上进行的。特别是本体感觉直接影响步行的完成。步行中上下肢各关节所处的位置，落步时的步幅及深浅高低等均直接影响步行完成的质量。

5. 运动控制功能

运动控制是指人体调节或者管理动作的能力，包括肢体精确完成特定功能活动的能力。任何原因导致步行调控系统损伤，都会造成步态异常，甚至造成步行障碍。

（二）步行的影响因素

（1）骨关节因素。由于运动损伤、骨关节疾病、先天畸形、截肢、手术等造成的躯干、骨盆、髋、膝、踝、足静态畸形和两下肢长度不一致。韧带、肌腱异常，疼痛和关节松弛等也对步态产生明显影响。

（2）神经肌肉因素。中枢神经损伤，包括脑卒中、脑外伤、脊髓损伤和疾病、脑瘫、帕金森病等造成的痉挛步态、偏瘫步态、剪刀步态、共济失调步态、蹒跚步态等。原发性原因主要是肌肉张力失衡和肌肉痉挛；继发性因素包括关节和肌腱挛缩畸形、肌肉萎缩、代偿性步态改变等；外周神经损伤包括神经丛损伤、神经干损伤、外周神经病变等导致的特定肌肉无力性步态等；儿童患者可伴有激发性骨骼发育异常。

（3）感觉障碍、认知障碍等都会影响患者安全步行。

第七节　心肺功能训练

一、呼吸功能训练

呼吸功能训练是指通过有针对性的训练，提高呼吸肌功能，促进痰液排出，增强肺的通气功能，同时促进肺泡与毛细血管的气体交换功能，改善肺的换气功能，并促进血液循环，改善组织换气功能，从而达到提高日常生活活动能力的目的。

（一）呼吸的生理学基础

肺呼吸由肺通气和肺换气组成，称为外呼吸；组织间换气称为内呼吸，通过血液循环构成内、外呼吸的完整过程。外呼吸将空气中的氧气带入体内，同时将肺内的二氧化碳排出体外。内呼吸将组织代谢产生的二氧化碳转移到血液循环，同时将血液中的氧气交换给组织细胞。

（二）呼吸功能的影响因素

影响呼吸功能的因素包括呼吸肌、肺组织、气体在血液中的运输、组织换气和精神因素等。

（1）呼吸肌：包括膈肌、肋间肌、辅助呼吸肌和呼气肌，其运动功能对肺的呼吸功能造成直接影响。呼吸运动是肺通气的动力，通过呼吸运动改变胸腔的容积，胸腔内压改变，使肺泡扩张与收缩，驱动肺泡内气体出入。呼吸肌的运动，使肺内与外界大气压产生压差，同时产生肺通气。

膈肌为主要的呼吸肌。膈肌收缩时，膈穹窿下降，胸腔容积扩大，以助吸气；松弛时膈穹窿上升恢复原位，胸腔容积减少，以助呼气。慢性呼吸系统疾病，可因肺气肿和呼吸困难造成膈肌的疲劳。

肋间肌包括肋间外肌与肋间内肌。肋间外肌起于上位肋骨下缘、止于下位肋骨上缘，肌纤维斜向前下方走行，收缩助吸气。肋间内肌起自下位肋骨上缘、止于上位肋骨下缘，肌纤维斜向前上方走行，收缩助呼气。肋间肌在平静呼吸时不起主要作用，只有在深呼吸时才起作用。哮喘和严重慢性肺气肿患者，肋间肌参与呼吸，以补偿膈肌的功能不足。

辅助呼吸肌包括斜角肌、胸锁乳突肌、斜方肌、胸大肌等，收缩时可抬高和固定胸廓，提高膈肌呼吸效率。平时状态辅助呼吸肌不收缩，呼吸极度困难时才收缩，进一步扩大胸廓。

腹肌是在进行剧烈运动或深呼吸运动时，用力呼气以增加肺活量，腹肌开始收缩增加腹压，使膈肌抬高，压缩胸腔容积，参与呼气运动。

（2）肺组织：肺组织的病理变化程度影响肺换气。肺泡壁在慢性炎症和炎症反复发作时增厚，如肺气肿，小的肺泡会逐渐融合为大肺泡，使肺泡面积减少，影响气体与血管的气体交换。

（3）气体在血液中的运输：慢性呼吸系统疾病常对造血功能产生影响，出现贫血。贫血时血红蛋白减少，气体运输功能降低，造成呼吸困难。合并心力衰竭时，血氧运输能力减弱。

（4）组织换气：慢性呼吸系统疾病的患者，由于呼吸困难而运动减少，肌肉萎缩，肌肉的代谢能力降低，影响了内呼吸功能。

（5）精神因素：呼吸系统疾病患者常伴有紧张、焦虑、抑郁等精神心理的改变，更加重了呼吸和循环系统的负担，影响呼吸功能。

（三）呼吸功能训练的适应证和禁忌证

（1）适应证：①慢性阻塞性肺疾病，如慢性支气管炎和肺气肿；②慢性限制性肺疾病，如胸膜炎和胸部手术后；③慢性实质性肺疾病，如肺结核、肺尘埃沉着病等；④哮喘病、慢性呼吸系统疾病伴呼吸功能障碍；⑤因手术、外伤所造成的胸部或肺部疼痛及运动障碍；⑥支气管痉挛或分泌物滞留造成的继发性气道阻塞；⑦因中枢神经系统损伤所致肌无力，如高位脊髓损伤、进行性肌肉病变或神经病变；⑧脊柱畸形，使胸廓变形。

（2）禁忌证：①生命体征不稳定、严重感染尚未控制；②严重的肺动脉高压或充血性心力衰竭，呼吸衰竭；③不稳定型心绞痛；④认知功能障碍；⑤癌症晚期；⑥脊柱、肋骨急性损伤及骨折；⑦气胸、咯血等。

二、心功能训练

心功能训练是指对心血管疾病患者通过用主动积极的身体、心理、行为和社会活动训练，来缓解某些症状，改善心血管功能，从而使患者在生理、心理、社会、职业和娱乐等方面再上一个台阶，提高生活质量的康复训练过程。

（一）心血管的生理学基础

人体的血液循环有两个途径：循环于心脏和周身之间的为体循环；循环于心脏与肺之间的为肺循环。体循环又称大循环：左心室收缩时，动脉血流入全身各组织器官的毛细血管，进行物质交换，把动脉血带来的氧和营养物质送给组织细胞，带走其新陈代谢的废物和二氧化碳，血液再经静脉返回右心房。肺循环又称小循环：右心室收缩，静脉血经肺动脉入肺，在肺泡毛细血管进行气体交换，排出二氧化碳，吸进氧，再经肺静脉返回左心房。

（二）心功能的训练机制

心血管疾病患者卧床时，中心血容量和右心负荷增加，同时心房压力感受器刺激增强，抑制抗利尿激素释放，肾脏滤过率增加，血浆容量降低。造成循环功能减退。当患者立位时每搏血量减少明显，运动耐力降低，在急性心肌梗死患者早期康复训练时，应避免绝对卧床的负面影响。此外，卧床时间过长可导致血流速度减慢、血液黏滞性增高和静脉顺应性降低，容易造成血栓。

（三）心功能训练的适应证和禁忌证

（1）适应证：①冠心病：无并发症的心肌梗死恢复期，有并发症的心肌梗死稳定期，冠状动脉介入治疗术后，冠状动脉搭桥术后，慢性稳定型心绞痛等；②风湿性心脏病和先天性心脏病术后预后良好者；③其他心脏病：安装心脏起搏器、心脏移植及心肺移植者。

（2）禁忌证：①不稳定型心绞痛或心肌梗死早期、严重动脉瓣狭窄；②未控制的严重高血压；③严重心律失常；④心肌病；⑤心动过速或过缓；⑥活动性心肌炎、心内膜炎、心包炎。

三、有氧训练

有氧训练是指针对大肌群进行中等强度的，具有节律性、动力性、周期性并持续一定时间的训练方法，从而提高机体的氧化代谢能力。

（一）有氧训练的训练机制

有氧训练时，收缩压增高，舒张压无明显变化，血液流动速度加快，血液中的氧和二氧化碳交换及代谢速度加快。通过反复的有氧代谢为主的运动，可以使肌肉和心血管产生适应现象，提高心肺功能和运动能力，改善机体代谢。

（二）有氧训练的适应证与禁忌证

（1）适应证：①心血管疾病：稳定型心绞痛、陈旧性心肌梗死、隐性冠心病、轻中度原发性高血压、轻度慢性充血性心力衰竭、心脏移植术后、冠状动脉腔内扩张成形术后、冠状动脉分流术后；②代谢性疾病：单纯性肥胖症、糖尿病；③慢性呼吸系统疾病：慢性阻塞性肺炎和慢性支气管炎、肺气肿、肺结核恢复期、胸腔手术后恢复期；④其他慢性疾病：慢性肾衰竭稳定期、慢性疼痛综合征、慢性疲劳综合征、长期缺乏运动及卧床患者；⑤中老年的健身锻炼。

（2）禁忌证：①各种疾病急性发作期或进展期；②心血管功能不稳定，未控制的心力衰竭或急性心力衰竭、严重的左心功能障碍、血流动力学不稳的严重心律失常、不稳定型心绞痛、近期心肌梗死后非稳期、急性心包炎、心肌炎、心内膜炎、严重未控制的高血压、急性肺动脉栓塞、主动脉瘤、严重主动脉瓣狭窄、血栓性脉管炎等；③严重骨质疏松，有骨折倾向；肢体功能障碍而不能完成预定运动强度和运动量；④感知认知功能障碍、主观不合作或不能理解运动，精神疾病发作期间。

第八章　物理治疗之神经发育疗法

20 世纪 50 到 60 年代，国外的神经生理疗法开始在脑卒中偏瘫、小儿脑瘫等临床疾病中应用，近年来，此类疗法逐渐传入国内。本章分别对常用的神经生理疗法——Bobath 技术、Brunnstrom 技术和 Rood 技术进行研究。

第一节　Bobath 技术

一、Bobath 技术概念界定

Bobath 技术是由英国物理治疗师伯塔·波巴斯（Berta Bobath）根据长期的临床经验创立的，由 Berta Bobath 的丈夫卡雷尔·波巴斯（Karel Bobath）给予理论基础的补充。从 20 世纪 40 年代起，Berta Bobath 将她的方法应用在临床偏瘫患者运动功能康复训练中，取得了较好效果。自 70 年代起，Berta Bobath 开始著书教学，在世界各地成立 Bobath 中心，使得 Bobath 技术广为流传，是偏瘫运动功能康复技术中最为普及的治疗技术之一。它主要采用抑制异言姿势，促进正常姿势的发育和恢复的方法治疗中枢神经损伤患者，如偏瘫、脑瘫，因此，该方法又被称为通过反射抑制和促进而实现治疗目的的神经发育治疗方法。

Bobath 偏瘫治疗技术的基本观点是：脑卒中患者常见的运动功能障碍，主要是由于大脑高级中枢对低级中枢失去控制，低级中枢原始的反射失去抑制所致。表现为异言的张力、姿势、协调、运动模式和功能行为。如痉挛模式出现，上肢表现为屈曲痉挛模式，下肢表现为伸展痉挛模式。脑卒中患者的主要问题是运动控制障碍，而不是直接的肌力问题。正常的运动模式是不可能建立在异常运动模式基础上的，只有抑制异言的运动模式，才有可能诱导出正常的运动模式。因此治疗的重点在于改变患者的异常姿势和异常运动模式，为此 Bobath 提出了治疗中的两个主要目标：①减轻痉挛；②引入更具有分离性的运动模式，可以是自主性的，也可以是随意性的，并且将其运用在功能活动中。

二、Bobath 技术要点

（1）控制关键点。治疗师在训练中操作患者身体的某些部位，以达到抑制痉挛和异常姿势反射，促进正常姿势反射的目的。Bobath 将这种操作称之为控制关键点，将这些被操作的部位称之为关键点。近端的关键点是躯干，即头颈部、肩胛带、骨盆；远耑关键点是肢体的一部分，如肘关节、膝关节、手和足。比较而言，近端关键点更为重要。针对患者的情况，将这些关键点组合起来，在仰卧位、俯卧位、四点爬位、站立等各种体位中运用。

（2）反射性抑制。利用与痉挛模式相反的体位或姿势来抑制痉挛。包括反射性抑制模式（reflex inhibition pattern，RIP）和影响张力性姿势（tonic influenced posture，TIP）。头的位置和肢体关节的活动方式或体位将影响肢体屈肌和伸肌的张力。如将头过伸可促进肢体的伸肌紧张而抑制屈肌张力；头屈曲能促进肢体的屈曲紧张而抑制高张力的伸肌；肢体内旋可降低外展肌张力；肢体外旋可降低屈肌张力；仰卧位时高举臀有利于髋关节与躯干的伸展，屈髋、屈膝，加上髋外展可抑制肌张力过高的伸肌。鉴于此，Bobath 设计了一些体位或姿势模式来抑制痉挛，这就是反射性抑制模式。上肢反射性抑制模式：颈部、脊柱伸展，肩外旋，肘伸展，腕伸展，前臂旋后和拇指外展。下肢反射性抑制模式：患侧下肢轻度屈髋、屈膝，内收、内旋下肢，背屈踝、趾。躯干反射性抑制模式：肩胛对抗骨盆旋转，更重要的是骨盆对抗肩胛旋转。Bobath 手位：患者双手十指交叉，患侧拇指在健侧拇指外侧。

（3）促进姿势反射。通过某些特定活动来引导形成功能活动的姿势，并学习体验这些功能活动的运动姿势以达到治疗目的。如运用翻正反应和平衡反应来抑制原始运动模式，形成功能活动的姿势，从而使运动正常化。

（4）感觉刺激。利用各种感觉刺激（本体和皮肤）来抑制异常运动或促进正常运动，包括兴奋性刺激和抑制性刺激、推拉技术、放置和维持技术、患肢负重、挤压关节、叩击拍打等，如挤压肘关节以降低肘关节屈肌群的张力；叩击肱三头肌来提高该肌张力；在四肢躯干上有规律地或任意地叩击后出现肌紧张来保持患者的正常姿势。

（5）整体治疗。将患者看作一个有机的整体，而不只是治疗患病部位或局部。任何一个部位的治疗都是整体治疗的一部分，需要通过四肢、躯干全身治疗和活动提高患者的整体功能。

（6）训练中常使用的功能活动。①床上活动：翻身，从仰卧位到床边坐位，用患侧上肢做支撑或做桥式运动等。②重心转移：在坐位或站位下，有控制性地将重心向患侧转移。

③在不用健侧上肢推的情况下，从坐位站起。④负重和非负重功能模式下的偏瘫侧上肢控制。⑤步行训练和平衡训练，增强偏瘫侧下肢控制功能和减少辅助工具的使用程度。⑥使用患侧上肢进行日常生活活动、职业活动和休闲活动，避免会增加痉挛的模式。

三、Bobath 技术操作方法

（一）关键点部位操作方法

（1）头颈部屈伸和旋转。①前屈：颈部屈曲，则全身屈曲模式占优势，对全身伸展模式起到抑制，从而完成促进屈曲姿势。颈前屈可以在俯卧位、坐位、立位的体位进行。但对称性紧张性颈反射者，颈前屈则会出现下肢的伸展模式和上肢的屈曲模式。②后伸：颈部伸展，则全身伸展占优势，抑制全身屈曲模式，从而完成伸展姿势、伸展运动的促进。但对称性紧张性颈反射者，颈伸展则会出现下肢的屈曲模式和上肢的伸展模式。③旋转：用于破坏全身性伸展和屈曲模式。但对痉挛性强、呈强直性或间歇性的痉挛等重症病例不能直接控制头的运动，应利用后述的肩胛带、躯干部的关键点来控制头部体位。重症病例可制作特殊椅子来保持良好的坐位姿势，以保持头的位置。

（2）胸椎：通过调整胸椎的屈/伸来改善躯干的平衡能力。患者保持坐位，治疗师位于患者的身体后面，将手放在其胸骨和相对应的胸椎上使胸椎前突及后突，以降低躯干肌的肌痉挛。

（3）肩胛及上肢：保持肩胛带向前伸的状态，则全身屈曲占优势，能抑制头向后方过伸的全身伸展模式状态。如果肩胛带处于回缩位，会使全身伸展模式占优势，可以抑制因头前屈而致的全身屈曲模式，从而促进抗重力伸展活动。可直接操作，或用上肢来保持肩胛带的位置变化。上肢和肩胛带常联合活动，前臂旋前伴肩关节完全内旋，则可有效地抑制徐动型脑瘫患儿的上肢不自主动作，若用于痉挛型，则会使躯干和下肢的屈肌痉挛增加。这时如改为前臂旋后、肘关节伸展，使肩关节完全外旋，则抑制全身屈曲模式，并促进其伸展。假如前臂旋后、肘关节伸展和肩关节外旋的同时，使上肢水平位外展，则屈肌的痉挛尤其是胸部肌群及颈部的屈肌群受到抑制，则可以促进手指自发的伸展，还可以同时促进下肢的外展、外旋和伸展。肩关节外旋、抬举上肢，可抑制上肢屈肌痉挛、肩胛带向下垂，使脊柱、髋关节、下肢变得容易活动。前臂旋后伴拇指外展可促进其余四指的伸展。

（4）躯干：躯干屈曲，全身呈屈曲位，会抑制全身性伸展模式和促进屈曲姿势、屈曲运动。躯干伸展，使全身伸肌占优势，成为抑制全身性屈曲模式的方法。躯干旋转，以破坏全身性屈曲、伸展模式。

（5）下肢及骨盆：屈曲下肢可促进髋关节外展、外旋和踝关节背屈。骨盆的操作主要在坐位、站位使用。坐位骨盆后仰时，上半身屈曲位占优势，下肢伸展位占优势；站位时呈后仰姿势及全身性伸展模式；骨盆前倾坐位时上半身伸展占优势，下半身屈占优势。典型的剪刀式姿势患者，通过足前部支持体重起立时，如能骨盆后仰，使重心后移，则可促进髋关节、躯干的伸展，并可促进良好站位姿势。

（二）促进姿势反射操作方法

（1）促进翻正反应：翻正反应是当一种稳态（姿势）被打破时，身体重新排列获得稳态（姿势）的能力。如仰卧时，当头被旋转到一定程度时，身体会随之旋转，直至达到侧卧或俯卧。适应翻正反映的情况主要有：①新生儿或年幼患者。②痉挛型患者：主要促进运动模式发育，促进正常发育。③手足徐动型、失调型患者：其肌张力时有波动，同时缺乏共同收缩，故应掌握正确的肌收缩调整时间，使全身收缩均等分配。④弛缓型患者：为了激发自主反应，可以考虑给予强刺激。

从仰卧位翻正反应的促进可诱发出至侧卧位、俯卧位的活动，是通过促进头翻正反应以诱发肌肉的主动收缩达到目的体位的。用于痉挛型及间断性痉挛及轻度的手足徐动型脑性瘫痪，能促进患者两手指向正中位和对称性姿势的侧卧。对以上臂支持的俯卧位患儿，一边诱发上肢伸展位支持，一边旋转躯干，诱导成为长坐位；继续来回转头，使两手支持体重，旋转躯干，使骨盆从床上抬起成四点爬位。还可以利用身体对身体的翻正反应、头对身体的翻正反应、迷路性翻正反应、上肢伸展反应以及平衡反应的方法促进自动反应。

（2）上肢保护性伸展反应：自出生后8个月起向身体侧方外展上肢和伸展手；10个月后向身体后方伸上肢和手，并不断进行，一生中持续保持。

（3）促进平衡反应：在仰卧位、坐位、站位等体位来促进平衡反应。可以配合使用大球、滚筒、平衡板等辅助训练器具进行。在治疗过程中，先用抑制的方法抑制痉挛，再不断地利用促进手法来促进患者的肌张力、动作模式、平衡反应。目的是最大限度地诱发患者潜在能力，以不妨碍自身行动为度。

（三）刺激固有感受器和体表感受器操作方法

（1）关节负重：是一种利用体位使重力通过关节，刺激本体感受器使关节周围肌肉产生共同收缩来提高关节稳定性的方法。由治疗师一边施加手法压迫，一边配合抵抗或单独使用关节负重，以对躯干、四肢进行自动调整运动为目的，可以在仰卧位、俯卧位、坐位、站位等各种体位进行。可以在俯卧位从上方来压迫肩胛带，使前臂负重，自肩胛带到上臂的肌群同时收缩，或令患者向侧方移动重心增加对抗力，来促使肩关节周围肌群收缩。又如对坐位儿童头顶部或肩胛带向下方压迫，来抑制手足徐动型动作并可控制头部。

（2）位置反应：指肢体反应性、短暂地保持某种体位的能力，是肢体的重量刺激引发出的正常姿势反应。如在坐位时，帮助上肢水平位举起，然后治疗师突然撒手，使上肢悬空，此时，上肢本身重量的刺激使关节周围肌肉同时增大收缩力，来试图保持肢体的位置。

（3）保持反应：指身体对所处体位有意识的控制能力。例如先轻轻地托住俯卧位患者下颌部使其抬头，帮助保持在那个位置，再慢慢减少支持，以此让患者自身用力来抬头。也可在仰卧位、俯卧位、坐位、立位等各种姿势做上肢、下肢各种体位变化，目的是提高肌群的共同收缩和固有感受器的感受性。

（4）拍打：利用刺激固有感受器、体表感受器来促进肌紧张的方法。对四肢、躯干使用规则或不规则的拍击手法而达到提高肌肉收缩兴奋性的目的。多用于手足徐动型、失调型的脑瘫患儿保持姿势。叩击刺激固有感受器和体表感受器而使颈部、躯干部、四肢的肌肉兴奋性增强。

四、Bobath 技术治疗原则

第一，治疗中应当避免增加患侧肌张力或会导致患侧出现异常运动反应的运动和活动。如患者过度用力会导致痉挛加重，异常姿势和异常运动模式加强，治疗中应该避免。

第二，治疗应当直接产生或形成正常的姿势和运动，选择的运动模式不是以发育序列为基础，而是选择对功能活动具有重要意义的模式。

第三，患侧治疗应该包含在所有的治疗活动中，重新建立两侧的对称性，增加功能使用，不建议利用健侧肢体的功能取代患侧肢体的功能训练。

第四，治疗必须诱导患侧的运动和功能活动的改变，强调患者的主动性。

第二节　Brunnstrom 技术

一、Brunnstrom 技术概念界定

Brunnstrom 技术是由瑞典物理治疗师西涅·布伦斯特罗姆（Signe Brunnstrom）经过长时间的临床观察和分析于 20 世纪 50 年代提出的，由评价方法和治疗技术两部分组成，主要用于脑损伤后肢体瘫痪的治疗，该方法对脑损伤后肢体瘫痪的临床康复产生了深远影响。Brunnstrom 认为脊髓与脑干水平的原始反射和肢体的整体运动模式是正常发育过程中早期

的必然阶段，当神经系统发育完善后，脊髓与脑干水平的反射因受到高位中枢的抑制而不被表现。当中枢神经损伤之后，大脑皮质失去了对下级中枢的控制能力，因此出现了人体在发育初期才具有的运动模式，如肢体的协同运动、姿势反射以及联合反应，并出现一些原始反射和病理反射，如紧张性颈反射、紧张性迷路反射、深反射亢进等。中枢性瘫痪的恢复过程是运动模式的转变过程，那些异常的运动模式是恢复的必然阶段，没有必要也很难被抑制。因此，在中枢性瘫痪的初期治疗阶段，Brunnstrom 主张利用各种原始反射和异常运动模式，将其作为促进手段诱发出协同运动模式，然后再训练患者抑制、修正协同运动模式，逐渐向分离运动发展，最终恢复随意运动。

二、脑损伤后的原始反射与运动模式

脑损伤后，大部分在脑发育未成熟时才有的原始反射和运动模式重新出现，如能正确地利用这些反射和运动模式的特点，则可以促进脑损伤后的康复。

（一）脑损伤后的原始反射

人体所有反射都是在其发育过程中逐渐建立并不断完善的，用以持身体的姿势，调整肌群间的肌张力。这些原始反射是由脑干和脊髓控制的，当脑损伤后，高级中枢与低级中枢之间的相互调节、制约功能受到破坏，损伤平面以下反射活动失去了控制，原始反射被释放。随着病情好转，原始反射逐渐减弱，高级中枢的作用重新体现出来。

（1）对称性紧张性颈反射（symmetric tonic neck reflex，STNR）：当颈屈曲或伸展时，两侧上肢产生与颈同样的运动，下肢产生相反的运动。

（2）非对称性紧张性颈反射（asymmetric tonic neck reflex，ATNR）：是指当身体不动头部左右转动时，头面侧的肢体伸肌张力增高，肢体伸展；头枕侧的肢体屈肌张力增高，肢体屈曲，如同拉弓射箭姿势一样，故又称为拉弓反射。对脑损伤所致的偏瘫患者来说，由于对称性紧张性颈反射的影响，当从卧位转为坐位时，因为抬头而导致下肢伸肌张力增高，影响该动作的完成。偏瘫患者的头部在卧位和坐位时多转向健侧，由于非对称性紧张性颈反射的影响，偏瘫侧上肢屈曲，如果此时患者想伸直患侧上肢，就必须将头转向患侧。

（3）紧张性迷路反射（tonic labyrinthine reflex，TLR）：迷路反射又称前庭反射，由头部在空间位置的变化所引起。表现为当头处在中间位时，仰卧位会使伸肌张力增高，四肢容易伸展；俯卧位会使屈肌张力增高，四肢容易屈曲。

（4）紧张性腰反射（tonic lumbar reflex，TLR）：紧张性腰反射是随着骨盆变化、躯干位置的改变所发生的。躯干的旋转、侧屈、前屈、后伸对四肢肌肉的紧张性有相应影响。

（二）脑损伤后的运动模式

1. 联合反应（AR）

联合反应（associated reaction，AR）是脑损伤患者出现的一种非随意运动或反射性肌张力增高的表现。当健侧肢体主动用力或者进行抗阻运动时，可以诱发患侧肢体出现相应的动作，这是脊髓水平的异常运动反应模式，出现在瘫痪恢复的早期。联合反应是伴随着痉挛出现而呈现的，是肌张力改变的一种姿势反应。最常见的表现是脑损伤患者在进行健侧肢体抗阻力运动时，患侧相对应肢体的肌张力常可以不同程度地增加或出现相应的动作。联合反应的出现与健侧运动强度有关，健侧运动强度越大，患肢联合反应往往越明显，肌张力增高的程度和持续时间也越强。

下肢联合反应的检查：患者取仰卧位，在健侧下肢抗阻力外展或内收时，患侧髋关节可出现相同动作。这种联合反应又称为 Raimiste 现象，是一种特定的髋关节联合反应。Brunnstrom 技术中常利用这一现象进行诱发随意收缩与随意运动。

联合反应是病理性的，是刻板的不随意的运动，一旦诱发，患者很难主动抑制它，只有在刺激停止后，才能逐渐恢复。联合运动可见于健康人，是伴随随意运动正常无意识的姿势调整，以增强身体其他部分运动的精确性，通常在一个活动需要很大力量或集中注意力时出现。例如，打羽毛球、网球或乒乓球时，非握拍手的运动。在偏瘫患者试图活动其患侧肢体时，联合运动可以在健侧肢体上看到。

2. 共同运动（SM）

共同运动（synergy movement，SM）又称连带运动或协同运动。是脑损伤后患侧肢体常见的一种异常活动表现，是由人们的主动意志所引起的肢体运动。当活动患侧肢体某一个关节时，不能做单关节运动，邻近的关节甚至整个肢体都出现一种不可控制的共同运动，并形成特有的活动模式，用力时表现特别明显。

共同运动在上肢和下肢均可表现为屈曲模式或伸展模式。脑损伤后，一般上肢屈肌占优势，主要为屈曲的共同运动模式；下肢伸肌占优势，主要为伸展的共同运动模式（表8-1、表8-2[①]）。

表 8-1　上肢共同运动模式

部位	屈肌模式	伸肌模式
肩胛带	上提、后缩	前突
肩关节	屈曲、外展、外旋	伸展、内收、内旋
肘关节	屈曲	伸展

① 本节图表均引自燕铁斌. 物理治疗学（第 3 版）［M］. 北京：人民卫生出版社，2018.

续表

前臂	旋后（或旋前）	旋前
腕关节	掌屈、尺偏	背伸
指关节	屈曲	伸展

表 8-2　下肢共同运动模式

部位	屈肌模式	伸肌模式
髋关节	屈曲、外展、外旋	伸展、内收、内旋
膝关节	屈曲	伸展
踝关节	背屈、外翻	跖屈、内翻
趾关节	伸展	屈曲

三、Brunnstrom 偏瘫恢复六阶段理论

通过对脑损伤后偏瘫患者长期、细致的观察，并结合大量文献，Brunnstrom 认为，损伤后肢体运动功能的恢复遵循一个大致相同的过程，提出了脑损伤后偏瘫恢复的六阶段理论，如图 8-1 所示。

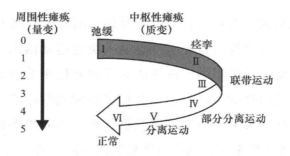

图 8-1 Brunnstrom 偏瘫恢复六阶段示意图

第一阶段：弛缓阶段。脑损伤发病急性期，患侧上、下肢呈迟缓性瘫痪，运动功能完全丧失。

第二阶段：痉挛阶段。随着疾病的控制，偏瘫肢体开始出现运动，但运动伴随痉挛、联合反应。

第三阶段：共同运动阶段。痉挛加重达到高峰，患肢可以完成一些随意运动，但始终伴有共同运动的特点。

第四阶段：部分分离运动阶段。共同运动模式逐渐减弱，痉挛程度减轻，出现了部分分离运动的组合。

第五阶段：分离运动阶段。进一步脱离共同运动模式，痉挛继续减轻，分离运动更充分，可较好完成难度更大的运动组合。

第六阶段：正常阶段。痉挛消失，可完成每个关节随意运动，肢体运动主要表现为协调性运动，运动功能恢复并接近正常。

偏瘫患者的运动功能恢复第 1 ~ 3 阶段是从完全性瘫痪开始，逐渐进入痉挛期，出现运动模式异常，继之异常运动模式达到顶点。从第 4 ~ 6 阶段，异常运动模式逐渐减弱，开始出现分离运动，最后几乎恢复正常。此过程实际上是从早、中期的没有运动模式到异常运动模式，然后向后期的重建正常运动模式恢复的一个过程。但并非所有患者都按这个过程恢复，这个恢复过程因人而异，恢复进程也有快有慢，也可能有些患者停留在某一个阶段不再进展。

第三节　Rood 技术

一、Rood 技术概念界定

Rood 技术是由美国物理治疗师和作业治疗师玛格丽特·鲁德（Margaret Rood）于 1956 年创立的一种治疗方法，其主要观点是：感觉输入决定运动输出；运动反应按一定的发育顺序出现；身、心、智是相互作用的。该方法是通过有控制的感觉刺激，按照个体的发育顺序，反射性地引起有目的性的运动反应，又称多感觉刺激疗法。其主要内容是利用多种感觉刺激方法作用于皮肤、关节、肌肉等感受器，兴奋不同种类的神经纤维，通过感觉反馈环路调节脊髓传出纤维的兴奋性，从而改变靶肌肉的肌张力，诱发或协调肌肉活动。

Rood 技术强调将有控制的感觉输入，运用于各种有运动控制障碍的患者，如采取快速的刷擦、冰敷或震动等较强的刺激诱发迟缓性瘫痪的肌肉运动；采用轻刷擦、缓慢牵拉等较轻的刺激抑制痉挛性瘫痪肌肉的异常运动。常用的刺激方法有轻快地触摸或逆毛发生长方向刷擦皮肤、快速冰刺激、快速牵张肌肉、拍打肌肉或肌腱等；常用的抑制方法有温热刺激、持续冷刺激、轻挤压、缓慢牵张、缓慢摆动等。此外，还可利用一些特殊感觉刺激，如音乐、光线、色彩等促进或抑制肌肉的运动反应。Rood 技术把神经生理学和运动发育学的研究成果运用到运动障碍患者的康复治疗中，如用于小儿脑瘫、脑卒中、脑外伤后的偏瘫及其他有运动控制障碍等患者的治疗。

二、Rood 技术相关理论

（一）神经传导相关运动神经元

脊髓前角中存在着大量的运动神经元，包括â false 神经元和ã false 神经元，其纤维离开脊髓后直达所支配的肌肉。神经纤维分为 A、B、C3 类：A 类包括髓鞘的躯体传入和传出纤维，分为á false、â false、ã false、ä false4 类。其中á false 纤维为初级肌梭传入纤维和支配梭外肌的传出纤维，它接受来自皮肤、肌肉和关节等外周传入的信息，也接受从脑干到大脑皮质等中枢传出的信息，产生一定的反射传出冲动；â false 纤维为皮肤的触、压觉传入纤维；ã false 纤维为支配梭内肌的传出纤维，当其活动加强时，梭内肌纤维收缩，可提高肌梭内感受装置的敏感性，因此，对调节牵张反射具有重要作用；ä false 纤维为皮肤痛温觉传入纤维。B 类是有髓鞘的自主神经的节前纤维。C 类包括无髓鞘的躯体传入纤维和自主神经的节后纤维。

（二）感觉刺激输入形式

正确的感觉输入是产生正确运动反应的必要条件，有控制的感觉输入可以反射性地诱发肌肉活动。只有适当的感觉刺激，才能引起有目的性的运动反应，通过有目的的感觉运动反应建立神经肌肉系统的运动模式，使肌群间的相互作用更加协调。因此，治疗时在多种感觉刺激方法中选择适当的刺激方式作用于治疗部位。

（三）完成的动作要"有目的"

Rood 运用有目的性的活动来诱发皮质下（无意识的）某种运动模式，根据神经生理学原理，大脑皮质并不直接支配与控制单一肌肉，而是通过集中注意力在运动的目的上，反射性地诱发中枢对运动的控制能力，可使主动肌、拮抗肌、协同肌相互之间的作用更加协调。例如，当接到"拿起这个椅子"的指令时，患者注意力并不在收缩的肌肉上，而是集中在"拿起椅子"的目的上。因此，动作中"有目的"的感觉是掌握这一动作的基础，"有目的"的动作有助于反射性地诱发出大脑对运动的控制。尽管"有目的"的动作不太适用于某些主动控制能力很差的患者（因为难以诱发出这种反应），但是这的确是一种很好的治疗方法，特别是对躯干、上肢或下肢近端的控制训练。

（四）利用个体发育规律促进运动控制能力

按个体发育的规律来说，从局部考虑，运动控制能力的发育一般为先屈曲、后伸展；先内收、后外展；先尺偏、后桡偏；最后是旋转。在远近端稳定性及运动性的问题上，应为肢体近端固定－远端活动→远端固定－近端活动→近端固定－远端活动技巧的学习。

（五）个体发育规律的运动模式

（1）仰卧屈曲模式。屈曲是一种保护性姿势，表现为仰卧位躯干屈曲、四肢多位于双侧对称的位置或在胸前交叉。Rood 运用该模式治疗屈曲模式缺乏而躯体伸肌张力局的患者。

（2）仰卧至侧卧模式。表现为转动躯体时同侧上、下肢屈曲。该模式可以激活躯干侧屈肌，可以用于仰卧时张力性反射占主导的患者。

（3）俯卧伸展模式。俯卧位时，颈、肩、躯干、髋、膝伸展，身体中心位于胸 10 水平，这种姿势最稳定，但伸肌张力高的患者应避免应用此模式。

（4）颈肌协同收缩模式。当俯卧时为了抗重力作用，颈部的屈肌和伸肌必须具备良好的同时收缩的能力才能保持头后仰。可用于迟缓型脑瘫患儿，以训练头部的控制。

（5）俯卧肘支撑模式。俯卧时，上肢放在胸前，使得肩前屈，肘屈曲，抬头，上肢负重这是一种促进脊柱伸展的模式，脑瘫患者在训练脊柱的控制能力时常采用此模式，但由于此模式较易加强上肢屈肌痉挛，因此，对于有上肢屈肌痉挛的患者应避免使用。

（6）四点/手膝位模式。是由双手和双膝支撑躯体的姿势。当颈和上肢保持稳定时，可利用这一体位以刺激下肢与躯干的协同收缩。治疗时，应该先在静态下训练，即先训练患者在手膝位支撑的静止状态下保持躯干稳定；然后再训练在移动状态下保持躯干的稳定。

（7）站立。首先是躯干伸直，双侧下肢均匀持重，之后会发展重心转移，体重在双下肢之间转换，最后发展为单腿站立。能够保持该体位，需要神经系统较高水平整合下的翻正反应和平衡反应的支持。

（8）行走。行走是活动性、稳定性和技巧性能力的综合体现。正常步行必须具备支持体重、保持平衡和迈步的能力，它是一个极其复杂的过程，需要全身各个部分的协调。

三、Rood 疗法主要技术划分

Rood 疗法的基本技术主要分为促进技术和抑制技术，主要遵循以下原则进行：①由颈部开始尾部结束；②由近端开始向远端进行；③由反射运动开始过渡到随意运动；④先利用外感受器，后利用本体感受器；⑤先进行两侧运动，后完成一侧运动；⑥颈部和躯干先进行难度较高的运动，后进行难度较低的运动，四肢是先进行难度较低的运动，后完成难度较高的运动；⑦两侧运动之后进行旋转运动。

（一）促进技术

1. 经皮易化技术

经皮易化是对位于皮肤的外感受器（痛、温、触觉）进行刺激而产生的反应。

（1）触觉刺激：包括快速刷擦和轻触觉。①快速刷擦：利用软毛刷刺激 C 感觉纤维，活化 ā false 运动神经元，诱发主动肌收缩，抑制拮抗肌收缩。刺激后 15 ~ 30 秒显效，30 ~ 40 分钟疗效可达高峰，可采用一次刷擦或连续刷擦。一次刷擦是指在相应肌群的脊髓节段皮节区给予刷擦刺激，如 30 秒后无反应，可以重复 3 ~ 5 次。这种方法适用于意识水平较低而需要运动的患者。连续刷擦是指在治疗部位的皮肤上做 3 ~ 5 秒来回刷动。诱发小的肌肉运动时，每次要小于 3 秒，休息 2 ~ 3 秒后再进行下一次，每块肌肉刺激 1 分钟，诱发大的肌肉运动时不必间隔，可持续刷擦。②轻触觉：是指用手轻触摸患侧手指或脚趾间的背侧皮肤、手掌或足底部，反射性地诱发手指或脚趾的活动，使受刺激肢体回缩。如用手轻触摸患侧前臂外侧皮肤，可诱发腕关节背屈。

（2）温度刺激：常用冰刺激，因为冰（温度 –12℃ ~ –17℃）具有强烈的温度易化作用，瞬间的寒冷刺激能够使组织的兴奋性增高，诱发肌肉收缩。冰只能在局部短时间放置，一般是每次 3 ~ 5 秒。用冰快速刺激手掌与足底，或手指与足趾的背侧皮肤时，可以引起与轻触摸相同的效果。因为冷刺激能引起交感神经的保护性反应，使血管收缩，因此不能用于背部脊神经分布区。

2. 本体感觉性易化技术

本体感觉性易化技术是通过刺激存在于肌梭、肌腱或关节内的本体感受器，促进肌肉收缩、关节稳定的治疗技术。

（1）牵伸：快速、轻微地牵伸肌肉可以使肌肉立即出现收缩反应。牵拉内收肌群或屈肌群，可以促进该群肌肉收缩而抑制其拮抗肌群；牵拉手或足的内部肌肉，可引起邻近固定肌的协同收缩。

（2）叩击：用指尖对皮肤进行轻轻叩击，可刺激低阈值的 A 纤维，引起皮肤表层运动肌的交替收缩。轻叩手背指间或足背趾间皮肤，及轻叩掌心、足底均可引起相应肢体的回缩反应。快速地叩击或拍打肌腱、肌腹，会引起与快速牵拉相同的效果。

（3）挤压：用力挤压关节可使关节间隙变窄，刺激高阈值感受器，引起关节周围的肌肉收缩。当患者处于仰卧位伸髋屈膝的桥式体位、屈肘俯卧位、四点 / 手膝位、站立位时，抬起健侧肢体而使患侧肢体负重等支撑体位时均可产生类似的反应。对骨突处加压具有促进、抑制的双向作用，如在跟骨内侧加压，可促使小腿三头肌收缩，产生足跖屈动作；相反，在跟骨外侧加压，可促使足背屈肌收缩，抑制小腿三头肌收缩，产生足背屈动作。

3. 特殊感觉刺激

Rood 常选用一些特殊的感觉（视、听觉等）刺激来促进或抑制肌肉的活动。欢快激昂的音乐、洪亮有趣的语言及明亮鲜艳的环境等刺激对中枢神经产生一定的兴奋作用；光线暗淡、色彩单调的环境、催眠曲等则具有抑制作用。

（二）抑制技术

1. 本体感觉性抑制技术

（1）挤压关节：轻度地挤压关节，可以降低关节周围的肌肉张力，缓解肌肉痉挛。对偏瘫肩痛的患者，可以采用挤压肩部来缓解因肩周肌肉痉挛引起的肩痛。治疗时，治疗师站在患者的患侧，一手托住其肘部并使其肘伸直、肩外展，另一手抵住其手部使其腕背屈，并沿着上肢的纵轴轻轻挤压肩关节，保持片刻，使肩周肌肉放松。通过挤压脊柱两侧肌肉，可反射性抑制全身肌紧张，达到全身放松的目的。

（2）挤压肌腱：在肌腱附着点持续加压，可使痉挛的肌肉放松。如在手背屈肌腱上加压，可以缓解手部肌肉的痉挛。

（3）持续牵拉：持续牵拉肌肉可延伸肌肉长度（塑性延长）、缓解痉挛。常采用小重量、较长时间的牵拉方法。例如，对屈肌痉挛明显的患者，可用石膏或夹板固定于肌肉延长位置进行持续牵拉。

2. 其他技术

将患者从仰卧位或俯卧位缓慢翻转到侧卧位，以旋转体位的方法缓解痉挛；还可以通过摆动患者肢体的方法缓解痉挛；还可采用温水浴、湿热敷等温热刺激来舒缓肌肉、缓解痉挛。

四、Rood 技术的临床应用

Rood 疗法作为康复基本技术被应用于临床实践工作中，运用时要根据患者运动障碍的性质和程度，运动控制的发育阶段，由简单到复杂、由低级到高级逐渐进行，根据患者的不同情况采取不同的治疗方式和刺激方法，灵活应用。

（一）迟缓性瘫痪治疗

迟缓性瘫痪的治疗应采用有促进作用的感觉刺激手法诱发肌肉反应，常用方法有以下几种：

（1）快速刷擦、叩击和轻触摸：可以在患侧小腿前外侧远端皮肤进行快速刷擦、叩击和轻触摸等方法，诱发其踝背屈；在患侧上肢的前臂伸侧皮肤进行上述手法，可诱发腕背伸。

（2）远端固定近端活动：在固定远端肢体的同时，对近端肢体施加压力或增加阻力以诱发肌肉收缩，提高肌肉的活动能力和关节稳定性。

（3）整体运动：当某一肌群瘫痪时，可以通过正常肌群带动肢体的整体运动，来促进瘫痪肌群的运动；当一侧肢体完全瘫痪时，可以通过健侧肢体的运动带动瘫痪肢体，实现整体的运动功能。

（二）痉挛性瘫痪治疗

对痉挛性瘫痪要根据其特点，采用有抑制作用的感觉刺激手法来抑制肌肉的紧张状态，常用方法有以下几种：

（1）缓慢持续的牵拉、轻挤压：在腰背肌和四肢肌肉进行缓慢持续的牵拉，可以降低痉挛肌肉的张力；利用外力或自身体重挤压肩部，有利于缓解肩关节周围肌肉的痉挛；从上向下轻轻挤压脑瘫患儿脊柱两侧，有利于缓解躯干痉挛等。

（2）抗痉挛的运动模式：根据个体运动发育规律，对屈肌张力高的患者宜采用伸展运动模式；对伸肌张力高的患者采用屈曲运动模式。对脑卒中痉挛期患者的异常运动模式，采用手膝位这一肢体负重位的抗痉挛模式，以降低上肢的屈肌张力和下肢的伸肌张力。

（3）反复运动：就是利用肌肉的非抗阻性重复收缩，来缓解肌肉痉挛。如卧位时反复旋转身体，可以缓解躯干肌的痉挛；坐位时双手支撑床面，做肩部或臀部的反复上下运动，可以缓解肩部或髋部的肌痉挛。

（三）吞咽困难和发音障碍治疗

对于脑损伤引起的吞咽困难和发音障碍，可通过适当的刺激方法诱发或增强肌肉活动达到治疗目的。常用的方法有以下几种：

（1）刷擦法：可用毛刷轻刷患者的上唇、面部、软腭和咽后壁，避免刺激下颌和口腔下部。反复刷擦甲状软骨至下颌下方的皮肤，可引起下颌的上下运动和舌部的前后运动，继而引发吞咽。

（2）冰刺激：用冰刺激嘴唇、面部、软腭、咽后壁及下颌部的前面，可诱发或强化吞咽反射。

（3）吸吮训练：通过用力吸吮奶嘴、棒棒糖等物品，增加口部周围肌肉的运动。当患者口周肌肉能主动收缩时，再让其适当增加阻力，加强口周围肌肉运动。

（四）促进膈肌收缩，改善呼吸功能

当膈肌运动功能减弱时，可以通过促进方法刺激膈肌收缩，扩张胸廓下部，改善呼吸功能。常用的方法有以下几种：

（1）刷擦法、冰刺激：按一定方向连续刷擦胸锁乳突肌、肋间肌、腹外斜肌、腹内斜肌、腹横肌，可以使胸部和躯干获得稳定性，也可以采用冰刺激。注意避免刺激腹直肌，因为腹直肌收缩后可以引起膈肌下降而限制胸廓的扩张。

（2）挤压法：治疗师通过挤压两侧的胸锁乳突肌起始部或把手指放在肋间，在吸气之前压迫肋间肌，呼气时抬起，诱发膈肌和肋间肌收缩。呼气初挤压腹肌，以诱发腹肌的收缩。

（3）叩击法：叩击第1、2腰椎可诱发膈肌收缩。

（五）整体伸展模式诱发

（1）诱发体位：俯卧位时将头及部分胸廓伸出床外并保持，利用紧张性迷路反射使患者在俯卧位时上肢屈曲，必要时通过颈部肌肉的共同收缩维持俯卧位肘支撑。

（2）刷擦方法：连续刷擦三角肌后部可诱发上肢伸展；连续刷擦前臂背侧可诱发腕伸肌和拇长伸肌的收缩；连续刷擦手背侧皮肤可诱发手指伸展；连续刷擦颈项背部可诱发伸颈；连续刷擦背部皮肤可诱发背部伸展；连续刷擦臀部的基部可诱发臀大肌的收缩；连续刷擦足底可诱发腓肠肌的收缩。

（3）叩击：叩击肘后侧上部，诱发肱三头肌有利于伸肘；叩击臀大肌部位可诱发臀大肌收缩而伸髋。

第九章 物理治疗之物理因子疗法

物理因子治疗应用天然或人工物理因子的物理能，通过神经、体液、内分泌等生理调节机制作用于人体，达到预防和治疗疾病的目的，以此提高人体健康，恢复、改善或重建机体功能。本章内容包括电疗法与光疗法、超声波疗法与传导热疗法、压力疗法与磁疗法、牵引疗法、水疗法、冷疗法与冷冻疗法、生物反馈疗法。

第一节 电疗法与光疗法

一、电疗法及其应用

（一）直流电疗法及其应用

直流电是一种方向固定、强度不随时间变化的电流，应用低电压（30 ~ 80V）、小强度（小于50mA）的平稳直流电作用于人体，引起一系列的物理化学反应，使机体产生相应的生理作用与治疗作用。将直流电作用于人体来治疗疾病的方法称为直流电疗法。直流电疗法是应用最早的电疗法之一。用于治疗静脉血栓、慢性炎症、溃疡、骨折等有比较明确的疗效。

1. 生物物理和化学作用

（1）理化作用基础。人体的液体对直流电的导电率最高，脑脊液、淋巴液、胆汁、血液等属优良导体。神经、肌肉、脑、肾等均属良导体。结缔组织、皮肤、脂肪、骨组织等导电性能差，属不良导体。人体各组织中，皮肤角质层的电阻最大，干的头发、指甲等几乎完全不导电。皮肤之所以能导电，主要是依靠汗腺管及其分泌物，由于汗腺管所占面积与整个皮肤面积相比是很小的，因此皮肤的电阻较大。而直流电以及直流电药物离子导入主要是通过汗腺管口进入人体产生作用的，当直流电经皮肤通过人体时，在体内的离子、胶体粒子（蛋白质）和水分子朝一定的方向移动，产生电解、电泳和电渗等一系列物理化学反应[1]。

（2）电解及电解产物。电解质溶液导电时，溶液中离子发生迁移和电极表面发生化学反应的过程，称为电解。电解质溶解在水中时，一部分离解成阳离子和阴离子，离子被一层水分子所包围，称为离子的水化。直流电通过电解质溶液时，阳离子移向阴极并在阴极上获得电子而还原成为原子或原子团，电子从外电路进入溶液；阴离子移向阳极并在阳极上放出电子而氧化为原子或原子团，电子离开溶液流入外电路。在电极上产生这些原子或原子团，或者它们同溶剂进一步发生化学变化而产生的新物质，称作电解产物。

（3）电泳与电渗。这是胶体分散体系在直流电作用下同时出现的两种现象蛋白质为两性电解质，在碱性溶液中，蛋白质的羧基离解出氢离子而带负电荷呈酸性；在酸性溶液中，蛋白质的氨基结合氢离子而带正电荷呈碱性。人体内血液、淋巴和脑脊液等体液，在正常情况下为弱碱性，因而蛋白表面带负电荷。正电荷离子被蛋白表面负电荷吸引而分布在蛋白周围，形成一种独特的电荷分布：蛋白表面负电荷和这些负电荷所吸引的少数正电荷构成吸附层，吸附层四周的正电荷构成扩散层。

直流电通过人体时，带负电荷的蛋白质粒子及其吸附层向阳极移动，称为电泳；扩散层正离子连同其水化膜向阴极移动称为电渗。由于电泳的作用蛋白质粒子向阳极移动，阳极下蛋白质的密度增高，组织致密，阴极下蛋白质的密度降低；由于电渗的作用，水分子向阴极移动，阴极下的水分相对增多，阳极下水分减少，组织疏松。这些将对机体的生理功能产生影响，从而达到治疗疾病的目的。

（4）酸碱度改变。在直流电作用下，金属离子向阴极移动，而许多酸根和有机酸向阳极移动；同时由于阴极下产生碱性电解产物而阳极下产生酸性电解产物，所以在阴极下碱性升高，而阳极部位呈酸性。两极下的酸碱电解产物蓄积到很高的浓度时，可以破坏组织而引起化学性烧伤，治疗时必须注意避免。

2. 直流电疗法的生理作用

（1）直流电对血管的影响，直流电有明显使血管舒张的作用。进行直流电疗后，放置电极部位的皮肤显著充血，局部血流量增加，皮肤温度升高 0.3 ~ 0.5℃。这种血管舒张反应在阴极下更为明显。在直流电作用下，感觉神经末梢和血管壁上的感受器受刺激，通过反射作用使末梢血管舒张。直流电使皮肤受刺激后，可释放组胺。另外，由于电解作用，体内的微量蛋白质变性分解引起组胺及血管活性肽等物质的释放。在直流电作用后，皮肤中组胺的含量增加，阴极下升高更为明显。组胺可直接或通过轴突反射使小动脉舒张，并

---

① 燕铁斌.物理治疗学（第3版）［M］.北京：人民卫生出版社，2018.

作用于毛细血管，使内皮细胞间隙加宽，血管通透性增高。

（2）直流电对神经系统的影响。

直流电对中枢神经的作用：直流电对中枢神经系统的作用是多方面的，且因极性、刺激强度、机体功能状态的不同，可引起不同的反应。将上行直流电通过脊髓，可使反射的兴奋性增高；电流方向变换后，兴奋性降低。将阴极置于前额，阳极置于后颈部，通直流电后可引起软脑膜血管舒张；电极位置对换后，血管即收缩。

直流电对自主神经的作用：当直流电刺激皮肤感受器时，可以通过自主神经，反射地引起内脏器官和血管的舒缩功能。

直流电对运动神经的作用：应用稳恒直流电刺激运动神经并无明显的反应，但在通电和断电时，则引起其所支配的骨骼肌的收缩。这是因为神经兴奋的基础是受刺激部分离子浓度的变化，变化越大，神经的反应越显著。如果直流电强度改变的速度越快，则神经越易兴奋。若缓慢地变化电流强度，则由于扩散作用，离子不能积聚至足以引起兴奋的浓度，就不出现肌肉收缩反应。运动神经和肌肉组织的反应，由于直流电极性、电流强弱、通断电等变化而异。临床上利用这些特点对神经、肌肉的病变进行诊断。

直流电对感觉神经的作用：直流电对皮肤感觉神经末梢有刺激作用。当电流强度很弱时，有蚁走样感觉，随着电流强度的增加，可有针刺、刺痛、灼痛等感觉。电流强度越大，疼痛越剧烈。电流强度增减过快时，可引起明显的灼痛。如果缓慢地增加电流强度，疼痛感就不明显。随着通电时间的延长，直流电引起的刺激感逐渐减弱，而出现轻微的温热感，身体不同部位的皮肤对直流电刺激的感觉反应并不相同，这与各部位的电阻及神经末梢分布等有关。

（3）直流电对某些腺体的影响。当直流电通过唾液腺时，唾液的分泌量增加，而且在阳极部位唾液增多更为明显。在直流电作用下，胃腺的分泌功能加强，阳极对胃腺的刺激作用比阴极明显。但是如果原来胃酸过高，通直流电后胃腺的分泌功能受抑制，阳极对胃腺的抑制作用也较明显。

3. 单纯直流电疗法的治疗作用

（1）消炎镇痛，促进伤口愈合，软化瘢痕　直流电阳极有减少水肿和渗出，消炎、镇痛作用；阴极有改善局部组织营养，促进伤口、溃疡愈合，软化瘢痕，松解粘连等作用。

（2）镇静和兴奋作用局部治疗时，直流电阴极有提高组织兴奋性的作用，阳极有降低组织兴奋性而达到镇静的作用；全身治疗时，下行的电流起镇静作用，上行的电流起兴奋作用。

（3）较大的直流电对静脉血栓有促进溶解的作用。

（4）促进骨折愈合适量的直流电阴极刺激可促进骨痂生长，骨折愈合。

（5）对冠心病的治疗微弱直流电很接近生物电的电流强度，刺激心血管反射区的皮肤感受器，反射性地对异常的冠状动脉舒缩功能进行调节。

（6）对癌症的治疗利用直流电电极下产生的强酸和强碱可破坏肿瘤细胞和组织。

（二）低频电疗法及其应用

1. 概念与分类

医学上频率在 1000Hz 以下的脉冲电流称作低频电流或低频脉冲电流。应用低频脉冲电流作用于人体来治疗疾病的方法称为低频电疗法。低频电流的特点：①低频率、小电流，电解作用较直流电弱，有些电流无明显的电解作用；②电流强度或电压可有增减、升降的变化；③对感觉神经和运动神经有较强的刺激作用；④无明显热作用。

低频电疗法的分类可以有以下三种：

（1）按波型分类：有三角波、方波、梯形波、正弦波、阶梯波、指数曲线波等。

（2）按有无调制分类：分为调制型和非调制型两种。应用一种低频电流（调制电流）去调制另一种频率较高的电流（载波电流），使后者的频率或波幅随着前者的频率和波幅发生相应的变化，无线电学上称为调制型低频电流，它兼有低、中频的优点。

（3）按电流方向分类：分为单相和双相。双相脉冲波又根据其两侧波形、大小分为对称双相波、平衡不对称双相波和不平衡不对称双相波。

2. 低频感应电疗法的治疗作用

（1）防治肌萎缩：神经损伤或受压迫时，神经冲动的传导速度减弱或受阻，结果随意运动减弱或消失，或因较长时间制动术（如石膏绷带、夹板等）后出现的失用性肌萎缩和肌肉无力等，此时，神经和肌肉本身均无明显病变，可应用感应电流刺激这种暂时丧失运动的肌肉，使之发生被动收缩，从而防治肌萎缩。

（2）训练肌肉做新的动作：神经吻合修复或肌肉组织术后锻炼肌肉时结合感应电刺激，可促进神经肌肉功能恢复，有助于建立新的运动。

（3）防治粘连和促进肢体血液和淋巴循环：感应电刺激可加强肌肉纤维的收缩活动，增加组织间的相对运动，可使轻度的粘连松解。同时当肌肉强烈收缩时，其中的静脉和淋巴管即被挤压排空，肌肉松弛时，静脉和淋巴管随之扩张和充盈，因此用电刺激肌肉产生有节律的收缩，可改善血液和淋巴循环，促进静脉和淋巴的回流。

（4）镇静止：感应电刺激穴位或病变部位，可降低感觉神经兴奋性，产生镇痛效果。可用于治疗神经炎、神经痛和针刺麻醉。

（5）用于电兴奋治疗：感应电流和直流电流交替综合强刺激，引起高度兴奋后发生继发性抑制，以此来治疗兴奋型神经衰弱的患者，改善睡眠；腰肌扭伤后产生的反射性肌紧张，感应电流强烈刺激后使紧张的腰肌变为松弛,从而达到解痉止痛的作用。

3. 低频感应电疗法的临床应用

(1)适用证:失用性肌萎缩,如神经失用、术后制动、疼痛而引起的反射抑制肌肉收缩运动导致的失用性肌萎缩,肌张力低下,软组织粘连,四肢血液循环障碍,咽缩肌无力,声嘶,便秘,尿潴留等。

(2)非适用证:有出血倾向,急性化脓性炎症,痉挛性麻痹,皮肤破损,感觉过敏者,有植入心脏起搏器者,严重心功能衰竭。

(三)中频电疗法及其应用

1. 概念与分类

应用频率 1 ~ 100kHz 的脉冲电流治疗疾病的方法,称为中频电疗法。该脉冲周期短于运动神经和肌肉组织的绝对不应期,运动神经和肌肉的兴奋即不符合周期同步原则,需综合多个刺激的连续作用才能引起一次兴奋,即所谓中频电刺激的综合效应。中频电疗法所采用的电流频率多在 2000 ~ 8000Hz 之间。根据所采用中频电流的不同产生方式波形与频率,中频电疗法可分为:

(1)干扰电疗法:①传统干扰电疗法;②动态干扰电疗法;③立体动态干扰电疗法。

(2)等幅中频电疗法:①音频电疗法;②音频电磁场疗法;③超音频电疗法。

(3)调制中频电疗法:①正弦调制中频电疗法;②脉冲调制中频电疗法。

(4)低中频电混合疗法:①音乐电疗法;②波动电疗法。

2. 等幅中频电疗法临床应用

(1)适用证:瘢痕疙瘩,纤维结缔组织增生、肥厚、粘连、挛缩,关节纤维性强直,肌肉、韧带、关节劳损,颈肩腰腿痛,狭窄性腱鞘炎,风湿性肌炎,关节炎,神经炎,神经痛,外伤后或术后软组织粘连、血肿机化,注射后硬结,声带肥厚,乳腺小叶增生,肠粘连,慢性盆腔炎,附件炎,前列腺炎等。

(2)非适用证:急性感染性疾病、肿瘤、出血性疾病、严重心力衰竭、肝肾功能不全、活动性肺结核,局部有金属异物、心区、孕妇腰腹部,戴有心脏起搏器者。

(四)高频电疗法及其应用

1. 概念与分类

应用频率 100kHz ~ 300GHz,波长 3000m ~ 1mm 的高频电流治疗疾病的方法称为高频电疗法。目前频率较高的短波疗法、超短波疗法、微波疗法得到深入的研究和广泛的应用。高频电疗法的温热效应早已被公认和利用,其非热效应的机制也在逐渐探明之中。治疗技术和应用范围也在不断发展。医用高频电按照波长、频率分为长波、中波、短波、超短波、微波五个波段。

2. 高频电疗法的生理与治疗作用

高频电作用于人体主要产生温热效应和非热效应（热外效应）。主要是温热效应，由于高频电流通过机体时，体内的各种组织可产生不同程度的热效应（产热机制有两个方面：一是高频电作用下，组织内传导电流的欧姆损耗产生热；二是高频电作用下，组织内位移电流的介质损耗产生热）。为此，该疗法又称为透热疗法。

温热效应高频电的温热效应特点为"内源"热，即为组织吸收电能后转变的"内生"热，而不是体外热辐射的加热。热作用较深，可达体内深部组织，其深度依高频电的频率而别；热作用较均匀，包括皮肤、深部组织及体内脏器；热作用的选择性分布，高频电疗的波长频率，治疗方法不同。温热效应的作用如下：

（1）改善血液循环：中小剂量高频电可使局部血管扩张，血流加速，血液循环改善大剂量高频电则使血管麻痹，出现瘀血、毛细血管内栓塞，血管周围出血。

（2）镇痛：中等剂量高频电的温热作用可减轻各种原因引起的疼痛，对各种神经痛、肌肉痉挛性疼痛、因肿胀引起的张力性疼痛、缺血性疼痛、炎症疼痛均有良好的止痛效果。

（3）消炎：中小剂量高频电的温热作用可促进炎症消散，对各种急性、亚急性、慢性炎症，感染性和非感染性炎症均有很好的效果。

（4）降低肌肉张力：中等剂量高频电的温热作用可以降低骨骼肌、平滑肌和纤维结缔组织的张力，缓解痉挛，降低收缩的次数、幅度，使其弹性增加。

（5）加速组织生长修复：中小剂量高频电的温热作用通过改善血液循环和提高酶的活性，氧和营养物质的供给增多，蛋白质等物质的合成加快，细胞的分裂增殖加快，促进组织修复生长。

（6）提高免疫力：中小剂量高频电可增强免疫力，提高机体抗病能力。其机制：①单核 – 吞噬细胞系统功能增强，吞噬细胞增多，周围血液白细胞总数及增多，吞噬活动增强；②血液中抗体、补体、调理素、凝集素增加；③作用于肾上腺时可使肾上腺皮质功能增强，皮质类固醇的合成增多，提高在周围血液中的浓度。

（7）治疗肿瘤：大剂量高频电所产生的高热有治疗癌症的作用，特别是表浅癌肿瘤、高热与放射线、抗癌化疗药物有协同作用。

非热效应小剂量高频电作用于人体时，组织温度不高、没有温热感觉的前提下，组织内仍有离子、偶极子的高速移动，偶极子和胶体粒子的旋转、与高频电磁波的谐振，细胞膜上荷电离子浓度改变，细胞膜的通透性改变、细胞结构改变等，此时无组织温度的明显增高却有较明显的生物学效应。如白细胞吞噬活动加强，急性化脓性炎症发展受阻，以控制早期急性炎症；神经纤维、肉芽组织再生加速；中枢神经系统功能发生变化，神经系统的兴奋性增高；条件反射活动受到限制等。这些现象不能用温热效应加以解释，故被人们称之为非热效应。

二、光疗法及其应用

应用日光辐射或人工光源治疗疾病的方法称为光疗法，包括可见光、红外线、紫外线和激光疗法光疗始于日光疗法。由于人工光源的不断发展，应用光的热和化学作用来促进机体功能恢复，逐渐成为物理治疗学中的一门重要的组成部分，在临床治疗的各个领域中得到了广泛的应用和不断发展，相继出现了紫外线穴位照射、紫外线光敏疗法、激光血管内照射疗法等，并在临床中取得了一定的疗效。

光疗可以分为以下四类：

（1）红外线疗法在光谱中，应用波长在760nm～400um的红外线治疗疾病的方法称为红外线疗法。其作用机制是热效应，因此有热射线之称.

（2）可见光疗法在光谱中，应用波长在400～760nm的可见光治疗疾病的方法称为可见光疗法。其作用机制是热效应和光化学效应。

（3）紫外线疗法在光谱中，应用波长在180～400nm的紫外线治疗疾病的方法称为紫外线疗法。其作用机制主要是光化学效应，因此又有光化学线之称。

（4）激光疗法受激辐射光称为激光，以各种形式的激光治疗某些疾病的方法，称为激光疗法。激光的生物学效应有热效应、压力效应、光化学效应、电磁效应等。激光又有光针之称。

（一）红外线疗法及其应用

红外线属不可见光，波长760nm～400um，因其在光谱上位于红光之外，故称红外线。在光谱中红外线波长最长，因而红外线光量子的能量低，辐射人体组织后主要产生热作用，故又有热射线之称。所有高于绝对零度的物质都可辐射红外线。应用红外线治疗疾病的方法称为红外线疗法。临床上红外线通常分为两段：短波红外线（近红外线）和长波红外线（远红外线）。

1. 红外线疗法的治疗作用

红外线作用于人体组织，使细胞分子运动加速，局部组织温度升高，其对机体的作用主要是热作用，所有治疗作用都是建立在此基础上。热可使血管反射性扩张充血，血流加快，血液循环得到明显改善，物质代谢增强和改善营养状态，并提高免疫功能。不同组织吸收红外线的能力不同，其产生的热效应亦不同，从而产生一系列治疗作用。

（1）缓解肌肉痉挛红外线照射可以减弱骨骼肌和胃肠道平滑肌的肌张力。因红外线使皮肤温度升高，通过热作用可使骨骼肌肌梭中的 Y 传出神经纤维兴奋性降低，牵张反射减弱，致使肌张力减弱，肌肉松弛。同时，红外线照射腹壁浅层时，皮肤体温升高，通过反射作用使胃肠道平滑肌松弛、蠕动减弱。用于治疗肌肉痉挛、劳损和胃肠道痉挛等。

（2）镇痛对多种原因所致的疼痛，红外线均有一定的镇痛作用，其作用机制是多方面的，如对于组织张力增加所致肿胀性疼痛，红外线可通过促进局部渗出物吸收、减轻肿胀而镇痛；对于肌痉挛性或缺血性疼痛，可通过缓解肌肉痉挛，改善局部血液循环，降低肌张力而止痛；对于神经性疼痛，可通过降低感觉神经兴奋性而镇痛。

（3）消炎红外线照射可改善血液循环和组织营养，促进局部渗出物的吸收，增强人体免疫功能，提高吞噬细胞的吞噬能力，有利于慢性炎症的吸收及消散，具有消炎、消肿作用。用于治疗各种类型的慢性炎症。

（4）促进组织再生红外线的热效应通过神经体液性反射能引起血管扩张，血液循环加速，局部组织营养代谢好转，细胞活力加强，有利于组织再生修复，加速伤口及溃疡愈合。

（5）减轻术后粘连、软化瘢痕红外线照射有减少烧伤创面渗出的作用，减轻术后粘连，促进瘢痕软化，减轻瘢痕挛缩。还能促进组织肿胀和血肿消散，用于治疗扭挫伤。

2. 红外线疗法的临床应用

（1）适用证：适用于各种亚急性和慢性损伤、炎症，如软组织扭挫伤恢复期、肌纤维组织炎、关节炎、神经痛、软组织炎症感染吸收期、伤口愈合迟缓、慢性溃疡、丹毒、冻伤、褥疮、烧伤创面、肌痉挛、风湿性关节炎、关节纤维性挛缩、多发性末梢神经炎、盆腔炎性疾病后遗症、外阴炎、乳腺炎、神经性皮炎等。

（2）非适用证：恶性肿瘤局部、出血倾向、高热、活动性结核、急性扭伤早期（24 小时内）、急性化脓性炎症、闭塞性脉管炎、重度动脉硬化、局部皮肤感觉或循环障碍、认知功能障碍者等。

（二）可见光疗法及其应用

可见光在光谱中位于红外线与紫外线之间，波长 760 ~ 400nm，为人眼可以看到的光线。辐射人体组织质主要产生温热作用和光化学作用。应用可见光治疗疾病的方法称为可见光疗法。物理因子疗法中常用的可见光疗法有红光疗法和蓝紫光疗法。应用波长在 640 ~ 760nm 的红色光线对人体进行治疗的方法称红光疗法。应用波长在 420 ~ 510nm 的蓝紫光对人体进行治疗的方法称蓝紫光疗法，主要用于新生儿高胆红素血症的治疗。

1. 可见光疗法的治疗作用

（1）红光疗法红光的波长靠近红外线，因此，其生物学作用主要以温热效应为主。红光穿透组织较深，可使深部组织血管扩张，组织充血，血液循环增强，改善组织营养，具有促进炎症吸收消散、镇痛、缓解肌肉痉挛与促进组织愈合和周围神经再生的作用

（2）蓝紫光疗法蓝紫光的波长靠近紫外线，因此，其生物学作用主要以光化学作用为主。蓝紫光照射于皮肤黏膜后进入人体，使浅层血管扩张，血液中的胆红素吸收波长400～500nm的光，其中对420～460nm的蓝紫色光吸收最强。胆红素吸收蓝紫光后，通过一系列的光化学变化，最后形成一种水溶性低分子量的产物，由尿液排出体外，使血液中过高的胆红素浓度下降，皮肤退黄。主要用于治疗新生儿高胆红素血症。

2. 可见光疗法的临床应用

（1）适用证：①红光疗法软组织损伤、烧伤后创面、术后组织粘连、皮肤溃疡、褥疮、周围神经损伤、关节炎、慢性胃炎、慢性肠炎、气管炎、肺炎、浅静脉炎、神经炎、神经痛、神经性皮炎、斑秃、湿疹、盆腔炎性疾病后遗症等。②蓝、紫光疗法主要用于治疗新生儿高胆红素血症。

（2）非适用证：恶性肿瘤局部、出血倾向、高热、活动性结核、急性扭伤早期（24小时内）、急性化脓性炎症、闭塞性脉管炎、重度动脉硬化、局部皮肤感觉或循环障碍、认知功能障碍者等。

（三）紫外线疗法及其应用

紫外线属不可见光，波长180～400nm，因其在光谱上位于紫光之外，故称紫外线。在光谱中紫外线波长最短，因而紫外线光量子的能量大，辐射人体组织后主要产生光化学效应，故又有光化学射线之称。紫外线较红外线、可见光具有更多、更复杂的生物学效应。应用紫外线治疗疾病的方法称为紫外线疗法。

1. 紫外线疗法的治疗作用

（1）杀菌。紫外线照射创面，可直接杀灭病原体或改变微生物生存环境，抑制其生长繁殖。紫外线的杀菌作用与其波长有关，不同波长紫外线杀菌能力不一。波长在300nm以下的紫外线有明显杀菌作用，而杀菌作用最强的为250～260nm。波长在300nm以上的紫外线杀菌能力主要依赖光敏物质的存在，没有直接杀菌能力。但各种细菌对不同波长的敏感性不一样，所需用的能量也不同。

（2）消炎。紫外线红斑量照射是强力的抗炎症因子，尤其对皮肤浅层组织的急性感染性炎症效果显著，中、短波紫外线的消炎作用强于长波。

（3）镇痛。红斑量紫外线治疗有明显的镇痛效果。主要表现为降低感觉神经兴奋性，

照射区痛阈升高，感觉时值延长，对炎症性和非炎症性疼痛均有良好的缓解作用。另外，紫外线照射区血液循环增加，致痛物质清除加快，从而缓解疼痛。

（4）防佝偻病和软骨病。用波长在 272 ～ 297nm 的紫外线照射后，可促使人体皮肤中的 7- 脱氢胆固醇形成维生素 D_3，维生素 D_3 经肝、肾羟化形成二羟维生素 D_3，促使肠道对钙、磷的吸收及肾小管对钙、磷的重吸收，保持血中钙、磷相对平衡，可促进骨盐沉着。因而起到预防治疗佝偻病和软骨病的作用。

（5）促进伤口愈合。小剂量紫外线照射可刺激 DNA 的合成和细胞分裂，促进肉芽组织及上皮的生长，加快伤口愈合。大剂量紫外线则破坏 DNA 的合成，抑制细胞分裂，促使细胞死亡。临床上可用于治疗各种感染创面、迁延不愈的伤口和皮肤溃疡等。

（6）脱敏。多次小剂量紫外线照射，机体可产生少量组胺，从皮肤中不断进入血液，刺激组胺酶产生，而组胺酶可分解过敏时血中过量的组胺而达到脱敏作用。此外，紫外线照射后维生素 D 增多，钙的吸收亦增多，钙离子可降低神经系统兴奋性和血管通透性，减轻过敏反应。因此临床上可用于防治 I 型变态反应为主要发病机制的疾病。

（7）调节机体免疫功能。紫外线照射对人体细胞免疫功能有激活作用，可使吞噬细胞数量增多，吞噬能力增强。紫外线也可以增强人体体液免疫功能，使补体、凝集素、调理素增加。

2. 紫外线疗法的临床应用

（1）适用证：①全身照射佝偻病、软骨病、老年骨质疏松症、骨折、免疫功能低下、肝硬化或尿毒症患者全身皮肤瘙痒、银屑病、白癜风等。②局部（体表）照射疖肿、痈、急性蜂窝织炎、急性乳腺炎、丹毒、淋巴结炎、静脉炎、软组织急性化脓性炎症、伤口感染、褥疮、伤口延迟愈合、急性关节炎、急性神经痛、肺炎、溃疡、带状疱疹等。③体腔照射外耳道、鼻、咽、口腔、阴道、直肠、窦道等腔道内感染。④光敏治疗银屑病、白癜风等。

（2）非适用证：恶性肿瘤、高热、心肺肝肾衰竭、出血倾向、活动性结核、急性湿疹、日光性皮炎、皮肤癌变、色素沉着性干皮症、血小板减少性紫癜、血友病、系统性红斑狼疮、光敏性疾病、应用光敏药物（光敏治疗除外）等。

（四）激光疗法及其应用

激光是 20 世纪 60 年代初期兴起的一门新技术，发展迅速，目前在临床上应用非常广泛，已用于每一临床学科。激光技术的成功是 20 世纪最重要的四项科学成果之一（原子能、半导体、计算机、激光）。激光是受激辐射放大的光。应用激光治疗疾病的方法称为激光疗法。

1．激光疗法的治疗作用

（1）激光的生物刺激和调节作用。低能量激光照射具有明显的生物刺激作用和调节作用，其治疗基础不是温热效应，而是光的生物化学反应。

第一，消炎。小功率激光刺激机体的防御免疫系统，使白细胞吞噬能力增强，免疫球蛋白增加，肾上腺皮质功能加强，增加机体免疫功能，提高局部抗感染能力，这些都有利于抗炎。

第二，镇痛。小功率激光对组织产生刺激、激活、光化作用，可改善组织血液循环，加速代谢产物和致痛物质的排出。通过抑制致痛物质的合成，提高痛阈，达到镇痛效果。

第三，促进组织修复。小功率激光照射皮肤时，可影响细胞膜的通透性，促进蛋白合成和胶原纤维、成纤维细胞的形成，增强酶的活性，促进组织代谢与生物合成，加速线粒体合成 ATP，加速组织修复。因此，有利于伤口、溃疡的修复和愈合，促进毛发和断离神经再生，促进骨折愈合。

第四，"光针"作用。小功率激光照射穴位时，向穴位输入能量，有"光针"作用。通过对经络的影响，改善脏腑功能，从而起到治疗作用。

第五，调节神经及免疫功能。小功率激光照射时，可刺激神经反射区的神经末梢，反射性地作用于相应节段和全身，有调节神经功能与免疫功能的作用。

（2）激光手术。激光手术是一束细而准直的大能量激光束，经聚焦后，利用焦点的高能、高温、高压的电磁场作用和烧灼作用，对病变组织进行切割、黏合、汽化，用于组织止血、黏着、焊接或切割、分离，如皮肤赘生物、宫颈糜烂以及胃、直肠、支气管、膀胱内肿物的切割或止血，常用的是二氧化碳激光器。激光手术具有出血量少、术后感染率低、组织损伤小、疼痛较轻等优点

（3）激光治疗肿瘤。激光治癌主要是基于其生物物理学方面的特殊作用，即激光的高热作用可使肿瘤破坏；激光的强光压作用（机械作用）可使肿瘤表面组织挥发，使肿瘤组织肿胀、撕裂、萎缩，并可产生二次压力作用激光治癌可能与其对免疫功能的影响有关。激光与光敏药物综合应用诊治肿瘤，由于肿瘤细胞对光敏剂血卟啉衍生物（HPD）有特殊的亲和力，因此光敏剂 HPD 在血液中达到一定浓度时，便聚集于肿瘤细胞内，通过光敏作用破坏肿瘤，用以诊治腔内及体表的癌症。

2．激光疗法的临床应用

（1）适用证。

低强度激光：内科疾病：支气管哮喘、支气管炎、肺炎、高血压病、低血压病、胃肠功能失调、肝炎、类风湿关节炎等；神经系统疾病：面肌痉挛、面神经麻痹、神经衰弱、周围神经损伤和神经痛等；外科疾病：慢性伤口、慢性溃疡、褥疮、烧伤创面、甲沟炎、静脉炎、

腱鞘炎、扭挫伤、前列腺炎、肩周炎、颈椎病、腰椎间盘突出症、肌纤维组织炎、软组织损伤、乳腺炎等；妇科疾病：外阴白斑、外阴瘙痒症、白塞病、痛经、盆腔炎性疾病后遗症等；儿科疾病：小儿遗尿症、婴儿腹泻等；皮肤科疾病：带状疱疹、单纯疱疹、荨麻疹、神经性皮炎、皮肤感染、湿疹、斑秃、白癜风等；五官科疾病：睑腺炎、睑板腺囊肿、外耳道炎、中耳炎、咽喉炎、扁桃体炎、变态反应性鼻炎、牙周炎、口腔溃疡、慢性唇炎、腮腺炎等。

高强度激光：外科疾病：食管癌的治疗，肝脏手术止血，肝血管瘤的手术治疗，肛肠疾患，痔、肛门裂、瘘管的切开，烧伤的治疗等；内科疾病：冠状动脉粥样硬化应用准分子激光行腔内冠状动脉成形术；皮肤科疾病：扁平疣、传染性软疣、血管痣、色素痣、皮肤肿瘤、瘢痕增生等；妇科疾病：宫颈糜烂、尖锐湿疣、子宫颈癌等。

（2）非适用证：恶性肿瘤（光敏治疗除外）、皮肤结核、高热、出血倾向、心肺肾衰竭、孕妇、与黑色素瘤有关的皮肤病变、光敏性皮肤或正在服用光敏性药物等。

第二节　超声波疗法与传导热疗法

一、超声波疗法及其应用

超声波疗法是应用超声波作用于人体以达到治疗疾病目的的一种物理治疗方法，一般常用频率为 800 ~ 1000kHz。超声波治疗有常规剂量治疗法、综合治疗法、大剂量治疗法三种，康复医学科常用的是前两种。

超声波是指频率在 20kHz（千赫兹）以上，不能引起正常人听觉反应的机械振动波。随着现代科学技术的进步，超声波不仅用于治疗，还已广泛用于诊断、基础及实验医学、因此已有"超声医学"之称[①]。

（一）超声波疗法的作用机制

1. 超声波疗法的直接作用

在超声波的作用下，局部组织的血管扩张，血流加速，细胞膜的通透性增加，代谢旺盛，血中 pH 值碱性化，酶的活性增强，使损伤的组织修复和组织器官的功能恢复正常。

---

① 刘露，邓秋兰. 超声波疗法配合康复训练在肩周炎患者中的应用［J］. 齐鲁护理杂志，2013，19（07）：38–40.

2．超声波疗法的神经—体液作用

在超声波的作用下，产生局部的生物物理变化，从而影响局部的末梢神经感受器，通过神经传到中枢，反射性影响体液系统，起到治疗作用。如超声波作用于腰骶部可以使下肢皮肤的温度增高。

3．超声波疗法的细胞分子—水平的作用

（1）高强度的超声波可以使组织液电离产生自由基，自由基有极强的氧化作用，在极短的时间内引起一系列的连锁反应，继而产生生化反应。

（2）在中等强度超声波的作用下，产生较强的细胞原浆微流，促进细胞内容物的移动，改变细胞内各空间的相互位置。细胞的超微结构中线粒体对超声波最为敏感，而线粒体是细胞的"能量工厂"，因此超声波对物质代谢有重要作用。而且，超声波还能影响细胞膜对 K^+、Ca^{2+} 的通透性，改变细胞膜内外离子的浓度比例，从而改变膜电位，产生治疗作用。

（3）低强度的超声波能刺激细胞内蛋白质复合物的合成过程，加速组织修复在超声波的作用下组织蛋白的 –SH 增加，进而 –SH 化合物增加，而 SH 化合物对体内的许多活性物质，如酶、维生素、激素、神经介质有显著的还原作用。

机体各组织对超声波敏感性不同，在不同物理参量及使用方法的超声波作用下，产生的生物反应也不同。同时，超声波具有其他物理因子对机体组织器官作用的共同特点，即低强度、中小剂量超声波起刺激、调节作用，不引起或仅引起轻微的可逆性组织形态学改变，其生物学作用直接或间接表现为治疗作用；高强度、大剂量超声波起抑制或破坏作用，可造成组织形态结构上不可逆性变化。

（二）超声波疗法的临床应用

1．适用证

（1）软组织损伤：肱骨外上髁炎（网球肘）、肩撞击综合征、肌肉劳损、软组织扭挫伤、血肿机化、腱鞘炎、瘢痕组织、注射后硬结、冻伤、冻疮。

（2）骨关节病：颈椎病、肩阗炎、强直性脊柱炎、四肢慢性关节炎、腰椎间盘突出症、半月板损伤、髌骨软化症、骨折、半月板损伤。

（3）神经系统疾病：脑卒中、脑外伤后遗症、脑瘫、面神经炎、痴呆，以及各种神经性痛：如三叉神经痛、肋间神经痛、坐骨神经痛、幻肢痛。

（4）眼科疾病：睑板腺囊肿、外伤性白内障、中心性视网膜炎、玻璃体混浊等。

（5）内科疾病：冠心病、慢性支气管炎、慢性胃炎、胆囊炎、胃十二指肠溃疡、功能性便秘等。

（6）泌尿生殖系统疾病：尿路结石、前列腺炎、附睾淤积症、阴茎硬结、慢性盆腔炎、附件炎、输卵管闭塞、痛经等。

（7）其他早期乳腺炎、肢体溃疡、带状疱疹、雷诺病、乳突炎、耳鸣、耳聋等。

2. 非适用证

（1）活动性肺结核、严重支气管扩张、出血倾向、消化道大面积溃疡。

（2）心绞痛、心力衰竭，安装心脏起搏器、心脏支架者，严重心脏病的心区和交感神经节及迷走神经部位。

（3）多发性血管硬化，血栓性静脉炎。

（4）化脓性炎症、急性败血症、持续性高热。

（5）恶性肿瘤（超声治癌技术除外）。

（6）孕妇的下腹部、小儿骨骺部禁用。头部、眼、生殖器等部位治疗时，剂量应严格把握。

（7）高度近视患者的眼部及邻近部位。

（8）放射线或同位素治疗期间及治疗后半年内。

3. 慎用范围

（1）心、脑、眼生殖器官：这些器官对超声波敏感，禁用大剂量，以免造成组织损伤。

（2）血栓性静脉炎：以往禁用。现有报道对该病治疗效果好，治疗时也要注意剂量，避免血栓脱落造成重要器官的栓塞。

（3）心脏疾病：尤其是心功能不全的患者，治疗剂量要小，治疗过程中注意观察反应。

（4）植入心脏起搏器的患者：应用时注意观察，防止超声波对此造成的不良影响。

二、传导热疗法及其应用

传导热疗法是以各种热源为介质，将热直接传导给机体，从而治疗疾病的一种方法。应用传导热治疗疾病有着悠久的历史，常用的传热介质有石蜡、地蜡、泥、热气流、酒、醋、坎离砂等，来源广泛，设备简单，操作方便，适用证多，治疗效果良好。传导热疗法的种类主要有石蜡疗法、湿热敷疗法、蒸气熏蒸疗法、泥疗、地蜡疗法、砂疗等，热刺激是其最重要和共同的作用因素，除此之外，某些传热介质尚有机械和化学刺激作用。以石蜡疗法为例：

石蜡疗法是利用加热溶解的石蜡作为传导热的介质，将热能传递至机体以治疗疾病的方法。

（一）石蜡疗法的生物学效应和治疗作用

（1）改善局部血液循环，促进水肿、炎症消散。蜡疗的温热作用使局部毛细血管扩张、血流加快，改善局部血液及淋巴循环，有利于组织代谢产物的排出和对营养物质的吸收，从而起到抑制炎症发展、促进组织愈合的作用。石蜡的机械压迫作用也可使皮肤毛细血管轻度受压，能防止组织内淋巴液和血液的渗出。用于治疗急性扭挫伤，可减轻软组织肿胀，促进炎性浸润消散吸收，并有良好的止痛作用。

（2）促进上皮组织生长、加速创面愈合，软化松解瘢痕组织及肌腱挛缩。石蜡本身的油质和其冷却凝固时对皮肤的压迫，可使皮肤保持柔软、弹性，防止皮肤过度松弛和形成皱褶，提高皮肤紧张度。并且对瘢痕、肌腱挛缩等有软化及松解作用，还可减轻因瘢痕挛缩引起的疼痛。蜡疗可使局部皮肤代谢增高，营养改善。石蜡中的某些碳氢化合物能刺激上皮生长，加速表皮再生过程和真皮层结缔组织增生过程，故能促进创面愈合。此外，石蜡治疗的压迫作用对新鲜创面有止血作用，长时间的蜡敷可促进溃疡愈合及骨痂生长。

（二）石蜡疗法的临床应用

1. 适用证

（1）软组织扭挫伤、腱鞘炎、滑囊炎、腰背肌筋膜炎、肩周炎。

（2）术后、烧伤、冻伤后软组织粘连、瘢痕及关节挛缩、关节纤维性强直。

（3）颈椎病、腰椎间盘突出症、慢性关节炎、外伤性关节疾病。

（4）周围神经损伤、神经炎、神经痛、神经性皮炎。

（5）慢性肝炎、慢性胆囊炎、慢性胃肠炎、胃或十二指肠溃疡、慢性盆腔炎。

2. 非适用证

（1）皮肤对石蜡过敏。

（2）高热、急性化脓性炎症、厌氧菌感染。

（3）妊娠、肿瘤、结核病、出血倾向、心功能衰竭、肾衰竭。

（4）皮肤感觉障碍者、1岁以下的婴儿。

第三节　压力疗法与磁疗法

一、压力疗法及其应用

（一）正压顺序循环疗法

正压顺序循环治疗设备为气袋式治疗装置，目前临床上广泛应用，因仪器体积小，操作简便，可在患者家庭中使用。治疗仪器由主机（气泵和控制系统）、导气管道和上下肢气囊三部分组成。根据型号不同，目前有 4 ~ 12 腔不等的气袋治疗设备，每腔压力为 0 ~ 180mmHg 可调，采用梯度加压的工作方式，可作用于上、下肢。腔的数量越多，分级加压层次越多，对于逐级加压更有利。每腔压力可单独设定，如遇伤口处不宜加压，可设定该处"零"压力跳过此处，套筒坚固耐用，内有衬垫方便拆洗。有些设备可选配髋部套筒，同时可选择多种工作模式，单独设立各气囊充气的顺序及压力，既可完成由远端向近端的顺序循环加压治疗，必要时也可完成由近端向远端的反向顺序循环加压治疗。对一些以改善末梢循环为目的的治疗，也可选用组合正向与反向加压交替的治疗模式。

（二）正压顺序循环疗法的治疗作用

（1）提高组织液静水压，促进静脉血和淋巴液回流。人体组织液静水压正常约为 1.33kPa，肢体加压时，经组织间压力传导，组织液静水压可提高到 6.67kPa 以上，大于毛细血管内压及组织间胶体渗透压，从而促进组织间液向静脉及淋巴管内回流。同时套在肢体上的气囊，由远端向近心端序贯充气及排气，产生挤压、放松的作用，形成由远端向近端梯度式压差，从而使静脉血和淋巴液回流，有利于肢体水肿的消退。

（2）增加纤溶系统的活性。正压顺序循环治疗可增加纤溶系统的活性，刺激内源性纤维蛋白溶解活性。其机制可能与减少纤维蛋白溶酶原活化素抑制因子 –1（PAI–1），使组织型纤维蛋白溶酶原活化素的活性增加有关。

使用正压顺序循环治疗后下肢静脉排血量增加 23%，血流速度增加 77% ± 35%。在充气加压期间血流速度有短暂时间为零，提示静脉排空良好。治疗后血中纤维蛋白降解产物和纤维蛋白原降解产物显著增加，而优球蛋白溶解时间明显缩短，PAI–1 也减少，股静脉血流量明显增加，停用后上述结果迅速恢复到原来水平。

（三）正压顺序循环疗法的临床应用

适用证：肢体创伤后水肿；淋巴回流障碍性水肿；截肢后残端肿胀；复杂性区域性疼痛综合征（如神经反射性水肿、脑血管意外后偏瘫肢体水肿）；静脉瘀滞性溃疡；对长期卧床或手术后被动体位者预防下肢深静脉血栓形成。

非适用证：肢体重症感染未得到有效控制；近期下肢深静脉血栓形成；大面积溃疡性皮疹。

二、磁疗法及其应用

磁疗法是利用磁场作用于人体穴位、患处或者全身，以治疗疾病的一种物理因子疗法。外界磁场的变化会影响人体的生理功能，这种变化通过神经、体液系统发生电荷、电位、分子结构、生化和生理功能的改变，从而使人体产生一系列物理化学变化。其中最明显的物理作用是吸引人体内的离子移动，从而影响人体组织器官的新陈代谢，达到调整人体的生理功能的目的。

（一）磁疗法的治疗作用

（1）止痛作用。磁场能改善血液循环和组织营养，因而可纠正缺血、缺氧、水肿及致痛物质聚集等导致的疼痛，磁场能提高致痛物质水解酶的活性，使缓激肽、组胺、5-羟色胺等致痛物质水解或转化，达到止痛目的。磁场作用于穴位，起到疏通经络、调和气血的作用而达到止痛的效果。研究表明，动磁场止痛作用快，但维持时间短；静磁场止痛作用慢，但维持时间长，因此，急性疼痛多用动磁场 . 慢性疼痛多用静磁场。

（2）消炎、消肿作用。磁场的消炎、消肿作用主要是抗渗出以及轻度抑制炎症发展过程。其作用机制主要是以下两个方面：一是促进血液循环，磁场使血液循环加强，组织通透性增强，使炎性产物及时排出，水肿减轻。二是提高酶的活性，磁场能使一些酶（组胺酶、缓激肽酶等）的活性提高，降低致炎物质浓度，改善病理过程，提高机体的非特异性免疫能力等而起到消散炎症的作用。

（3）镇静、催眠作用。磁场对神经中枢的作用主要为增强抑制过程，改善睡眠状态，延长睡眠时间。实验表明，磁场对单个中枢神经元放电也有抑制作用，故可治疗失眠患者如近年发展起来的临床常用的经颅磁刺激用于治疗失眠、小儿多动症等中枢神经过度兴奋的病症。

（4）降血压作用。磁场可加强大脑皮质的抑制功能，调整中枢神经系统，调节血管舒缩机制，磁疗还可扩张血管，降低外周循环阻力，从而降低血压。

（5）对良性肿瘤的作用。磁疗可使一些良性肿瘤缩小或消失，其作用机制为：异名磁极相吸产生的压力作用，使肿物缩小或消失；其次磁场可减少渗出，消炎消肿，使肿物缩小或消失；磁场还可使肿瘤内的血管形成血栓，引起肿瘤血供中断，使肿瘤缩小或消失。

（6）修复组织损伤作用。磁场能促进损伤组织表面愈合，其机制是：磁场作用可使血管扩张、血流加快，血液循环改善，为创伤组织提供了更多的血液，提供了更多的营养物质和氧，有利于加速创面愈合。

（7）软化瘢痕作用。磁场具有防止瘢痕形成和软化瘢痕的作用，其作用机制为：在磁场作用下，血液循环改善，渗出物吸收和消散加速，为减少瘢痕形成创造了条件；其次，磁场作用下成纤维细胞内水分和盐类物质增加，分泌功能障碍，破纤维细胞内溶酶体增加，促进细胞吞噬作用，阻止了瘢痕形成。

（8）促进骨折愈合作用。磁场促进骨折愈合的机制为：磁场可改善骨折部位的血液循环，改善局部营养和氧供，有利于骨组织细胞的新生，从而有利于骨折的愈合；其次，磁场产生的微电流可促进软骨细胞生长和抑制破骨细胞活性功能，加速骨折愈合。

（9）止泻作用。磁场的止泻作用明显，其机制可能与酶的作用有关。在磁场作用下，ATP 酶活性增强，可使小肠的吸收功能加强；胆碱酯酶活性增强，使肠道分泌减少、蠕动减慢，有利于水分和其他营养物质在肠黏膜的吸收；磁场还有抗渗出的作用，有利于止泻。磁场的抗炎作用对于炎性腹泻有很好的治疗作用。

（二）磁疗法的临床应用

（1）适用证：磁疗法适用于骨折、骨不连、骨质疏松、软组织挫伤、外伤性血肿、臀部注射后硬结、颈椎病、腱鞘囊肿、风湿性关节炎、类风湿关节炎、骨关节炎、肌纤维组织炎、耳郭浆液性软骨膜炎、前列腺炎、尿路结石、支气管炎、三叉神经痛、神经性头痛、高血压病、胆石症、婴幼儿腹泻、血管瘤、术后痛等。

（2）非适用证：目前磁疗法尚无绝对非适用证，但对以下情况可不用或慎用，如治疗部位结核、心脏起搏器、助听器、严重脏器功能衰退及血液疾病、体质极度衰弱者、孕妇、高热者。

第四节　牵引疗法

一、牵引疗法及其分类

牵引技术是指运用作用力与反作用力的力学原理，通过外力（手法、器械或电动装置）作用于人体脊柱或四肢关节，使关节面发生一定的分离、关节周围软组织得到适当的牵伸，从而达到治疗目的的一种方法。

作用于脊柱（颈椎或腰椎）的力为人体轴向牵引力，而四肢关节一般为切线牵引力。

牵引治疗的效果与牵引角度、重量、时间即力学基本三要素密切相关。牵引与牵伸的区别在于牵引的主要目的是牵拉关节，而牵伸的目的是牵拉肌肉、韧带等软组织。

牵引技术可以有以下四种分类：

（1）根据治疗部位分为脊柱牵引（颈椎牵引、胸椎牵引、腰椎牵引）、四肢关节牵引（包括皮牵引、骨牵引）。

（2）根据牵引力来源分为滑车－重锤牵引、电动牵引、自重牵引、徒手牵引。

（3）根据牵引力作用的连续性分为持续牵引、连续牵引和间歇牵引。

（4）根据治疗体位分为坐位牵引（颈前屈、中立、后伸）、卧位牵引（仰卧位、俯卧位）。

二、颈椎牵引的治疗作用

颈椎牵引可以增大椎间孔、椎间隙。减轻神经根压迫和刺激，改善血液循环促进水肿消除。颈椎牵引可使椎间隙累计延伸 1cm，可伸张被扭曲的椎动脉，使血液循环通畅，改善临床症状。

颈椎牵引可以纠正椎间小关节的紊乱，恢复脊柱的正常生理曲度。牵引治疗可在缓解肌肉痉挛的基础上，解除嵌顿的小关节囊，恢复小关节的正常对位关系，调整错位关节和椎体的滑脱及恢复正常的生理曲度。

颈椎牵引可以牵伸挛缩组织，改善脊柱的正常生理。功能牵引可以牵张挛缩的关节囊、韧带和周围的肌群，使处于痉挛状态的肌肉放松，减少颈椎的应力，减轻炎症反应、疼痛和肌肉痉挛，改善或恢复脊柱的正常生理功能。

颈椎牵引可以恢复颈椎的正常排序。根据病情和牵引方式不同选择不同的牵引重量，限制颈椎活动，在脊柱外伤的早期制动有固定和复位作用，有助于理顺和恢复颈椎的正常排序。

三、颈椎牵引的牵引方法

颈椎牵引可分为两大类即皮牵引及骨牵引。康复治疗中主要应用皮牵引，按牵引方法不同可分为机械牵引、手法牵引及自身牵引。拟定牵引处方时应考虑：体位、牵引角度、牵引重量、牵引治疗时间、牵引疗程等因素。

颈椎牵引体位的选择应按照患者病情而定，一般而言，下列情况应首选卧位牵引：重度骨质疏松症、高龄老人、脊髓型颈椎病、寰枢关节半脱位以及其他不耐受坐位牵引者。除此之外，均可选坐位牵引。

牵引角度指牵引作用力的方向，即牵引力（枕颌牵引套为牵引力作用起点）与沿身体纵轴之间的夹角。角度的选择应服从于颈椎病变的节段，以及患者颈椎的曲度。牵引角度的选择可根据患者治疗后的反应随时调整。目的是将牵引产生最大应力更好地集中在病变部位，同时调整生理曲度。如果患者生理曲度存在，则只考虑病变节段。临床可根据颈椎病的分型和颈椎 X 线片表现来决定牵引角度。

牵引的重量应视疾病性质、患者体质及其对牵引的反应而定，例如，寰枢关节半脱位，不宜过重，通常以 5kg 左右为宜。此外，脊髓型颈椎病、重度骨质疏松、年老体弱等，亦不宜过重。除此之外，通常仅控制最大重量不超过 20kg，这是由于颈项部周围韧带薄弱、肌肉短小密集，牵引重量过大，容易造成肌肉、韧带、关节囊的损伤。常用牵引重量约相当于体重的 10% ~ 15%，首次牵引，重量宜小，以 ±5kg 起始，2 ~ 3 日递增 1kg，症状改善后维持此重量直到疗程结束。应用电动牵引时注意处方的选择。

通常牵引时间以（20±5）分钟为宜，牵引的前 10 分钟之内，应力随时间增加，可使椎间隙产生有效分离，15 分钟时达到最大值，之后逐渐减慢，30 分钟达到饱和（即再延长牵引时间，椎间隙的分离也不再增加）。因此，最佳的牵引时间是 15 ~ 20 分钟，超过 30 分钟，疗效不会因此而增加。颈椎牵引时间与牵引重量之间存在相关性，牵引重量大则牵引时间可相应缩短，牵引重量轻则牵引时间可适当延长。

牵引疗程为每天 1 ~ 2 次，以 10 ~ 12 次为 1 个疗程，一般治疗 2 ~ 3 个疗程即可获得症状体征的缓解甚至消失。个别患者恢复缓慢，但症状体征确有所缓解的，可以继续治疗；如果连续治疗 2 ~ 3 个疗程后，完全没有缓解，则需终止治疗。

四、颈椎牵引的临床应用

（1）适用证：各型颈椎病，轻度脊髓型颈椎病但脊髓受压症状不明显。颈椎关节功能紊乱；颈部肌肉痉挛、颈椎退行性病变、肌筋膜炎等引起的颈肩部疼痛和麻木；寰枢关节半脱位。在骨科临床中颈椎外伤脱位、骨折术前或保守治疗多采用卧位颈牵复位制动，甚至用颅骨牵引。

（2）非适用证：①颈椎结构完整性受损害时，例如颈椎及其邻近组织的肿瘤、结核等疾病；颈椎邻近有血管损害性疾病；颈内动脉严重狭窄有斑块形成；以及出血性疾病。②牵引治疗后症状易加重的疾病，例如颈部肌肉等周围软组织急性拉伤、扭伤、急性炎症等；强直性脊柱炎，类风湿关节炎，先天性脊柱畸形等。③相对禁忌椎动脉硬化、畸形，心肌梗死恢复期，脑动脉硬化，重度高血压和及心脏病患者；以及脊髓型颈椎病脊髓严重受压的患者应慎用或不主张采取牵引治疗。

第五节 水疗法、冷疗法与冷冻疗法

一、水疗及其应用

（一）水疗及其分类

水疗是以水为媒介，利用不同温度、甩力和溶质含量的水，以不同方式作用于人体以预防和治疗疾病、提高康复效果的方法。水疗法可以单独应用，也可以作为综合治疗的一种手段，是一种良好的物理因子疗法。水疗可以有以下七种分类方式：

（1）按作用部位分类：①局部水疗法，局部擦浴、局部冲洗浴、手浴、足浴、坐浴、半身浴等；②全身水疗法，全身擦浴、全身冲洗浴、全身淋浴、全身湿布包裹疗法。

（2）按治疗作用分类：镇静、兴奋、退热、发汗、强烈刺激、柔和刺激及锻炼等作用。

（3）按温度分类：热水浴（39～42℃，避免烫伤）、温水浴（37～38℃）、不感温水浴（34～36℃）、低温水浴（26～33℃）和冷水浴（＜26℃）。

（4）按水的压力分类：①低压淋浴，一个大气压下；②中压淋浴，1～2个大气压力；③高压淋浴，2～4个大气压力。

（5）按水的成分分类：海水浴、淡水浴、温泉浴、药物浴（西药浴及中药浴）、矿泉浴、汽水浴。

（6）按水的形态分类：水浴、气浴。

（7）按水疗的方法分类：①温热疗法，包括湿敷布、包裹浴、渐温部分浴、交替浴、全身浴；②机械疗法，包括涡流浴、气泡沸腾浴、水中按摩、水中冲洗；③化学疗法，各种温泉浴、药物浴等；④运动疗法，运动用的大槽浴、运动用池浴；⑤其他疗法，喷淋、冲洗、气泡浴、沙浴、药浴、肠洗浴、刷洗浴、电水浴、蒸气浴、蒸气喷淋等

（二）水的治疗作用

1. 水疗对皮肤影响

皮肤有丰富血管系统，扩张状态下能容纳周身循环血量的30%，可以调节全身血液。在热代谢过程中，皮肤散热占全部散热的60%～80%。皮肤受到温度、机械和化学刺激作用，除了影响体温调节、新陈代谢、心血管和呼吸系统外，还可影响内分泌和免疫功能等变化。

温度刺激后皮肤会出现不同的反应，受到冷刺激后，皮肤苍白，血管收缩；局部缺血，会有发冷的感觉；受到热刺激后，皮肤血管扩张，加强其营养和代谢，促进皮肤伤口和溃疡的愈合，软化瘢痕，改善皮肤功能。

2. 水疗对肌肉的影响

热刺激能使正常肌肉的疲劳感迅速恢复，使肌肉血液循环及代谢改善、乳酸被充分氧化。热刺激还能缓解病理性肌肉痉挛，温热通过对疼痛的抑制来缓解疼痛引起的肌紧张和肌痉挛。短时间的温热刺激，使胃肠道平滑肌蠕动作用增强；长时间作用则使蠕动减弱和肌张力下降，有缓解和消除痉挛的作用。

冷刺激时则短时间可提高肌肉应激能力，增加肌力，减少疲劳，尤其伴有机械作用时更加明显。但长时间作用则引起组织温度降低，肌肉发生僵直，造成运动困难。

3. 水疗对循环系统的影响

可以增强血液中的氧气含量、营养含量，降低毒素含量。结合适当的活动训练、营养摄取和解毒治疗，可以使效果更加明显。其生理原理主要有以下五种：

（1）诱导作用：可以增加器官或躯体局部如肢端的血流量，实现诱导作用最有效的方法是交替使用冷（热）敷、冷热水局部洗浴或喷雾等。

（2）衍生作用：改变器官或躯体局部的血容量，冷敷或热敷可以很好地达到这种效果。

（3）脊髓的反射作用：通过局部的治疗对躯体的远隔区域产生影响，局部足够强烈的冷（热）敷不仅可以对皮肤直接接触的区域产生影响，而且可以通过脊髓反射弧介导产生远距离的生理学改变。

（4）侧支循环作用：可能被认为是衍生作用的特殊情况，可以使躯体的血容量从一个部位转移到另一个部位。

（5）动脉干反射：是人体反射作用的一种特殊情况，长时间的冷敷动脉干，可以引起动脉及其远端分支收缩。

4. 水疗对泌尿系统的影响

肾脏血管与皮肤血管对刺激的反应相似，不同温度的水疗法，对肾脏和汗腺引起不同的反应。温热刺激能够引起肾脏血管的扩张而增加利尿，冷刺激则使尿量减少。

5. 水疗对汗腺分泌的影响

在热水浴作用下，汗腺分泌增加，排出大量汗液，有害代谢产物及毒素也随之排除。由于体液的丧失、血液浓缩，组织内的水分进入血管，所以能够促进渗出液的吸收。但是大量出汗也损失大量氯化钠，使身体有虚弱的感觉，因此，水疗时如出汗过多，应饮用一些盐水以补偿损耗。

6. 水疗对心血管系统的影响

水疗法对心血管系统的影响取决于水的温度与持续作用时间。当在心脏部位实行冷敷时，心搏次数减少，但收缩力增强、血压下降。施行热敷时，则心搏次数增加，在适当的作用下也可增加心肌张力，但温度超过39℃或作用时间延长时，心肌张力减低，甚至发生心脏扩大。

施行全身冷水浴时，初期毛细血管收缩、心搏加快、血压上升，后出现血管扩张、心搏变慢、血压降低，减轻心脏负担。因而，人们认为寒冷能提高心肌能力，使心搏变慢，有改善心肌营养的作用。

7. 水疗对呼吸系统的影响

瞬间的冷刺激能使吸气加深，甚至有短暂的呼吸停止，温度越低，刺激越突然，呼吸停止的越快、越急剧。而受到热刺激时，与冷刺激相似，但不十分急剧，呼吸节律变快，且更为浅表。呼吸加快是由于糖和脂肪代谢增快，二氧化碳积累的结果。长时间的温水浴使呼吸减慢。这些都是通过神经性反射实现的。

8. 水疗对新陈代谢的影响

新陈代谢与体温有着密切的关系。在体温升高和氧化过程加速的情况下，基础代谢率增高；机体组织温度降低时，基础代谢率则降低。冷水浴主要影响脂肪、气体代谢及血液循环，促进营养物质的吸收。温水浴能在某种程度上降低代谢过程。但过度的热作用，如蒸气浴或空气浴可能会使碳水化合物及蛋白质的燃烧加速，大量出汗，造成体内脱水并丧失部分矿物盐类。

9. 水疗对神经系统的影响

因温度不同而有差别。皮肤有丰富的感受器，温度刺激有传入神经传到中枢，引起机体各系统的反应。适当的冷水沐浴，能兴奋神经，民间常用冷水喷洒头面部，以帮助昏迷患者苏醒。多次施行不感温水沐浴，能使从外周传人大脑皮质的冲动减少，降低神经兴奋性，加强大脑皮质抑制功能，起到镇静催眠作用。40℃以上的热水浴，则机体先是兴奋，继而出现疲劳、软弱、嗜睡等反应。

（三）水疗的临床应用

1. 适用证

（1）水中运动疗法。因为合并应用了水疗法的温热作用，故可以减轻运动时的疼痛；同时温热作用对于弛缓性麻痹肢体可改善循环；对于痉挛性麻痹，温热作用或寒冷作用可消除痉挛，使肢体易于进行运动。另外，由于浮力作用，即使极弱的肌力也可以在水中运动，所以适合训练肌肉功能、辅助主动运动及增强肌力。适用于骨折后遗症、骨关节炎、强直性脊柱炎、类风湿关节炎、不完全性脊髓损伤、肌营养不良、脑卒中偏瘫、颅脑外伤偏瘫、肩手综合征、小二脑瘫、共济失调、帕金森病等。

（2）浴疗。①局部浸浴：凉水浴与冷水浴有提高神经兴奋性作用，适用于抑制过程占优势的神经症。热水浴有发汗、镇痛作用，适用于多发性关节炎、肌炎等。温水浴与不感温水浴有镇静作用，适用于兴奋过程占优势的神经症、痉挛性瘫痪等。②全身浸浴：不同温度浸浴的治疗作用与适用证不同。热水浴有发汗、镇痛作用，适用于多发性关节炎、肌炎等；温水浴与不感温水浴有镇静作用，适用于兴奋过程占优势的神经症、痉挛性瘫痪等；凉水浴与冷水浴有提高神经兴奋性作用，适用于抑制过程占优势的神经症。③热水浸浴：可用于风湿性关节炎的家庭治疗，有助于缓解肌肉痉挛，清洗躯体以减少出汗等短时间的热水浸浴可以通过扩张周围血管，促进热量的丢失以降低体温，但长时间的热水盆浴对高龄老人、幼儿、体质衰弱、贫血、有严重器质性疾病或有出血倾向的患者是绝对不合适的。④热水坐浴：可用于治疗子宫或输尿管的痛性痉挛、痔疮痛、卵巢或睾丸痛、坐骨神经痛、尿潴留、膀胱镜检查后或痔疮切除手术后，继之用凉水擦拭局部的渗出。对慢性盆腔炎适宜使用，但在月经期，禁止热水坐浴。

2. 非适用证

绝对非适用证：精神意识紊乱或失定向力、恐水症、皮肤传染性疾病、频发癫痫、严重的心功能不全、严重的动脉硬化、心肾功能代偿不全、身体极度衰弱及各种出血倾向者。此外，妊娠、月经期、大小便失禁、过度疲劳者等禁止全身浸浴。

相对非适用证：对血压.过高或过低患者，可酌情选用水中运动，但治疗时间宜短，治疗后休息时间宜长；大便失禁者，入浴前排空大便，宜做短时间治疗，防止排便于池中。

二、冷疗法与冷冻疗法及其应用

（一）冷疗法及其治疗作用

冷疗法是应用比人体温度低的物理因子（冷水、冰等）刺激皮肤或黏膜以治疗疾病的一种物理治疗方法。冷疗温度通常为0℃以上、低于体温，通过寒冷刺激引起机体发生一系列功能改变，来达到治疗疾病目的。冷冻疗法降温缓慢，作用于人体后，不会引起组织损伤。

冷疗法治疗时间及治疗方法的不同，对机体产生的生物作用亦不同。冷疗法的生物作用主要分为瞬间的冷作用与持续的冷作用：瞬间的寒冷刺激，可以使组织的兴奋性增高；而在持续、长时间的低温作用下，组织的兴奋性降低。

1. 冷疗法对神经系统的作用

兴奋作用：瞬时间的寒冷刺激可使神经兴奋性增高。例如：急救时用冷水喷面，能促进昏迷患者的苏醒；常用冷水冲浴可以起到强健身体的作用。

抑制作用：持续的冷作用主要使神经的兴奋性降低。当皮肤感受器受到持续的冷作用时，首先引起神经的兴奋，接着抑制，最后麻痹，使肢体暂时丧失功能。

2. 冷疗法对血液循环系统的作用

对周围血管的作用冷疗对周围血管具有促进和抑制的双重作用。

（1）促进作用：短时间的冷刺激后，受刺激部位的血液循环得到改善，出现反应性充血、皮肤发红、皮温升高，可防止局部组织因缺血而导致损伤例如，用冷袋短时间外敷于下肢静脉曲张患者的膝关节部位，可改善静脉血液回流，但应避免因冷作用时间过长导致静脉血液淤滞。

（2）抑制作用：当较长时间冷疗（超过 15 ~ 30 分钟）、皮肤冷却到 8 ~ 15℃时，血管的舒缩力消失，小静脉及毛细血管扩张，外周血流量明显减少，皮肤发绀变冷。由于冷刺激可以改变血管的通透性、防止水肿和渗出，因此，对急性期炎症性水肿、创伤性水肿及血肿的消退，有着良好的疗效。

3. 冷疗法对消化系统的作用

促进作用：对腹部进行冷敷 4 ~ 18 分钟后，会引起胃及大部分胃肠道反射性活动增强，胃液及胃酸分泌增多。

抑制作用：饮用冷水或使胃冷却时，胃血流量降低，胃酸、胃液分泌减少，胃的蠕动减少，胃排空时间延长。

止血：胃出血或上消化道出血时，可在病灶局部相应部位行冷敷，使局部血管收缩而止血。

4. 冷疗法对皮肤及组织代谢的作用

人体皮肤的冷觉感受器比热觉感受器数目多，因而对冷刺激比较敏感，通过感受器的反射调节，可引起局部和全身的反应。

降低皮肤温度：局部的冷刺激首先引起皮肤、肌肉和关节等组织的温度降低。这种反应的程度和人体的体质、年龄、皮肤厚度、皮肤散热、冷疗作用面积及冷疗持续时间等因素有关。皮肤温度在降至冰点前出现刺痛感，皮肤血管收缩，触觉敏感度降低，进而皮肤麻木；降至冰点，皮肤骤然变白而发硬；温度继续降低，皮肤组织则出现苍白坚硬并轻度隆起，这种现象称为凝冻。短暂的皮肤凝冻后可恢复正常，严重的则发生水疱等损伤。

影响组织代谢：由于冷疗时局部组织的温度降低，可使组织的代谢率下降，耗氧量减少，炎性介质活性降低，代谢性酸中毒减轻。例如：长时间的冷作用可以使关节内的温度降低，成纤维细胞活性降低，从而对末梢血管疾病、炎症性和风湿性关节病有着良好的治疗作用。而较低温度的冷水浴，则可使基础代谢率增高，脂肪和蛋白质的代谢增强。

（二）冷疗法的临床应用

1. 适用证

（1）疼痛和痉挛性疾病：如落枕、急性腰扭伤、肩痛、颈椎病、残肢痛、瘢痕痛、偏头痛等，偏瘫或截瘫后肌肉痉挛。

（2）软组织损伤：用于运动损伤早期血肿、水肿的急救处理和止痛，如韧带、肌肉、关节的扭挫伤、撕裂伤，纤维织炎、肌腱炎、滑囊炎等。

（3）内脏出血：肺出血、食管出血、胃十二指肠出血等，用体腔循环冷敷法对出血部位进行局部冷疗，可以有效地控制出血；脑卒中的患者在急性期对头部进行冷敷，也可以减少颅脑损伤。

（4）烧伤烫伤的急救治疗：适用于面积在 20% 以下、Ⅰ～Ⅲ度热烧伤，四肢部位的烧伤、烫伤应用冷疗治疗效果更好，可在损伤早期冰水浸泡损伤部位，直至疼痛消失。

（5）早期蛇咬伤的辅助治疗。

（6）其他如高热、中暑的物理降温；扁桃体术后喉部出血水肿；类风湿关节炎，重型颅脑损伤的亚低温治疗，对由冷引起的支气管哮喘、寒冷性荨麻疹等用冷疗行脱敏治疗。

2. 非适用证

（1）内科疾病高血压病，心、肺、肾功能不全。

（2）过敏冷变态反应者，对冷过度敏感者，致冷血红蛋白尿患者。

（3）局部感觉及血液循环障碍血栓闭塞性脉管炎，雷诺病，皮肤感觉障碍，断肢再植术后等。

（4）其他言语、认知功能障碍者慎用。

（三）冷冻疗法及其治疗作用

冷冻疗法是应用制冷物质和冷冻器械产生的 0℃ 以下的低温，作用于人体局部组织，使人体的组织细胞发生冻结和细胞破坏的现象，以达到治疗疾病的一种方法。冷冻疗法是在冷疗的基础上发展起来的。

冷冻速度 < 100℃ /min，称为缓慢冷冻，仅使细胞外水分形成冰晶，对细胞功能的破坏性较弱；冷冻速度 > 100℃ /min，称为快速冷冻，可在细胞内外同时形成冰晶，对细胞功能的破坏性强。停止冷冻后复温越慢，对组织破坏作用越强，一般采用快速复温（ > 100℃ /min）与自然复温两种方法。

不同的组织对冷冻温度的耐受性差异很大，故冷冻温度可在 −196 ～ −20℃之间选用。温度越低，冷冻对组织的破坏性越强。快速冷冻到 −40℃以下，除大血管以外的一般组织均被破坏；治疗肿瘤时，冷冻的温度在 −80℃甚至 −100℃以下。

冷冻治疗包括冻结和融化两个过程，从一次冷冻到溶解称为一个冻融周期，治疗时常应用 2 ～ 3 个冻融周期。由于 1 个冻融周期后，毛细血管闭塞，微循环中止；再次冷冻时，表层血管对冷冻低温耗损减少，故可提高制冷效果。人体细胞致死温度的临界范围是 −60 ～ −20℃之间，这是杀伤力最强的区域，恶性肿瘤细胞比正常细胞对冷冻更为敏感，两次冻融的杀伤效果比一次冻融的强。

1．冷冻疗法的治疗作用

（1）破坏作用。冷冻有破坏作用，可以造成组织细胞损伤和死亡。临床上用于治疗痣、疣、肿瘤、肉芽肿、瘢痕等疾病。

（2）冷冻粘连及炎症反应。用 −30℃以下的冷探头直接与晶体囊膜接触，产生冷冻粘连，不易造成囊膜的撕破，临床上用于眼科白内障摘除。用 −200℃的冷冻探头接触眼球壁，可产生无菌性炎症反应，视网膜脉络膜渗出和粘连，临床上用于治疗视网膜脱离。

（3）免疫作用。组织细胞或肿瘤细胞冷冻损伤后，除失去活力外还产生冷冻免疫反应，临床上用于治疗恶性肿瘤转移的研究。

2．冷冻疗法的作用特点

冷冻对组织的作用效果与冷冻温度、冻融速度、冷冻时间、次数、局部血液供应、组织对冷冻的敏感性等有关，其作用特点如下：

（1）组织破坏的均一性。冷冻使组织坏死的临界温度为 −40 ～ −20℃。组织冷冻后，局部毛细血管堵塞，数小时至 24 小时后组织发生坏死，组织破坏的均一性是冷冻坏死的一大特点。

（2）冷冻坏死的范围。冷冻坏死灶与周围正常组织界限清楚，修复力强，生理愈合较快，炎性反应较轻。

（3）冷冻坏死的恢复过程。冷冻坏死的修复经过水肿期、坏死期和恢复期。冷冻后，皮肤上首先形成水疱，数小时后局部组织发生坏死；经过数天至数周，局部肉芽组织急剧增生，然后结痂脱落、组织上皮化。

（四）冷冻疗法的临床应用

1．适用证

由于冷冻治疗后，伤口修复合乎生理要求，瘢痕形成较浅、范围小，不会引起组织缺损、组织变形和功能障碍等后遗症，所以冷冻疗法在临床上的应用非常广泛。

（1）皮肤疾病恶性肿瘤有：鳞状上皮癌、基底细胞癌、皮肤附件癌、恶性黑色素瘤等皮肤癌；良性皮肤疾病有：色素痣、雀斑、寻常疣、扁平疣、单纯性血管瘤、良性表浅肿瘤、鸡眼、银屑病等。

（2）妇科疾病子宫原位癌、宫颈癌等肿瘤；慢性宫颈炎、宫颈糜烂、宫颈息肉、宫颈间 1 ~ 2 级尖锐湿疣、宫颈黏膜白斑、纳氏腺囊肿、棘皮症、外阴白斑、外阴血管瘤及外阴神经性皮炎等。

（3）五官疾病睑板腺癌、白内障、视网膜脱离、青光眼，睑缘疣、耳郭软骨膜炎、过敏性鼻炎、鼻出血、鼻咽癌、鼻前庭和咽部乳头状瘤、慢性咽炎、喉部血管瘤；牙龈癌、舌癌、口腔白斑、口腔黏膜囊肿、舌下囊肿及舌血管瘤、舌癌、牙龈癌等。

（4）外科疾病冷冻止血、颅脑肿瘤、肺癌、肝癌、直肠癌、软骨肉瘤、巨细胞瘤、阴茎癌、前列腺增生、内外痔、肛门湿疹、肛门溃疡、肛门脓肿、直肠息肉、肛裂、腋臭、尿道肉阜、尿道口囊肿等。

2. 非适用证

（1）内科疾病高血压病，心、肺、肾功能不全。

（2）过敏冷变态反应者，对冷过度敏感者，致冷血红蛋白尿患者。

（3）局部感觉及血液循环障碍血栓闭塞性脉管炎，雷诺病，皮肤感觉障碍，断肢再植术后等。

（4）其他言语、认知功能障碍者慎用。

第六节　生物反馈疗法

生物反馈疗法是现代物理治疗学的一项新技术，它涉及物理医学、控制论、心理论、生理学等许多学科。生物反馈疗法是一种无损伤、无痛苦、不需任何药物的治疗方法。近年来随着集成电路和电子技术的不断发展以及人们对这种疗法的深入研究，使这种方法日渐广泛地应用于临床。

生物反馈的作用方式有两种：

第一种，直接作用：直接作用即利用反馈仪发出的信号来补充、完善体内反馈联系通路，以达到加强对骨骼肌运动的调节能力和内脏器官活动的随意性调节。如通过生物反馈训练，可直接降低或提高骨骼肌的肌张力，对急性腰扭伤、落枕等的治疗是直接通过肌张力的下降而达到治疗目的。

第二种，间接作用：间接作用是通过反复训练，改变行为模式，达到抗应激的作用。如生物反馈放松训练，对身心疾病起良好的治疗作用。

以上两种作用方式都是从行为疗法基础上发展起来的，经训练后，建立操作性条件反射。

生物反馈疗法是应用电子仪器将人体内正常或异常的生理活动信息转换为可识别的光、声、图像、曲线等信号，以此训练患者学会通过控制这些现实的信号来调控那些不随意（或不完全随意的）、通常不能感受到的生理活动，以达到调节生理功能及治疗某些身心性疾病的目的。由于在开始训练治疗时必须借助于灵敏的电子仪器（生物反馈仪）进行监视，所以此法又称电子生物反馈训练法。

生物反馈疗法是一种新的心理（行为）治疗方法，也是一种意识自我调节的新方法。来自心理和社会的紧张刺激已成为人体疾病的发生、发展的重要因素。对这类疾病，单靠药物、手术等常规治疗的效果欠佳。因此，心理、行为治疗已成为适应生物—心理—社会这种新的医学模式的重要治疗手段，生物反馈治疗即是其中的一种。

从生物反馈疗法原理讲，各种生物信息都可以用于生物反馈疗法。目前常用的生物反馈疗法有：肌电生物反馈、手指温度生物反馈、血压生物反馈等。

一、肌电生物反馈

肌电生物反馈用的反馈信息是肌电信号。其原理是将所采得的肌电信号，经过放大、滤波、双向整流、积分，用积分电压驱动声、光、电、数码等显示器件。由于积分电压与肌紧张成正比关系，借此能直接观察到肌紧张或松弛水平。因为骨骼肌是受随意神经控制的，所以肌电自身调节比较容易学会，治疗方法也较容易被患者接受，而且疗效可靠，是目前临床应用范围最广、最成功的一种反馈疗法。

就治疗目的而言，肌电生物反馈可分为以下两种方法：

（1）放松性肌电生物反馈疗法。治疗时依病情选择相应的肌肉，将肌电生物反馈仪的皮肤电极安放在肌张力过高的肌肉肌腹部位，治疗开始，先在 10 分钟的安静状态下，测量出该肌的基准肌电电位数值，并记录下仪器发出的声音响度以及指示灯显示的颜色。使患者能够清楚地看到和听到仪器上显示的这些信号，然后训练患者主动设法降低该肌的张力，同时注意仪器荧光屏上肌电电位 uV 数值的下降、声音响度和指示灯颜色的变化。训练者要不断地启发患者努力通过主观意念去放松肌肉，以使病肌肌张力下降为使患者对仪器上的信号变化易于认识，可先将电极置于健侧的正常肌肉上，通过肌肉的活动来熟悉信号的变化，然后再用同法对病侧进行训练。

紧张性头痛是由于精神紧张、焦虑而引起的发作性头痛，是一种常见类型的头痛。发作时，头颈部肌肉发生痉挛。通过肌电生物反馈松弛疗法，可收到较好效果。紧张性头痛治疗前，先要排除器质性病变，说明生物反馈治疗的必要性，使患者积极配合治疗，一般采用额肌肌电反馈训练，即借助仪器让患者努力减小仪表的读数和声调，首次训练30分钟，以后每次20分钟，每周2～3次，患者在家中继续训练并学会不用仪器，使额肌放松，每日在家做10～15分钟训练，收效良好。

哮喘或称支气管哮喘，为常见发作性肺部过敏性疾病，发作时由于支气管平滑肌痉挛，黏膜肿胀致管腔狭窄，加之分泌物积滞而致气急、哮喘、咳嗽等症状。而外来刺激和呼吸道过敏是引起哮喘的主要因素，精神因素对哮喘发作起重要作用，长期反复发作，使患者出现焦虑、抑郁、沮丧。针对这些原因，生物反馈放松训练通过调节自主神经功能，消除患者的焦虑等不良情绪，而收到效果[1]。

在今天的心理治疗中，肌电生物反馈已成为主要的角色，或单独应用或结合热反馈与附加治疗（如默念、运动），这是每天应用生物反馈的心理治疗师的主要工具。深度放松直接作用于紧张的肌肉，或全身广泛的放松在临床康复中是非常有用的。

用本法治疗功能性结肠炎、胃肠及十二指肠溃疡病等均取得较好疗效。放松性肌电生物反馈训练，还可以用于痉挛性斜颈、胃肠功能亢进、痉挛性瘫痪、腰痛、功能性吞咽困难、口吃等疾病的治疗。

（2）增强性（再训练性）肌电生物反馈疗法。此疗法旨在通过训练使患者自主地提高病肌的肌张力，增强肌肉功能，预防肌肉萎缩，使松弛肌肉的收缩功能得以恢复。例如，脊髓或周围神经损伤后，相应肢体的肌肉由于失神经支配而发生弛缓性麻痹，或因脑血管意外后遗症所致足下垂、伸腕、伸指困难等，均可通过肌电生物反馈训练增强病肌功能，改善症状。

在治疗足下垂时，将仪器的表面电极置于胫前肌表面（或用针电极刺入胫前肌），先在安静状态下记录起始的基准肌电位和声、光等信号特征，然后训练患者努力背屈踝关节。根据肌肉活动时仪器显示信号的变化，让患者反复练习，努力提高胫前肌的收缩功能，促使患足背屈。为了便于掌握对患肢的训练要领，常先将电极置于健侧的胫前肌部位，使患者体会治疗要求及仪器显示的信号变化情况。一般治疗训练进行5分钟，休息3分钟，如此反复4次作为1次治疗。隔日治疗1次，可连续治疗10～20次。

---

① 王晓丝，沈槭华. 生物反馈疗法改善冠心病患者负性情绪的临床应用［J］. 护理学杂志，2016，31（05）：21–23.

二、手指温度生物反馈

手指温度生物反馈是因为手指温度与肢体外周血管功能状态和血液循环有密切关系。当人体处于应激状态时外周血管阻力增大，血流减少，手指温度降低；在精神安定、情绪良好状态下，手指温度升高。手指温度变化，可用热敏元件制成的温度传感器，红外线测量装置进行检测。

治疗方法该法是将温度传感器置于食指或中指指腹，用数字显示温度值，或用一排红、黄、绿三色彩灯显示温度变化方向、速度和大小，还可辅以音调指示温度的相对变化。患者在指导语和手指温度转变来的视、听反馈信号引导下，能逐步达到随意调节手指温度的升高或降低。

手指温度生物反馈疗法实质上是通过训练使患者能随意地使交感神经兴奋性降低。缓解小动脉痉挛，减低动脉管壁张力，以使局部血液循环改善，皮肤温度升高。

此法常用来治疗雷诺病，本病为血管运动神经功能紊乱所致的肢端小动脉痉挛。临床表现为四肢肢端对称性、间歇发作潮红并伴有局部寒冷、麻、针刺样疼痛等。情绪激动或受寒冷易诱发本病，多发中青年女性。生物反馈一方面在于放松训练以对抗焦虑；另一方面学会升高局部温度。

三、血压生物反馈

相当部分的高血压病，是由于心理应激或中枢神经系统过度紧张造成的。因此生物反馈治疗高血压病的前景乐观。

在高血压病的治疗中，作为降低血压训练的生物反馈仪器有两种：

（1）由自动充气袖带和电子听诊器组成，治疗时将袖带固定于上臂，电子听诊器置于袖带下肱动脉表面开始仪器即每分钟自动给袖带充气一次。根据仪器发出的科罗特科夫声将充气压力调节至 50% 的脉搏能通过袖带时的水平，此时的压力即相当于平均压。当袖带压力每增减 2mmHg（266.64Pa）时，科罗特科夫声相应增减 25%，根据仪器声音的改变患者就可以自主地调节血压的升降。

（2）自动测血压计：治疗时当出现科罗特科夫声时，让患者观察多导描记仪器上的记录。根据仪器显示的血压数值，指导患者努力通过主观意念调节血压的变化。

原发性高血压病，约占高血压患者的 90%，病因尚不明确，一般认为与遗传、饮食、体重及精神、情绪持续紧张等因素有关。生物反馈的训练，能降低交感神经兴奋性，使血中儿茶酚胺含量下降，周围血管扩张。对精神紧张、心理障碍等因素造成或加重的高血压病疗效显著。

第十章　物理治疗新技术

随着科技的快速发展，物理治疗技术也迈向了新一级台阶，在传统物理治疗技术的基础上，涌现出一批新的物理治疗手段和方法，这对于我国的康复治疗体系有着重大的意义。本章内容包括基于镜像神经元系统理论的康复疗法、康复机器人辅助治疗技术以及虚拟现实互动康复技术。

第一节　基于镜像神经元系统理论的康复疗法

镜像神经元是一类特殊的神经元，它们不仅在个体执行特定动作时兴奋，在个体观察其他同类执行相同或相似动作时也兴奋，分布于不同脑区的所有镜像神经元构成了镜像神经元系统，该系统提供了一种能很好地统一动作感知与动作执行的"观察—执行匹配机制"。这种"观察—执行匹配机制"在动作理解、动作模仿、运动想象及运动学习等重要的神经生理学过程中起关键作用。而此过程正是神经康复中动作观察疗法、运动想象疗法、镜像疗法、虚拟现实疗法和脑—机接口技术等的重要理论基础。所以，深入了解镜像神经元系统，对于运动功能康复，尤其是脑卒中后上肢运动功能康复具有重要的指导意义[①]。

镜像神经元系统的激活在动作观察、动作模仿和运动想象中起重要作用，而这三个神经生理学过程又极大地影响着运动学习进程，因而，镜像神经元系统也是运动学习的重要神经机制。随着康复医学的发展，动作观察、运动想象、动作模仿及运动学习已经成为运动功能康复的重要策略，很多康复疗法正是基于这些策略。显然，在神经机制层面，上述各疗法很可能正是通过镜像神经元系统的激活来促使大脑发生可塑性改变和功能重组，进

---

① 崔尧，丛芳，刘霖．镜像神经元系统的基本理论及其在运动功能康复中的意义［J］．中国康复理论与实践，2012，18（03）：239-243.

而促进运动功能恢复，因此，可称其为基于镜像神经元理论的康复疗法。

（1）动作观察疗法。动作观察疗法需要患者仔细观察动作过程，并尽量想着去模仿，可以观察动作的视频片段、健侧肢体运动或治疗师的示范动作。观察内容可以是简单的肢体运动，也可以是复杂的日常生活活动，具体方式和内容因人而异。该疗法用于急性期，有助于康复训练的早期介入；用于恢复期，有助于提高疗效并减轻疲劳。镜像神经元理论是解释其神经机制的重要理论。

（2）运动想象疗法。运动想象疗法有助于运动功能康复。想象在运动自己的患侧肢体（而不是在观察他人的运动）并将运动想象与常规康复相结合，其疗效优于常规康复。镜像神经元理论在解释运动想象神经机制中起到重要的作用。

（3）镜像疗法。镜像疗法又称镜像视觉反馈疗法，最初用于减轻截肢后幻肢痛，后来也应用于脑卒中后运动功能训练。该疗法利用一种称作"镜盒"的装置进行治疗。镜盒装置有多种不同的设计，但其原理相同，即在患者面前沿正中矢状面放置一块镜子。训练偏瘫手功能时患者将双手置于镜子的两侧，健手在反光面侧，身体稍偏向健侧以便能看清镜面上反射的健手镜像，患手被镜子挡住不进入患者视野。治疗时嘱患者控制双手同时做同样的动作，此时健手可完成而患手不能，让患者尽可能多地活动患手并将看到的健手镜像想象成自己的患手，利用"幻象"提供的视觉反馈让大脑"误以为"在同时控制双手，从而激活支配患手运动的神经元，促进脑功能重组。

镜像疗法涉及动作观察、运动想象、模仿学习等诸多过程，同时也是一种双侧训练，通过幻像提高患手的存在意识还有助于减轻"习得性废用"。加之成本低廉，操作简单，值得推广应用，特别是用于患者的自主练习。镜像疗法在提高运动功能方面疗效较好。镜像神经元系统是解释镜像疗法神经机制的重要理论。

（4）虚拟现实疗法。针对运动功能障碍设计的虚拟现实训练系统可提供一种虚拟环境（如游戏环境），治疗中患者需按要求运动患侧上肢或手以完成系统设定的有针对性的任务，通过完成虚拟任务来改善真实环境下的运动控制。观察、想象、模仿、学习及视觉反馈是虚拟现实疗法的核心机制，镜像神经元系统在其中起重要作用。

镜像神经元系统是解释动作观察、运动想象及模仿学习等运动功能康复策略及相关疗法有效性的重要神经生理学基础，其在运动功能康复，尤其是脑卒中后上肢运动功能康复中有着巨大的应用潜力。但在具体如何解释基本机制及如何将该系统的基础发现应用于临床方面，还有待于进一步研究。

第二节　康复机器人辅助治疗技术

康复机器人属于医疗机器人范畴，是医疗机器人的一个重要分支，即利用智能化、自动化技术和器械辅助患者进行康复治疗、护理和日常生活的高科技产品，研究范围涉及康复医学、生物力学、机械学、机械力学、电子学、材料学、计算机科学以及机器人学等诸多领域，已经成为国际机器人领域的研究热点之一。目前，康复机器人已经广泛地应用到康复护理、康复治疗和假肢等方面，这不仅促进了康复医学的发展，也带动了相关领域的新技术和新理论的发展。

一、康复机器人的分类与优势

（一）康复机器人的分类

1. 治疗型机器人

治疗型康复机器人主要可以辅助患者进行各种运动功能障碍的康复训练，如上肢运动功能训练、下肢运动功能训练、手臂运动训练、步行训练、脊椎运动训练、颈部运动训练等，并可以进行运动功能评定。根据外部特征可以分为以下两种：

（1）外骨骼康复机器人：外骨骼康复机器人的末端效应器和全部机械关节的轨迹，与人体关节空间运动轨迹是一致的。它装置相对稳定，适用于重度残疾者，如需要关节控制和支撑、没有或极少关节运动者。外骨骼机械分两种：第一种由机械、液压或气压驱动，动力大，精确度高，但较沉重，不可携带；第二种可穿戴或携带，但动力小，精确度低[①]。

（2）操作型康复机器人：患者和机械间的接触仅通过末端效应器，如手柄或踏板操作型康复机器人末端效应器的轨迹和人体自然末端效应器（手、足）空间运动的轨迹是一致的。患者需利用自己的协调运动，在操作空间内跟踪轨迹。它适用于中度残疾，如可以进行主动运动者。"操作型"机械也分两种：第一种机械惯性／摩擦小，后台操纵性高，黏弹性特征转换良好，可产生力场和测量肢体阻力；第二种为没有后台操纵的简单结构，有惯性／摩

---

① 李光林，郑悦，吴新宇，等.医疗康复机器人研究进展及趋势［J］.中国科学院院刊，2015，30（06）：793-802.

擦的主动代偿第二种操作型机械可用来进行远程康复，即患者和治疗师通过互联网连接，共同评价运动参数和进行康复训练。

2. 辅助型机器人

辅助型机器人主要用来辅助患者进行各种日常活动，如机器人轮椅、机器人步行器、导盲手杖、智能假肢、护理机器人等。

其他分类方法将康复机器人分成四类，即治疗型机器人、机器人辅助、假肢和矫形器。但较少人支持将假肢和矫形器列入机器人范畴一种较新的分类法，是将康复机器人分成老年技术性机器人、生物机器人和神经机器人。

（二）康复机器人的优势

针对我国人口老龄化的日益严重、脑卒中患者数量多、治疗师资源缺乏的情况，康复机器人可以为偏瘫、截瘫等肢体残疾人员及体弱老年人提供康复训练和助行服务，对降低老年人跌倒的比例、帮助偏瘫患者树立重新行走的信心、提高老年人独立生活的质量、减轻社会负担具有重要的研究意义。治疗型康复机器人通过智能化的机器辅助，使患者可以根据自身情况，选择性采用主动、被动或助动的各种运动形式，进行大量的任务特异性的肢体重复性运动，并同时完成运动学、动力学或肌电参数的采集和反馈，从而促进运动感觉功能的整合，促进脑功能的重组，最后恢复肢体运动控制和功能。机器人辅助设备可以极大地降低治疗师的工作量，促进患者的主动参与，可以客观评价康复训练的强度、时间和效果，使康复治疗更加系统化和规范化。

（1）评测与训练相结合。康复机器人由计算机控制，并配有相应的传感器和安全系统，可以自动评价康复训练效果，根据患者的实际情况自动调节运动参数，实现最佳训练方案。康复机器人运动状态测量系统可以实现运动状态的在线测量，为康复机器人的运动学控制提供必要的参数，同时可以提供运动障碍患者准确的信息，也可以作为患者客观观察本人运动状态的工具。

（2）实时主动参与。康复机器人在康复早期给患者以更多的正确运动感觉刺激，这些动作与日常生活功能性动作相结合，可以有助于患者恢复日常生活能力。将虚拟现实技术与机器人技术相结合，可以为患者提供全方位的刺激，有助于患者实时主动参与训练过程，以促进中枢神经的重组和代偿。

（3）多种运动模式组合。患者的病情千差万别，在不同的康复分期具有不同的运动模式，如被动运动模式、助力主动运动模式、主动运动模式、抗阻力运动模式。康复机器人可以提供多种运动模式满足患者的不同训练需求，针对不同的患者设计不同的康复方案，有针对性地提供训练所需要的各种运动参数和力的参数康复机器人可以实现实时检测患者与机器人之间的相互作用力，在患者主动能力不足时提供更大的辅助，而在患者有能力完成动作时，适当减小辅助甚至施加阻力，以便充分发挥患者残存的功能。

二、上肢康复机器人的辅助训练

上肢康复机器人将智能控制与肢体运动用机器人系统完美地结合起来，可以帮助患者完成各种康复运动，具备传统康复治疗方法无法比拟的优点，替代康复治疗师完成高强度、高密集度的重复性体力劳动，弥补我国康复治疗师人员不足的现状，保证每位患者得到客观、合理的治疗。控制系统可施加更精确的驱动力矩，对治疗数据和运动参数及训练次数翔实记录，便于治疗师根据数据，做出客观评价，及时调整治疗方案。

（一）训练目的

机器人辅助上肢功能训练的目的是改善上肢活动的协调性，改善痉挛和疼痛、减轻上肢的残疾程度，适当的训练不仅可以改善早期和亚急性期偏瘫患者的神经功能，也能促进发病数月乃至数年的偏瘫患者的主动运动功能恢复。

（二）训练过程

1. 多种运动模式

多种运动模式进行康复训练，如被动运动、助动运动、主动运动、抗阻力运动，满足从早期被动运动到后期主动运动的功能性康复训练。

（1）被动运动：通过被动运动模式带动患者进行上肢功能训练，通过运动想象帮助患者激发主动运动意识。

（2）助动运动：①单点触发，患者主动启动每个运动轨迹，克服设定的初始阻力后，系统协助患者完成余下部分，此时患者上肢能够进行简单的活动，但无法抵抗自身重力；②多点触发，与单点触发模式相似，但是每个运动轨迹（两个连续记录点之间）被进一步分成几个阶段后克服每段的起始阻力，来进行上肢功能训练，此时患者上肢运动能力有了进一步加强；③连续触发，机器臂慢速向目标移动。患者在正确运动方向向机器臂施加力时，速度增加，此时患者上肢能够进行三维空间内的活动训练。

（3）主动运动：①自由运动，患者带动机器臂进行主动运动控制训练，此时的患者上肢功能能够主动完成整个轨迹训练，有了一定的主动控制能力；②抗阻运动，患者在带动机器臂进行主动运动时，机器臂本身会提供大小可调的持续性阻力，患者需要克服所设置阻力来完成轨迹训练，目的是为了增加患者上肢的肌肉力量及耐力；③扰力运动，患者在进行上肢主动运动的同时，会受到不定方向的大小可调的外力干扰，患者需要克服这种扰力完成轨迹训练，提高患者上肢的运动控制能力及抗干扰能力。

2. 针对性分期训练

康复治疗需针对患者的具体情况制订训练方案。以脑卒中偏瘫患者为例，在疾病的不同时期需要采用不同的康复方法进行渐进式治疗。在急性期，患者常处于软瘫，除临床医疗以外，早期康复介入的重点是预防关节挛缩及提供适宜感觉刺激，因此机器人辅助被动运动是康复训练的主要措施。在亚急性期，患者出现协同运动和痉挛，康复方法常为诱导关节的分离运动和抑制异常的运动模式，机器人辅助助力运动是康复训练的主要措施。在慢性期，患者有较多的分离运动，但协调性仍然差，康复方法应该由简到繁、由易到难，进行机器人辅助的任务特异性主动运动。

3. 进行关节组合模式

康复训练应该使患者产生全方位的运动，运动需囊括上肢所有的关节。机器人可在各种康复训练模式下，对上肢的肩、肘、前臂、腕，甚至手指关节进行被动运动及助力运动。现有的机器人能实现肩、肘协调直线移动运动和平面环转运动，肩内旋/外旋运动，抗重力的肩关节垂直方向运动，腕关节的屈伸/桡尺偏运动，前臂的旋前/旋后运动，以及手部的抓握/释放等运动。这些运动或涉及上肢的单关节运动，或为数个关节运动的组合动作。机器人辅助训练虽然只涉及单个或数个自由度，但却是上肢日常功能活动的相关动作，是所有上肢复杂动作的基础。在机器人辅助训练的同时，可以辅以简单的日常生活动作的训练，将各个机器人简单训练动作加以深化及应用。

（三）反馈和评价

（1）传感器反馈。患者在进行上肢练习时，可佩戴不同用途的传感器，用于评价动作的幅度、速度和力。通过计算机，可以进行视觉、听觉反馈。

（2）肌电图反馈。多通道表面肌电图可以反映原动肌、拮抗肌和协同肌等多个肌肉在运动中的状态，显示上运动神经元综合征中的阳性特征和阴性特征，可以提供另一种客观评价。

（3）视觉反馈。神经康复中的一项重要原则是发掘运动再学习的潜能，而运动再学习是神经康复的基础理论。当患者上肢置于运动环境中时，会产生推拉运动轨迹和实际完成运动轨迹的差异，机器人系统可以将这种错误在屏幕上加以显示，要求患者更努力地加以克服及时纠正。

三、下肢康复机器人的辅助训练

下肢康复机器人是指能够辅助下肢运动功能障碍患者进行康复训练，向患者和治疗师提供反馈信息的辅助康复治疗自动化设备，能够定量地为患者提供客观有效的训练方式，记录详细真实的治疗数据，以提供患侧肢体运动的反馈信息及康复评定参数，有助于改善康复效果、提高康复效率。

（一）训练目的

机器人辅助步行训练的目的是重新获得独立的步行能力，提高步行速度，改善步态质量。步行训练中的训练强度、训练任务的针对性、患者的积极参与，以及运动协调性训练等因素，是确保有效康复的关键。

（二）训练要素

1. 训练强度

没有行走能力的患者，可在减重条件下由机器人辅助进行跑台行走练习。亚急性期卒中患者进行减重跑台训练，可以比一般训练获得更好的独立行走能力。跑台训练的一个优势，是比一般训练重复更多的步态周期，即大量重复对行走摆动相和支撑相的运动控制。慢性期卒中患者的最大吸氧量平均为 13.7ml/（kg·min），仅为正常对照的 50%。而维持缓慢行走时的吸氧量即可达至 10ml/（kg·min），已达到其最大吸氧量的 70%。实际操作中，应监测脑卒中患者训练时的心率，以不超过 70% ~ 85% 最大心率为度。服用 â false 受体阻滞剂的患者，靶心率还要酌减。有运动治疗绝对禁忌的患者，不能参加跑台练习。年老体弱，或伴随其他较严重慢性病需限制运动强度者，以低负荷练习为宜。

2. 任务导向性的训练

任务导向式训练是当一个目标实现后，应适时地提出新的更高的目标，以便进入一个新的任务导向过程，从而使动机强度维持在较高的水平上，使人保持一种积极的状态。根据运动再学习理论，任务特异性练习就是步行，因此训练任务就是步行本身。

3. 患者应主动参与

应要求患者积极参加训练。应该视患者体能情况调节减重程度和跑台速度，但跑台速度一般不超过 3.5km/h。患者自始至终要积极参与。要安慰患者，不必对长时间穿戴治疗靴的练习过程心生畏惧。在整个训练过程中，治疗师应尽量不给予辅助。如患者存在消极情绪、注意力分散等精神心理问题，则需积极鼓励和提醒。必要时，与医生讨论其训练中表现，寻求必要的心理和药物治疗。

4. 运动协调性训练及反馈

步态周期分支撑相和摆动相。患者步行中的不协调，可以发生在支撑相和摆动相中的各个时期。运动的不协调不仅存在于下肢，也可以存在于骨盆、躯干、上肢和头部。治疗师需注意患者支撑相和摆动相的异常现象，视具体情况使用口头反馈纠正或直接辅助纠正。

口头反馈时多使用处方性反馈而非描述性反馈。反馈频度一般不宜100%，即每个动作均给予不间断地纠正。宜使用平均反馈和总结性反馈，即对患者的一系列动作给予平均化和总结，以提高其动作稳定性和自信心。最好使患者自己有一个思考的余地，启动其内在的运动感觉整合，逐步恢复独立的运动控制能力。支撑末期时须向下用力蹬踏，使髋关节伸展达到最大程度。支撑相中期时要注意主动伸膝，偏瘫患者有时会通过屈肘支撑或其他方式来转移重心，训练时要注意避免这种不对称性。有些时候，可增加对偏瘫患者健侧的减重，来改善姿势的不对称性。如有需要，治疗师应协助患者矫正关节位置。对偏瘫患者进行训练时，可增加对其姿势的要求。

注意避免异常步态需注意由机械装置问题导致的异常步态。其原因或由于机械放置不当，或由于机器人硬件设计缺陷。过快的跑台速度超出患者能力时，也会促使异常步态的产生。

（三）下肢机器人的辅助训练系统

1. 外骨骼式矫正器训练

外骨骼式矫正器被连接到一个弹簧支撑的四边形结构上，是下肢康复机器人训练系统的核心部分。外骨骼式矫正器是双腿对称的助行结构，患者的双下肢由可以调节的固定带固定到矫正器上，足部升降带固定患者的踝关节并使其处于中立位置，当患者在迈步时被动地引起足背屈。当患者有足够的踝足部肌力和控制能力时，可以不佩戴或降低升降带的张力，这样减少了患者的踝足部限制，有利于其发挥踝关节自主活动。患者的髋关节和膝关节由计算机控制，并配有相应的位置和力量感受器，患者和治疗师可以通过两个计算机屏幕对患者的运动表现实行动态观察和严密检测。

2. 减重支持系统训练

减重支持系统主要由固定支架、减重机构和控制系统组成，训练过程中，减重支持系统通过电力驱动，悬吊患者胸部绑带支撑部分体重，身体被悬吊的重量可从升降杆上的显示板上读出，固定支架主要提供支撑和稳定。

（1）悬吊带减重。机器人辅助跑台训练，通常针对的是没有独立行走能力的患者。使患者在跑台上具有独立行走能力的辅助措施之一，是使用悬吊带减重。悬吊带减重，是运动治疗循序渐进原则的具体体现通过较多减重—较少减重—完全承重这样的顺序渐进训练，患者依照其个体化的具体情况，才能较顺利地恢复其地面行走的速度、耐力和平衡能力。减重还可分为静态减重和动态减重。静态减重，是指患者的重心被一个稳定的作用力支撑。动态减重，是指患者的重心被一个正弦波样变化的作用力支撑。如果患者需要治疗师的辅助，就要使用静态减重。如果患者可以独立行走，并且速度大于 2km/h，就可使用动态减重。另外，减重也可分为对称减重和非对称减重。根据具体病情，静态和动态条件下都可以使用非对称减重。

（2）固定方法。在使用悬吊带进行减重和保护时，悬吊带要固定于胸廓下部。悬吊带位置靠上会影响呼吸和心脏舒缩。使用悬吊带减重时，要按患者的实际需求进行减重调节，尽可能减少重量，最大减重量不超过体重的 1/3。减重悬吊带的放置顺序依次是：当患者平卧、站立或坐位的时候安装吊带；将吊带往下拉至胸廓下部；将内衬的系带拉紧；将下肢系带在臀部和大腿处固定拉紧，牵拉至伸髋位。悬吊带放置完毕后要仔细检查，注意吊带承重的时候不可滑动，吊带的压力点要处于合适的部位。跑台训练开始时，要先妥善固定患者的重心。将跑台两侧的支撑杆调节到骨盆高度；使用松紧带，将重心固定于悬吊带力点的下方。具体执行时，可将手和上肢用吊索或吊带固定。如有需要，可在肢体与吊索之间放置垫子或内衬，使之柔软舒适。

3. 运动跑台训练

运动跑台是下肢康复机器人训练系统的重要组成部分，它的主要作用是与外骨骼式矫正器协调随动，为患者提供正常生理模式的步行步态训练，同时也可为患者提供部分体重支持，治疗师可根据患者的功能情况随时调整运动跑台速度，并可通过计算机屏幕观察患者的运动表现。

目前认为改善步行功能的机制，是基于训练刺激了中枢模式发生器（CPG）的原理。CPG 是一种神经网络，它可以使用特定的序列来交替刺激控制站立和摆动的肌肉，来进行步行运动。一般认为，CPG 存在于脑干和脊髓，它可以被跑台训练所兴奋和激活。对于脊髓中枢模式发生器，最重要的传入是发生在支撑相终末期的髋关节伸展运动，和支撑相时来自足底的压力。

运动跑台有行走障碍的患者（步行功能分级 ≤ 2 级），患者通常是脑卒中、颅脑外伤、脊髓损伤、脑瘫、帕金森病和多发性硬化等。使用跑台和机器人训练的患者应满足：具有保持坐位平衡的能力，需要上肢支撑才能保持平衡者也计入此列；具有较好的循环功能，能够在保持 10 分钟垂直姿势的条件下，不发生血压降低的现象；具有基本的交流沟通能力，能理解治疗师的说明；下肢没有不稳定性骨折或严重的骨质疏松；在安装悬吊带的部位没有褥疮或开放性创伤。

第三节　虚拟现实互动康复技术

一、虚拟现实技术及其分类

（一）虚拟现实技术

虚拟现实（virtual reality，VR，译作灵境）也称灵境技术或人工环境。Virtual 的英文本意是表现上具有真实事物的某些属性，但本质上是虚幻的。Reality 的英文本义是"真实"而不是"现实"，但在中国习惯称之为"虚拟现实"。从这个名字可以看出，VR 的英文本意是真实世界的一个映像，而不仅只是一个狭义定义中的人机界面而已 [①]。

虚拟现实中的"现实"是泛指在物理意义上或功能意义上存在于世界上的任何事物或环境，它可以是可实现的，也可以是难以实现的或根本无法实现的。而"虚拟"是指用计算机生成的意思。因此，虚拟现实是指用计算机生成的一种特殊环境，人可以通过使用各种特殊装置将自己"投射"到这个环境中，并操作、控制环境，实现特殊的目的，即人是这种环境的主宰。

VR 是一项综合集成技术，涉及计算机图形学、人机交互技术、传感技术、人工智能等领域，它用计算机生成逼真的三维视、听、嗅觉等感觉，使人作为参与者通过适当装置，自然地对虚拟世界进行体验和交互作用。使用者进行位置移动时，电脑可以立即进行复杂的运算，将精确的 3D 世界影像传回产生临场感。概括地说，虚拟现实是人们通过计算机对复杂数据进行可视化操作与交互的一种全新方式，与传统的人机界面以及流行的视窗操作相比，虚拟现实在技术思想上有了质的飞跃。

可视化虚拟康复即为患者提供一个虚拟环境，利用一个计算机生成的世界可以让患者看见其自身执行功能任务。也被称为计算机辅助疗法。可视化康复计划可以让患者更了解治疗过程，并使他们更易于接受治疗，而且也节约了治疗师的时间。在心血管病、脑血管病、脑外伤等多种疾病康复方面已经取得一定效果。

---

① 王宏图 . 虚拟现实技术在脑卒中运动康复中的应用现状 [J] . 中国康复理论与实践，2014，20（10）：911-915.

（二）虚拟现实技术的分类

VR 系统根据其沉浸程度和系统组成可分为三种：

（1）桌面式：以计算机显示器或其他台式显示器的屏幕为虚拟环境的显示装置，其特点是虚拟系统视野小，沉浸感差，但成本与制作要求低，易普及和实现。

（2）大屏幕式：包括弧形宽屏幕、360°环形屏幕甚至全封闭的半球形屏幕。这种大视野的虚拟环境较好地把观察者与现实环境隔离开来，使人和环境完全融合，虚拟效果接近完美。但是，该虚拟方式的实现技术非常复杂，开发和运行费用昂贵，通常只为特殊用途而专门开发研制。

（3）头盔式：头盔式是上述两种系统的折中。它将观察景物的屏幕拉近到观察者眼前，这样便大大扩展了观察者的视角，而头盔又把观察者与周围现实环境隔离开来，反过来增加了身临其境的效果。另外，在头盔上安装立体声和一些控制装置，更加增强它的沉浸感。

虚拟现实技术已经被广泛应用于康复治疗的各个方面，如在注意力缺陷、空间感知障碍、记忆障碍等认知康复，焦虑、抑郁、恐怖等情绪障碍和其他精神疾患的康复，以及运动不能、平衡协调性差和舞蹈症、脑瘫等运动障碍康复等领域都取得了很好的康复疗效。

二、VR 技术的治疗作用

（1）反馈 - 激励。可视化虚拟治疗计划可向患者提供持续而迅速的反馈，这些反馈创造并且增强了患者的治疗积极性。最佳的计划应该是为实时训练活动提供快速和积极的反馈，并为长期的治疗效果提供清晰的图像，患者可以自己感觉到病情在长期治疗中得到的改善，从而有助于患者设定合适的治疗目标并体验治疗过程。虚拟现实技术提供了重复练习、成绩反馈和维持动机三个关键要素的技术手段。虚拟现实用于康复训练的优势在于能为接受康复训练的患者提供两种反馈，包括每次练习结果的实时反馈和一组练习后的成绩反馈，可以提高患者对结果的知晓感。患者能在虚拟环境中学会运动技能，并且能将习得的运动技能迁移到现实世界的真实环境中。

（2）注意力集中。患者可以完全将注意力放在可视化虚拟的任务上，而无需对运动进行苛刻的要求。可视化虚拟康复通常按照日常生活中的经历和考验设定一些双重或多重功能性任务，如防摔倒计划，而与纯粹注重于孤立的肌肉技巧的治疗性运动完全相反。在训练中，患者试图达到治疗性运动目标，并开发支持该目标的运动策略。早期的证据证明双重任务环境能够真正改善治疗结果。

（3）促进生活技能转化。可视化虚拟康复可以有效增强治疗计划产生的动态感受外界刺激的暗示，尤其在计算机创造的意外情况发生时会更加有效。在运动期间提供的非预测考验，能对日常生活环境中所需要技能产生有效的转化。

虚拟现实可以使患者能以自然方式与具有多种感官刺激的虚拟环境中的对象进行交互，比人类教练更有耐心和一致性，患者可以根据自己的情况反复观察模仿练习，减少在真实环境中由错误操作导致的危险，可以提供多种形式的反馈信息，使枯燥单调的运动康复训练过程更轻松、更有趣和更容易，虚拟现实允许用户进行个性化设置，将运动训练、心理治疗及功能测评有机地结合起来，针对患者个人的实际情况制订恰当的康复训练计划，由于虚拟环境与真实世界的高度相似性，在虚拟环境中习得的运动技能能更好地迁移到现实环境中。

三、临床应用和疗效

（一）运动功能性训练

1. 平衡与协调能力训练

最早用于平衡训练的虚拟现实系统，包括一辆固定的自行车和提供视觉虚拟环境的虚拟现实平面显示器，经过一段时间在虚拟视觉空间里的骑行训练后，患者保持姿势平衡的控制水平有了很大提高。虽然该系统为患者提供了一种相对安全的训练技术，但由于技术方面不足，还存在自行车运动和视觉、听觉等线索信息不匹配的问题。目前，已开发的用于平衡和动作协调训练的虚拟现实程序，包括多种训练任务。患者通过使用 Silver Fit 改变方向的次数大约是传统治疗的两倍。传统治疗中的患者一般只是被动和机械地重复着简单的转向和向前跨步动作，并在意识里始终关注着这些动作，而使用 Silver Fit 的患者关注的是可视化虚拟任务（双重任务），而且患者还可做更多横向运动和向后跨步运动。

2. 下肢与行走训练

帕金森病患者的运动失能主要表现为发起运动和保持动作困难，例如行走中很难迈出第一步，患者往往要借助外部线索才能发起行为动作。利用虚拟现实视觉呈现技术，在行走训练的虚拟道路上提供一个视觉线索，可以有效引导患者迈出行走的第一步；在行走过程中，该线索始终位于患者脚前方指示前进方向，有助于患者持续行走，视觉线索越真实，对患者行走能力的康复越有利。由于脑卒中偏瘫患者常产生身体的前倾运动感，站立姿势和步态不协调，可用 Gait Master2（GM2）虚拟现实设备对此类患者进行步态训练。脚踏板按照正常人行走的轨迹和步幅交替运动，向患者的双腿传递正常行走的本体感觉，同时用显示屏幕提供各种虚拟地形环境的视觉空间。结果表明，患者的行走速度、步幅长度、持续行走的距离、步态协调性、时空参数、Berg 平衡量表评起立 - 行走计时测试等均有明显改善。此外，融入 VR 元素的复杂程度和自动化程度更高的机器人系统可改善偏瘫患者的步行速度及距离，且可持续至训练结束后 3 个月。

相较于传统康复训练，VR 可以通过营造类似真实生活的训练场景，达到从训练到生活的良好过渡。有些患者在康复中心已经恢复了独立步行能力，却难以适应真实生活环境的复杂路面情况，因此跨越障碍物对于患者的步行能力具有重要意义。

与单纯传统的康复治疗相比，VR 可以帮助患者获得更好的姿势控制能力。精细化也是 VR 训练的一大特点。通过六向压力感应踏板和屏幕反馈系统，患者可以通过模拟驾驶船只和飞机训练足踝部运动功能。由于患者处于坐位，下肢不负重，可以将注意力集中在足踝部，从而改善踝关节的控制能力，提高步行速度和距离，促进脚踝运动功能的康复速度。训练程序可以通过调节通道的个数和位置、飞机速度以及触觉接口数量，来设置不同的难度水平。

3. 上肢与手的训练

手功能是决定日常生活能力的重要因素，对卒中后患者生活质量具有重要影响。VR 技术可用于手指精细运动功能训练，并且可以通过动作模拟，针对生活中常用的功能性动作进行强化练习。通过与 VR 相连接的辅助手套，对患者进行 18 次手功能训练，可使患者更好地完成虚拟任务，临床检查发现患者的拇食指对捏能力明显改善。此外，患者可以通过患手控制气压联动的手套，驱动虚拟手完成弹琴动作。同样在 18 次训练之后，手指的分离运动较前明显改善。

（二）认知功能性训练

1. 对颅脑损伤的训练

虚拟现实干预可以通过个体交互的娱乐活动改善认知功能和注意力。应用 3D 电子游戏在记忆康复的开发应用很少。虚拟航行是一种允许参与者编码环境的空间安排，并能激活记忆程序区域。通过治疗颅脑损伤伴有记忆障碍的患者，并应用神经心理方法和反映大脑活性的 fMRI 来评测虚拟航行治疗记忆的功效。结果提示，强化航行训练可以改善成人脑损伤患者记忆功能，fMRI 还提示海马区的脑活动明显增强。基于社区生活技巧的虚拟现实技术对获得性脑损伤患者的技巧获得和记忆成绩都有改善，并能将这种技巧转移到现实环境中。

2. 对脑卒中的训练

卒中患者常伴随着注意力、集中度、记忆力、空间理解力、语言、解决问题和任务规划能力的全面下降。卒中后 12 个月内痴呆综合征的发生率约为 8% ～ 26%。认知功能障碍影响运动再学习的能力，以及患者参与康复训练的信心和积极性，从而成为康复预后不良的主要原因。因此，准确的评估认知功能，早期干预，是康复训练成功的关键。VR 训练可以改善卒中患者的记忆力和注意力。运动再学习也在一定程度上依赖于认知功能。而 VR 训练一直强调，认知因素是干预治疗重要组成部分。认知负荷组的步行速度、节奏、步长、计时起立 – 行走测试成绩，Berg 平衡能力评分等明显优于单纯 VR 组。

单侧空间忽略是卒中后最常见的认知障碍之一，大约 50% 的患者可以出现，表现为一些特异性症状，如只吃盘子右边的饭菜，过马路不顾及左侧车辆及障碍物。单侧空间忽略是运动和认知康复预后不良的标志。VR 应用于单侧空间忽略患者康复的研究多为个案报道。

（三）精神与情绪

精神病是指严重的心理障碍，患者的认识、情感、意志、动作行为等心理活动均可出现持久的明显的异常；不能正常的学习、工作、生活；动作行为难以被一般人理解；在病态心理的支配下，有自杀或攻击、伤害他人的动作行为。焦虑症和自闭症都属于精神类疾病，情感缺失是导致疾病暴发的主要因素。因此，调节情感是辅助治疗的关键所在。在虚拟环境中构建情感化虚拟人，可以辅助患者进行情绪调节，从而达到康复治疗的效果。

（四）戒毒训练

将虚拟现实技术与心理治疗技术相结合，可以创造逼真的虚拟环境，更好地实施心理学的系统脱敏疗法、正性强化疗法、厌恶疗法、放松疗法等。针对稽延性戒断症状，利用计算机虚拟现实技术生成一个包括视、听、触觉等感觉在内的虚拟现实环境，通过传感器装置使毒瘾患者进入虚拟现实环境，从多方面引导心理、生理状况发生变化，从而达到治疗稽延性戒断症状的目的，进而取得良好的社会效益和经济效益。总之，这种研究具有很大的研究空间，具有重要的现实意义，前景广阔，值得重视。

参考文献

一、著作类

［1］成为品.推拿治疗学［M］.北京：民族出版社，2018.

［2］范炳华，井夫杰，付国兵，等.推拿治疗学［M］.北京：中国中医药出版社，2016.

［3］范炳华.推拿治疗学［M］.北京：中国中医药出版社，2019.

［4］房敏，宋柏林.推拿学［M］.北京：中国中医药出版社，2016.

［5］纪清.常见病特色推拿治疗［M］.北京：人民军医出版社，2015.

［6］林月荣.中医推拿治疗研究［M］.天津：天津科学技术出版社，2018.

［7］吕明.推拿治疗学（第2版）［M］.北京：中国医药科技出版社，2019.

［8］邵水金.推拿学速记（第2版）［M］.上海：上海科学技术出版社，2017.

［9］史海峰.新编针灸推拿治疗学［M］.北京：科学技术文献出版社，2013.

［10］宋柏林，于天源推拿治疗学［M］.北京：人民卫生出版社，2016

［11］王宏斌.常见病针灸与推拿治疗［M］.长春：吉林科学技术出版社，2017.

［12］燕铁斌.物理治疗学（第3版）［M］.北京：人民卫生出版社，2018.

［13］张宏、姜贵云.物理治疗学［M］.北京：人民卫生出版社，2019.

［14］赵宗仙.实用临床针灸推拿治疗学［M］.西安：西安交通大学出版社，2014.

二、期刊类

［1］于越，刘冬森，阮槟，等.平衡训练对慢性踝关节不稳疗效的研究进展［J］.中国康复理论与实践，2019，25（12）：1374-1383.

［2］韩琼玲，王宏丽.呼吸功能训练在胸外科肺康复的实施策略［J］.智慧健康，

2019，5（33）：88-89.

　　［3］郝宇.针灸配合推拿治疗支气管哮喘的临床观察［J］.中国医药指南，2019，17（18）：173-174.

　　［4］何小英，袁松柏，苏小芳.浅析常见的关节运动术［J］.信息记录材料，2017，18（06）：185.

　　［5］冯彦，唐建华，陈亚丽.平衡训练对初次全膝关节置换术后患者平衡功能的影响［J］.中国康复医学杂志，2013，28（11）：1060-1062.

　　［6］王斌，王静.减重步行训练在国内的应用进展［J］.中国康复医学杂志，2010，25（08）：815-818.

　　［7］王晓丝，沈械华.生物反馈疗法改善冠心病患者负性情绪的临床应用［J］.护理学杂志，2016，31（05）：21-23.

　　［8］李光林，郑悦，吴新宇，等.医疗康复机器人研究进展及趋势［J］.中国科学院院刊，2015，30（06）：793-802.

　　［9］王宏图.虚拟现实技术在脑卒中运动康复中的应用现状［J］.中国康复理论与实践，2014，20（10）：911-915.

　　［10］刘露，邓秋兰.超声波疗法配合康复训练在肩周炎患者中的应用［J］.齐鲁护理杂志，2013，19（07）：38-40.

　　［11］崔尧，丛芳，刘霖.镜像神经元系统的基本理论及其在运动功能康复中的意义［J］.中国康复理论与实践，2012，18（03）：239-243.

　　［12］王晓宇，王虎城，刘蕾蕾，等.推拿治疗原发性痛经疗效的Meta分析［J］.中国循证医学杂志，2019，19（03）：348-352.

　　［13］杨涛，梁爽，马亮亮，等.推拿治疗失眠的系统评价［J］.中华中医药杂志，2019，34（02）：814-819.

　　［14］谭文莉，王炜，姜宏宁，等.推拿治疗慢性下腰痛的即时脑效应研究［J］.中国中医骨伤科杂志，2019，27（01）：11-16.

　　［15］洪志楠，何伟，魏秋实，等.股骨头坏死物理治疗的研究进展［J］.中国矫形外科杂志，2017，25（23）：2160-2164.

　　［16］杨敏，石秦川，徐桂华.针灸单独或联合拔罐、推拿治疗腰椎间盘突出症的网状Meta分析［J］.中华中医药学刊，2016，34（09）：2153-2157.

　　［17］苏园园，曹丽，韩燕华，等.仿生物电疗法促进人工流产后子宫修复的效果［J］.广东医学，2016，37（S1）：75-77.

　　［18］安光辉，赵毅，姚斐，等.脊柱推拿治疗腰背及颈部疼痛的疗效和安全性的系统

评价再评价［J］.中国循证医学杂志，2015，15（09）：1010-1017.

［19］全薛蓉，王杰，时亚娟，等.推拿治疗小儿反复呼吸道感染（肺脾气虚证）的选穴规律研究［J］.天津中医药大学学报，2015，34（04）：206-210.

［20］曹晔，王月秋.推拿结合针刺不同远端穴位治疗急性腰扭伤：随机对照研究［J］.中国针灸，2015，35（05）：453-457.

［21］马鑫，励建安，朱毅，等.推拿治疗脑卒中后痉挛性瘫痪的经穴特点［J］.中国康复理论与实践，2015，31（03）：358-361.

［22］李磊，李静，喻鹏铭，等.胸科物理治疗技术及临床研究进展［J］.中国康复，2015，30（01）：49-53.

［23］宋丰军，胡建锋，张红，等.推拿治疗慢性腰肌劳损的临床研究进展［J］.中医正骨，2014，26（12）：59-63.

［24］夏玲，张兆波.冷疗法在骨科康复中临床应用进展［J］.中国康复医学杂志，2014，29（06）：591-594.

［25］胡超芬，姜小芬.冷疗法在人工全膝关节置换术后减少出血和减轻肿胀的观察和护理［J］.浙江中医药大学学报，2014，38（06）：818-819.

［26］陈忠.振腹疗法治疗原发性痛经寒凝血瘀证临床疗效初步观察［D］.北京中医药大学，2014.

［27］吴发荣.穴位注射联合针灸推拿治疗神经根型颈椎病的临床效果［J］.中国医药导报，2014，11（03）：105-107+110.

［28］刘强，杨铭，吴澄，等.调制中频电疗法对膝骨性关节炎患者疼痛及生存质量的影响［J］.中国康复医学杂志，2013，28（05）：423-425+430.

［29］孙洋洋.胸部物理治疗在慢性阻塞性肺疾病患者中的应用进展［J］.中华护理杂志，2011，46（11）：1150-1152.

［30］王文丽，李脉，敖丽娟.胸肺物理治疗的研究进展［J］.中国康复医学杂志，2011，26（09）：884-887.

［31］迟戈，马艳彬，李非，等.中低频电疗法的临床应用［J］.中国医疗器械信息，2010，16（11）：26-27+72.